Tooth Color Communication

전치부 심미보철을 위한 콜라보

김 경 헌

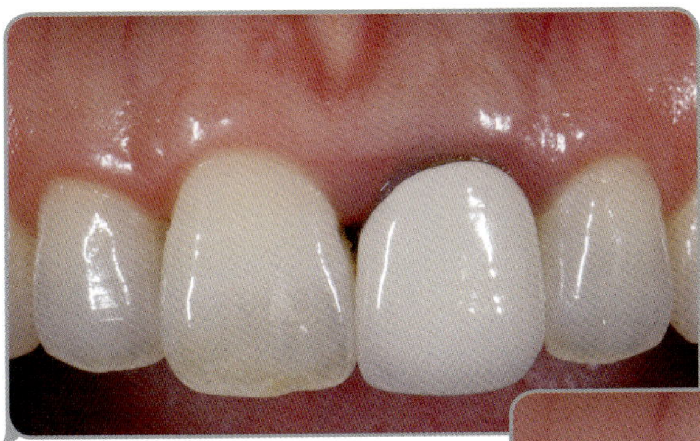

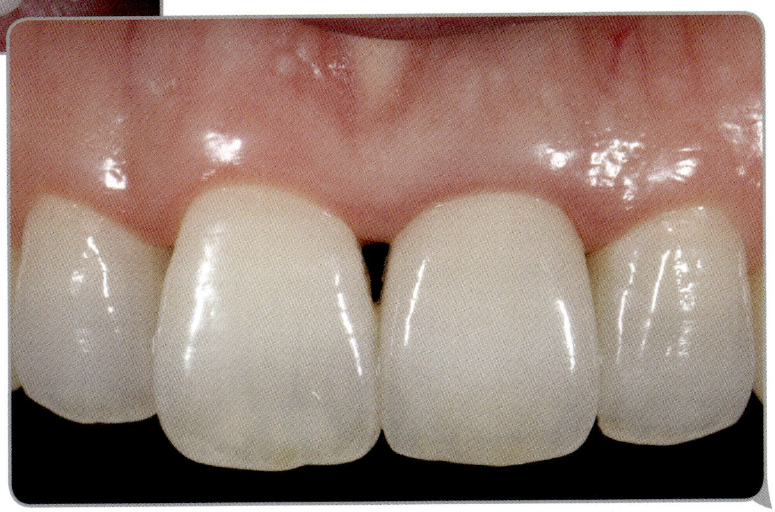

대한나래출판사

DaehanNarae Publishing, Inc.

SK V1 Tower 1507
Younmujang 5 gagil 25, Sungdong-gu,
Seoul 04782, Korea
TEL: +82-2-922-7080
FAX: +82-2-922-0841
E-mail: nrpub@naver.com
Website: www.nrbooks.kr

전치부 심미보철을 위한 콜라보
Tooth Color Communication

발행일 2021년 7월 1일
저자 김경헌
발행인 최용원
편집디자인 유문형
표지디자인 유문형
교정·교열 염정혜
일러스트 김도하
발행처 **대한나래출판사** (등록 제2012-000051호/1994.6.10)
주소 서울시 성동구 연무장 5가길 25, 성수역 SK V1 Tower 1507호 (성수동 2가 315-61)
전화 (02) 922-7080
팩스 (02) 922-0841
이메일 nrpub@naver.com
홈페이지 www.nrbooks.kr

ISBN 978-89-5741-807-9

정가 80,000원

추천사

저자 김경헌 원장님의 최신 업데이트된 정보로 넘쳐나는 본서를 읽으면서 이 분은 참으로 대단한 분이라는 생각이 들었습니다.

지난 30년간 지근거리에서 지켜보는 입장에서 말하자면, 김경헌 원장님은 끊임없이 정진하는 모습을 보였습니다.
언제나 변신에 변신을 거듭하는 자세가 있었기에 오늘날의 이런 작품이 나올 수 있지 않았을까 합니다.

김경헌 원장님을 통해서 저는 '청출어람'이라는 말의 의미를 현실 세계에서 체감하고 있습니다. '청은 남에서 나왔지만 남보다 더 푸르다'는 말을 김 원장님 스스로 증명하며 실천하고 있습니다.
저는 하나를 말했는데 이 분은 일백을 실천하고 있으니까 혀를 내두를 정도이며 입이 다물어지지 않습니다.

본서는 전치부 심미보철을 잘하고 싶은 개원의라면 반드시 알아야 할 꼭 필요한 최신의 정보들이 일목요연하게 빼곡히 잘 정리되어 있습니다.

본서를 원장님 책상에 펼쳐 놓으시고 하나씩 체크를 하면서 진료실에서 준비하고 익혀 나가신다면 분명 원장님의 임상의 향상과 환자로부터의 칭찬 그리고 병원 경영에 체감적으로 많은 도움이 될 것으로 믿어 의심치 않기에 자신 있게 추천하는 바입니다.

분당 구미동 형치과병원 원장
유영준

목차

Tooth color and shape

치과 임상 사진 개론

스마트폰을 활용한 치과 임상 사진 촬영

디지털카메라를 활용한 치과 임상 사진 촬영

치아에 도달한 빛은 표면에서 반사되거나 입사한다.

치아에 입사한 빛은 밀도가 다른 상아질층을 지나면서 흡수되거나 굴절되어 반사된다.

그 결과, 눈에 보이는 치아의 색채는 매우 복잡하게 변하여 다양한 광학적 특징을 나타낸다.

Tooth color and shape

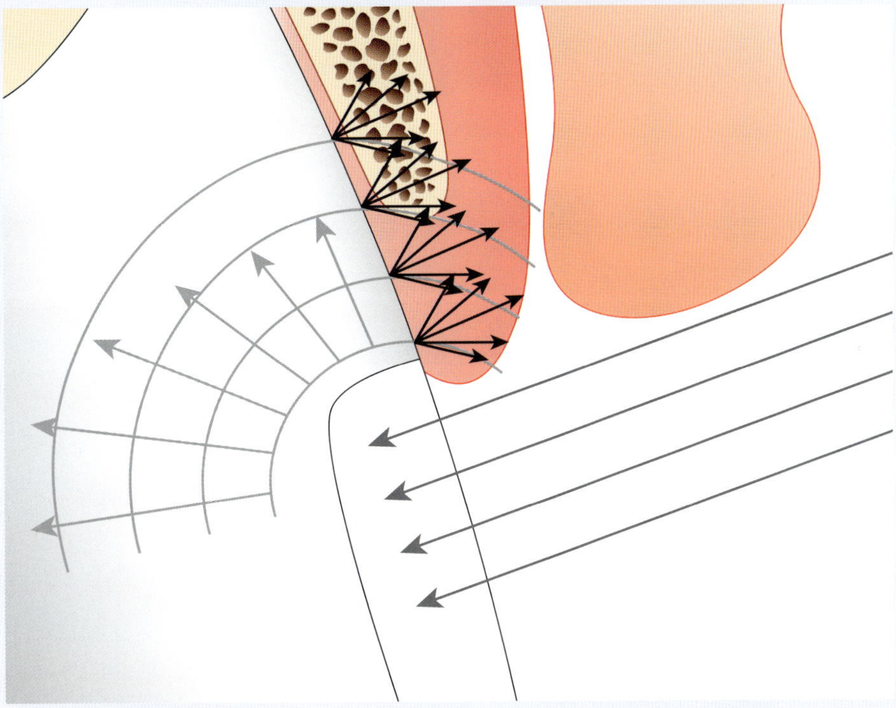

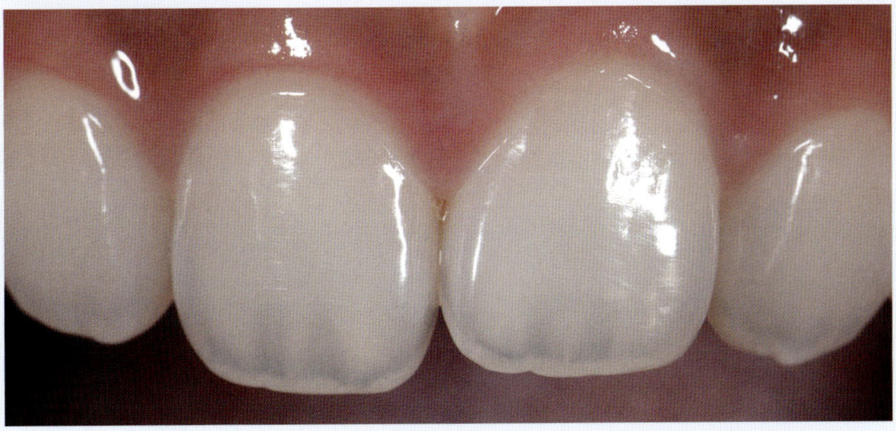

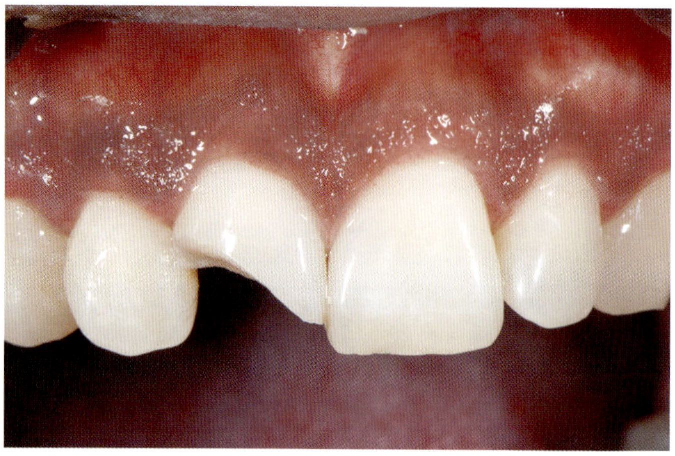

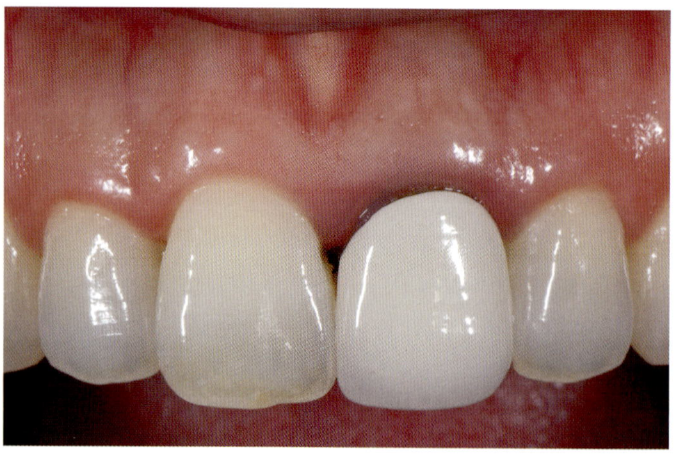

Tooth color interpretation

눈에 보이는 치아는 어떤 색일까?
전치부 심미보철에서 가장 중요한 치아색에 관한 물음이다.

치아의 형태와 보철물 상태에 따라 다르게 보인다.
진료실 조명, 벽지의 색, 자연광 상태 등의 변수가 있다.
환자의 입술 화장 색조, 잇몸의 색상 등도 중요한 변수이다.
육안으로 관찰한 색상정보는 치아 주변에 있는 여러 조건과 진료실 환경 그리고 자연광 상태 등 다른 수많은 조건이 함께 변수로 작용한다.

전치부 치아 도재 작업 전에 치아색을 결정하는 일은 치과의사와 치과기공사 모두에게 어려운 과정이다.
인접한 자연치와 조화를 이루는 형태와 색을 만들기 위해서 정확한 색상을 해석하고 선택한다.

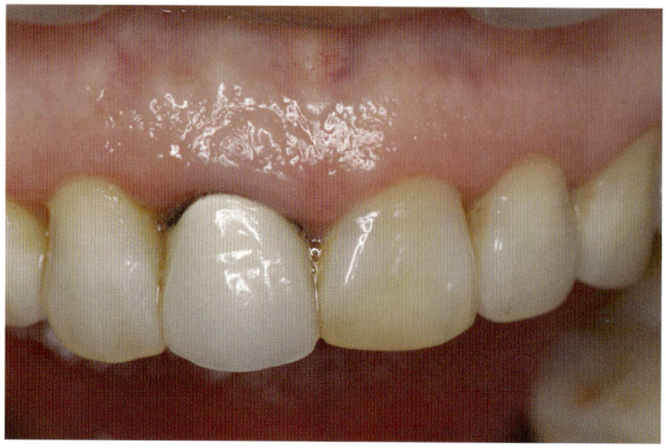

촬영 장비/Ceramist
Kodak DCS pro 14N
Medical–Nikkor 120mm lens
1:1 배율
박치민 소장

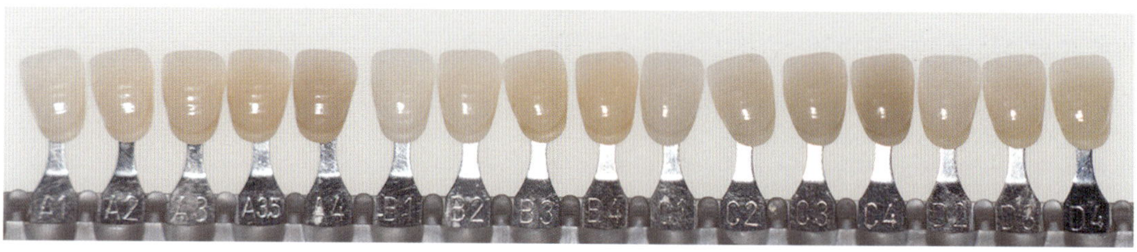

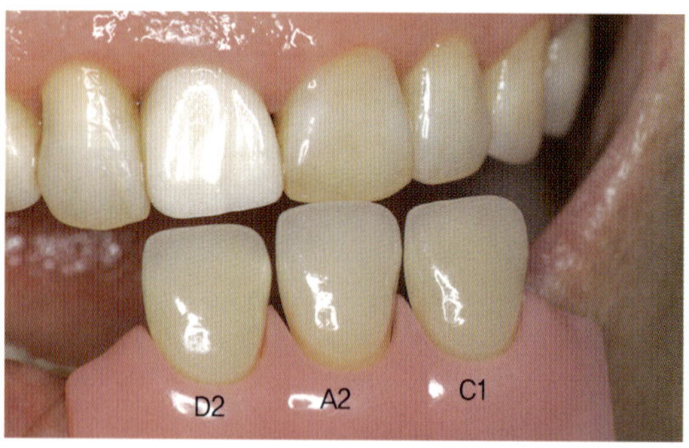

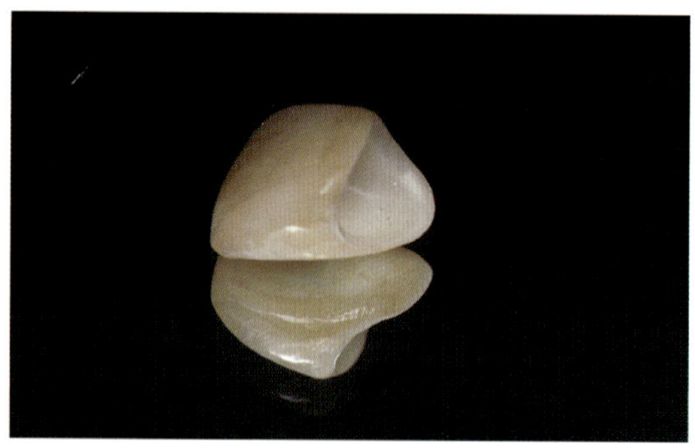

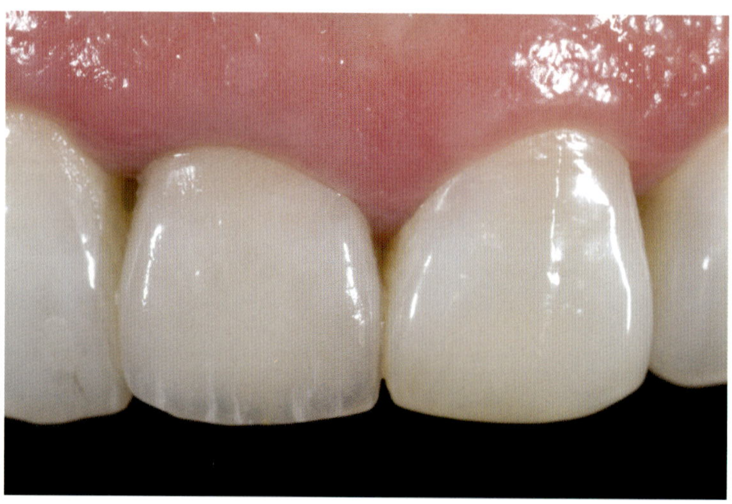

촬영 장비/Ceramist
Kodak DCS pro 14N
Nikon R1C1 twin flash
1:1.2, 1:1.5 배율
박치민 소장

진료실에서 치아색을 결정하는 순간은 경험이 많은 치과의사도 생각이 많아진다.
VITAPAN classical 16개의 shade tab 중에서 어떤 것을 고를까?
A2를 기본 색상으로 선택했는데 그 근거는 무엇인가?

Shade guide가 보여주는 색은 자연치아와 일치하지 않는다.
자연치아와 가장 유사한 색을 지정할 뿐이다.
치아색을 정확하게 interpretation 하더라도 단일 색상이 아니다.
16개의 shade tab 중에서 해당 치아와 어울리는 색을 선택한다.
이 과정은 color matching이라는 표현이 더 적합하다.

#11 zirconia 재보철

이 증례에서 상대 치아인 좌측 중절치에 나타나는 색을 종이에 그린다면 치경부, 중앙부 그리고 절단부에 분포된 색상은 너무 다양하다.
기저색은 A2로 결정하였다.
A계열 색상 A1, A2, A3 shade tab 3개가 우측 중절치색에 대한 정보를 어느 정도 표현할까?
명도순으로 배열된 D2, A2, C1 shade tab 3개는 치아색에 대한 정보를 어느 정도 표현할까?

보철 작업은 치과의사와 치과기공사가 함께하는 ceramic art이다.
우측 중절치 재보철을 위한 ceramic art에는 정확한 색상 파악이 필요하다.
제한적이지만 shade tab이 중요한 interpretation 도구이다.

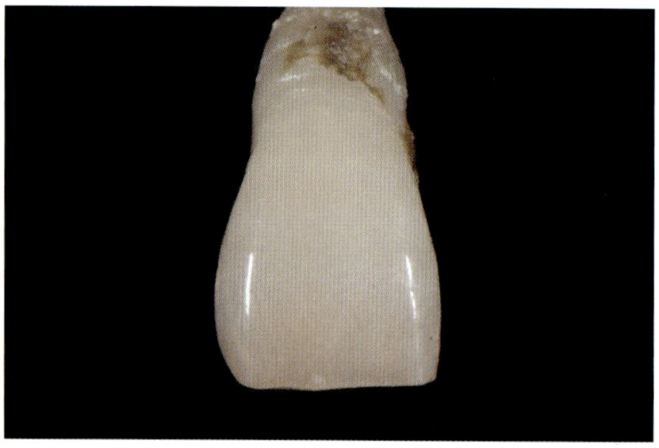

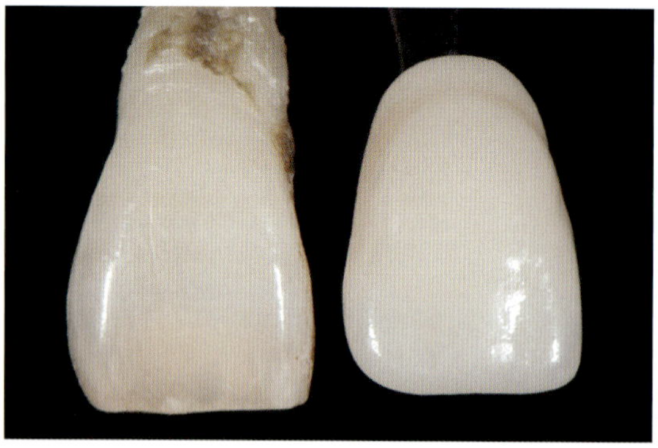

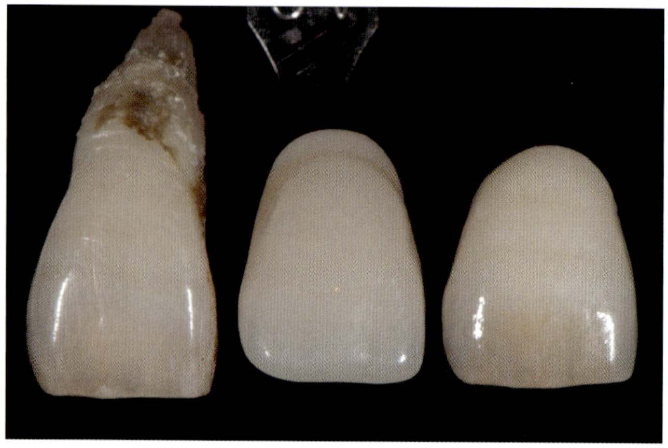

촬영 장비/Ceramist
Kodak DCS pro 14N
Nikon R1C1 twin flash
1:1.2, 1:1.5 배율
이안비기공소 박남현 소장

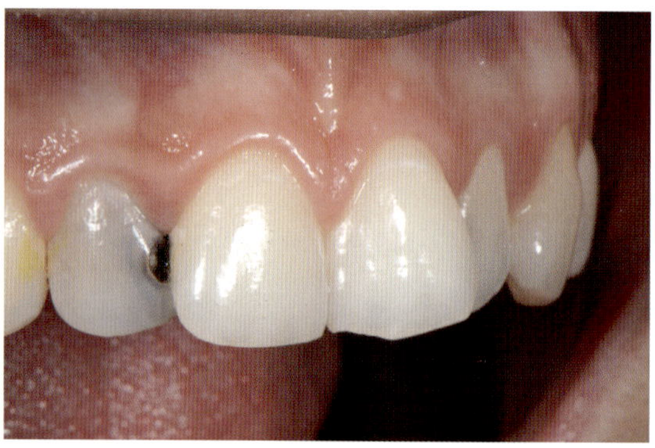

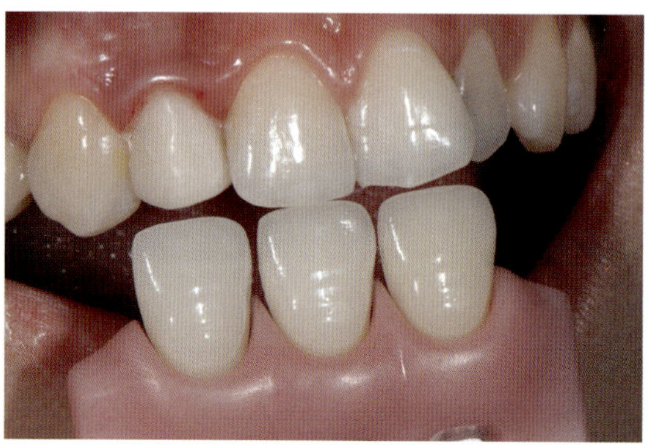

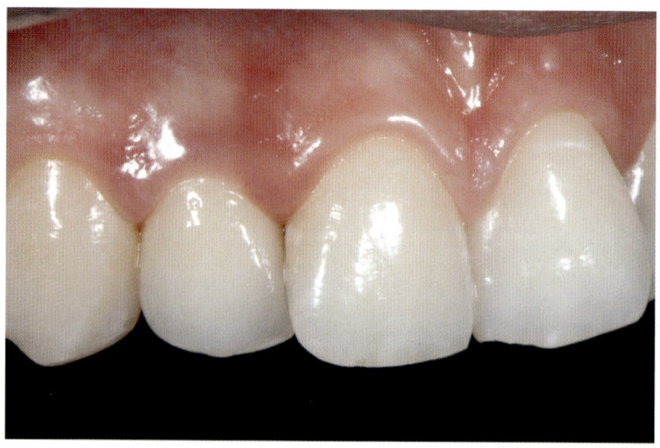

촬영 장비/Ceramist
Kodak DCS pro 14N
Nikon R1C1 twin flash
1:1.2, 1:1.5 배율
이안비기공소 박남현 소장

The language of color and collaboration

발거한 자연치아를 기공소에 보내 PFM 도재를 제작하면 어떨까?

발거한 치아를 기공소에 보내 자연치와 가장 유사한 PFM 도재 작업을 의뢰하였다.

완성도 높은 PFM이 제작되었다.

진료실에서 촬영한 색상 사진으로 #12 zirconia 도재를 제작하면 어떨까?

#12 zirconia 보철

우측 측절치에 심한 우식이 발생하였다. 치아 삭제 후 zirconia로 수복하였다.

진료실에서 치아에 상응하는 shade tab을 선택하고 사진 촬영하였다.

촬영한 색상정보는 메모리 카드에 담아 기공물과 함께 기공소에 보냈다.

주변 치아와 잘 어울리는 수복물이 완성되었다.

발거한 자연치아를 기공소에 보내거나, shade tab과 함께 촬영한 치아 사진을 보낼 때 분명한 목적은 정확한 색상정보를 전달하는 것이다.

치과의사와 치과기공사가 사용하는 색상 언어(language of color)가 동일해야 한다. 동일한 색상 언어로 소통이 가능할 때 collaboration이 이루어진다.

Shade tab과 자연치아를 함께 촬영한 임상 사진은 색상 언어를 전달하는 메신저이다.

정확한 노출과 적합한 구도를 충족시킨 임상 사진 촬영이 필요한 이유이다.

일부 국가에서는 보철물 제작을 위해서 환자가 치과기공소를 방문하도록 하는 제도를 시행하고 있다.

한국 치과계에서도 그런 제도가 만들어진다면 훨씬 더 좋은 보철물 제작을 할 수 있을 것이다.

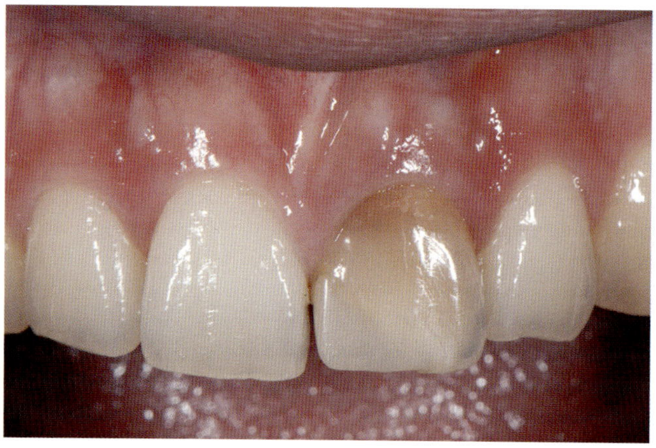

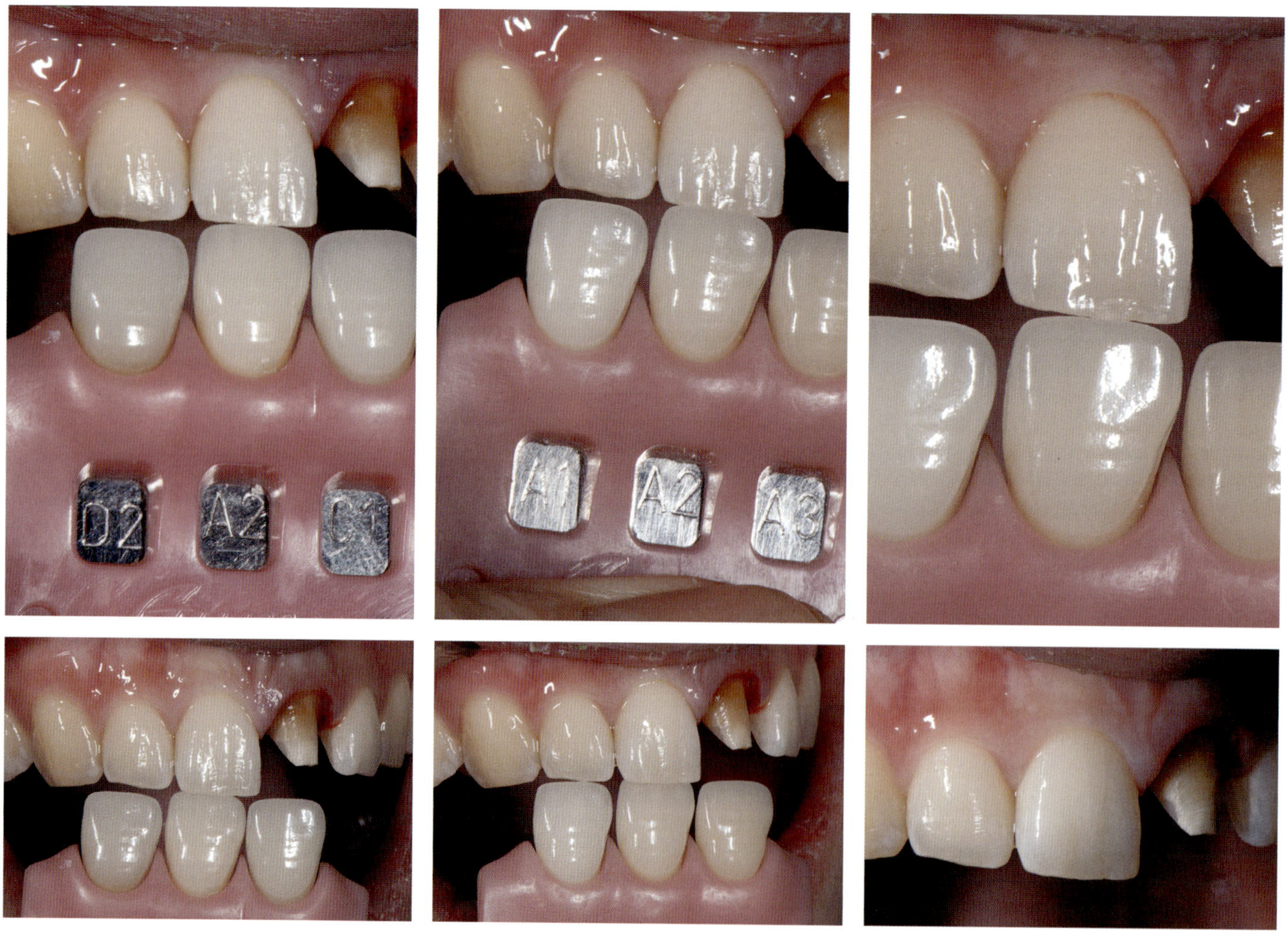
D2
A2
C1
A1
A2
A3

#21 zirconia 보철

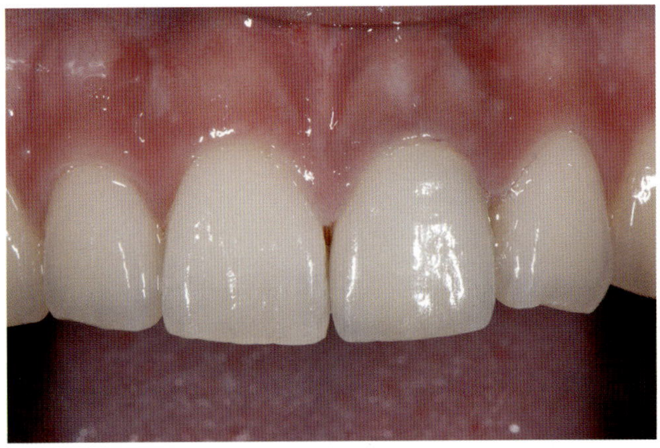

촬영 장비/Ceramist
Kodak DCS pro 14N
Nikon R1C1 twin flash
1:1.2, 1:1.5 배율
이안비기공소 박남현 소장

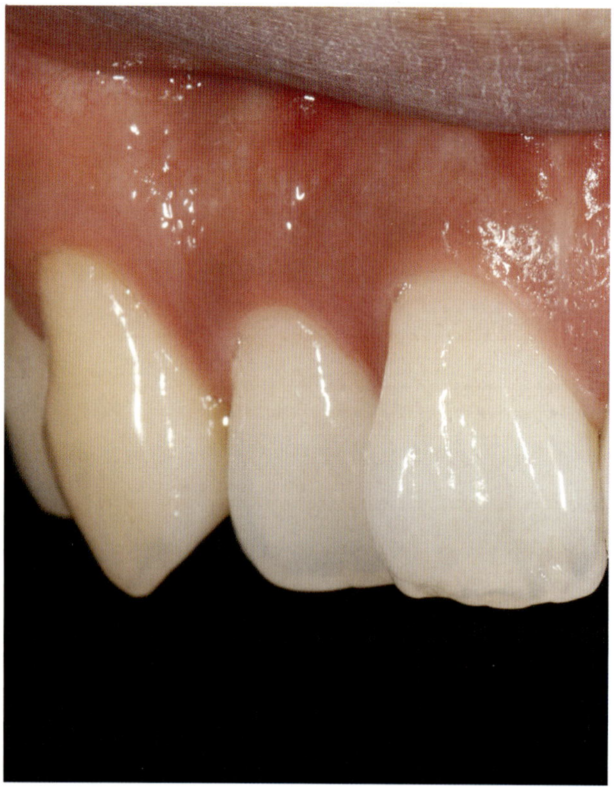

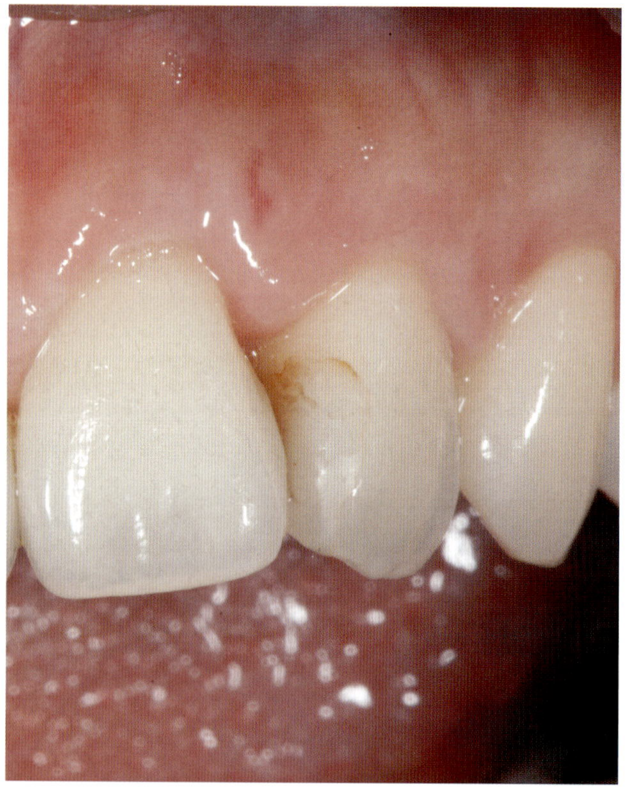

상악 전치 특징

상악 전치부는 심미보철에서 가장 중요한 부위이다.

중절치, 측절치, 견치가 형태와 색상에서 매우 다른 특징을 보인다. 각각 치아가 지닌 특성을 파악하고 이해할 때 심미적으로 우수한 보철을 만들 수 있다.

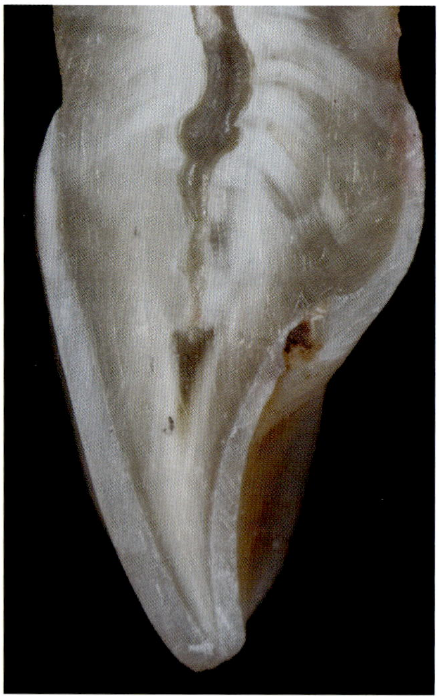

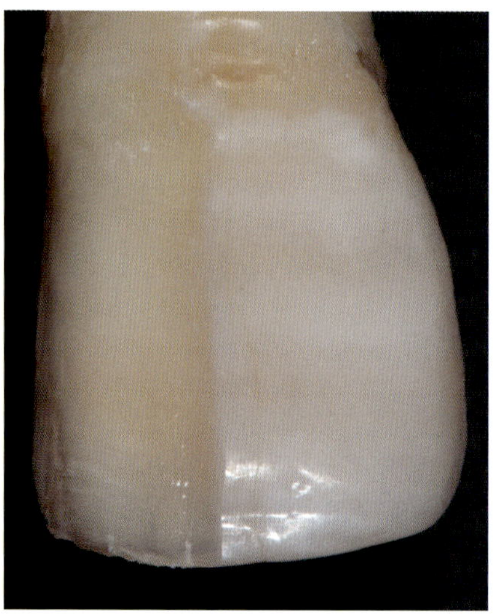

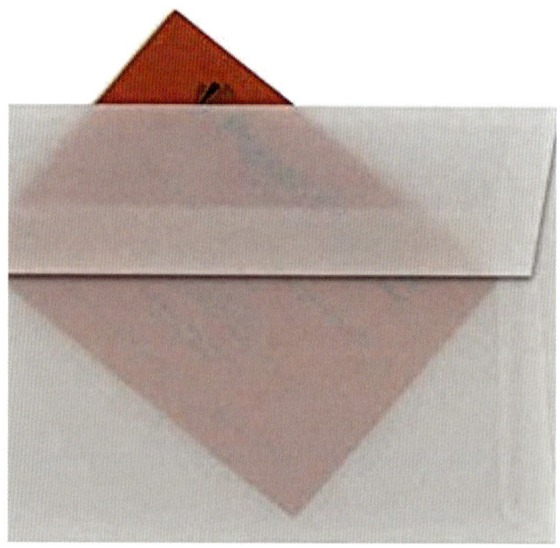

Enamel과 dentin 특징

법랑질과 상아질은 자연치아를 구성하는 중요한 구조물이다.

정확한 도재 작업을 위해서는 법랑질과 상아질의 특성을 정확하게 파악하는 것이 중요하다.

Enamel(법랑질)

법랑질은 투명감, 표면 성상을 결정하는 부위이다.

법랑질의 반투명성은 다양한 광학적 특징을 유도한다. 법랑질층은 색을 결정하는 인자가 적다.

법랑질층은 나이가 들면서 착색되고 마모되면서 독특한 반투명성을 보인다.

법랑질은 자연치아가 지닌 고유한 색과 투명감을 결정한다.

환자의 개성을 표현하는 중요한 부위이다. 세월의 흔적이 기록되는 곳이기도 하다.

Dentin(상아질)

색상(hue)과 채도(chroma) 그리고 명도(value)를 결정하는 부위이다.

상아질은 자연치의 색, 즉 body color(기저색)를 결정하는 부위이다.

자연치아색상의 80%를 담당한다.

반투명한 아크릴판을 통해서 뒤에 있는 붉은색 카드를 보면 색감이 다르다.

반투명한 법랑질을 통해서 본 상아질과 법랑질을 제거한 후 드러난 상아질의 색상은 다르다.

법랑질의 반투명성은 치아색을 표현하는 중요한 요소이다.

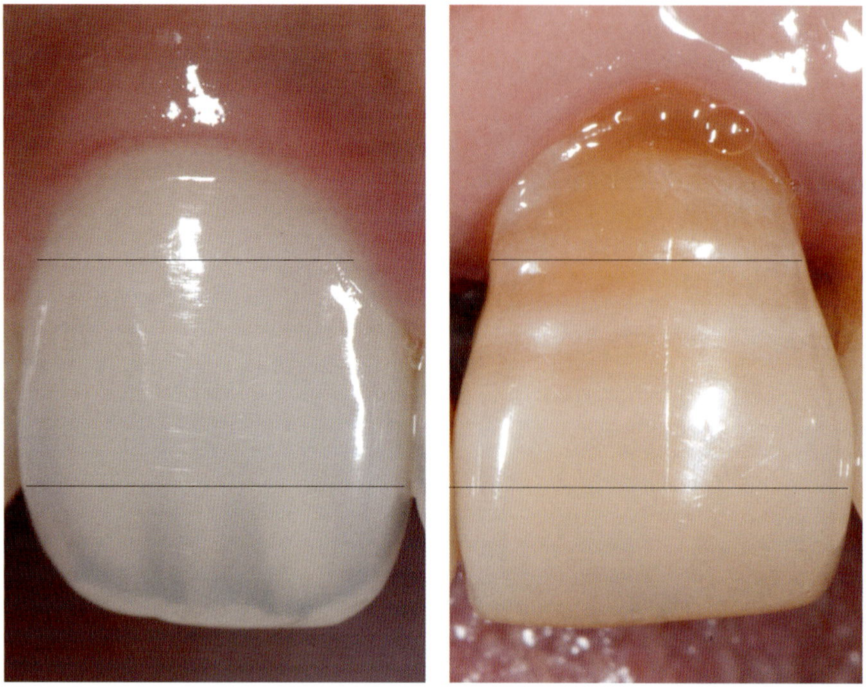

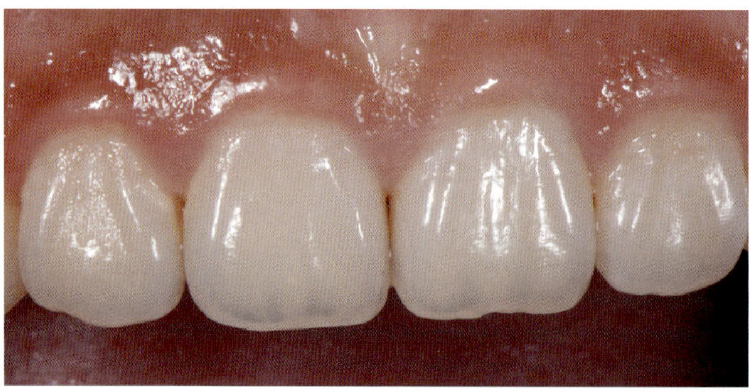

20대 여성

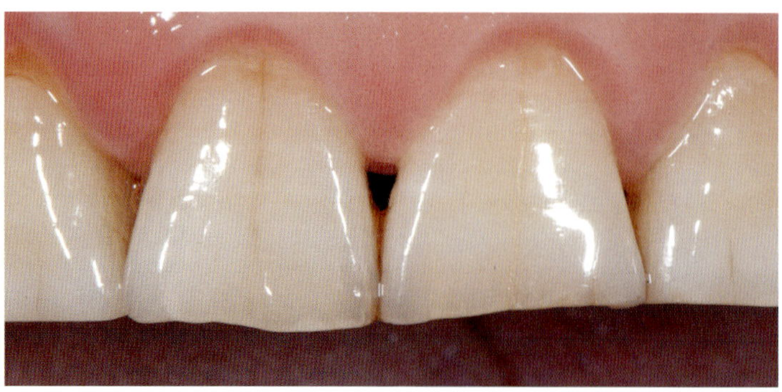

50대 여성

Cervical, body, incisal 특징

Cervical(치경부)

법랑질층이 얇아서 채도가 높고 명도가 낮다. 치은과 인접해 있기 때문에 도재 작업 시 색상과 형태를 표현하기가 매우 어려운 부위이다.

치경부는 치아에 전달되는 저작압을 완충해 주는 역할을 하기 때문에 나이를 먹으면서 잇몸이 퇴축되고 노출된 치근은 쉽게 마모된다. 드러난 치근 부위 상아질에 착색이 진행된다.

도재 작업 시 보철물 작업을 위한 충분한 치아 삭제가 매우 어려운 부위이다.

Body(치아 몸체)

전치부에서 가장 넓은 부위이다. 충분한 두께의 법랑질에 싸여 있어서 시간이 흘러도 큰 변화가 나타나지 않는다.

색상(hue), 명도(value), 채도(chroma)를 담당하는 부위이다.

Incisal(절단부)

대부분 법랑질로 구성된다. 반투명한 법랑질이 지닌 광학적 특성이 다양하게 드러나는 부위이다.

특히 절단면 1/3은 빛을 투과하는 translucent층이다.

법랑질 주성분인 hydroxyapatite crystal이 지닌 광학적 특성인 유백광을 띠는 opalescence effect 그리고 푸른색을 띠는 transparency effect가 표현된다.

빛의 확산과 산란에 의해서 일어나는 현상으로 푸른색과 오렌지색을 띠는 것이다.

법랑질이 직접광에서 푸른색을 띠는 것은 transparency effect이다.

법랑질이 간접광에서 오렌지색을 띠는 것은 opalescence effect이다.

자연에서 아침과 저녁에는 하늘이 붉게 보이고, 낮 동안은 하늘이 푸르게 보이는 현상과 같다.

자연 또는 법랑질에서 일어나는 두 효과는 빛의 산란 때문에 발생한다.

10대와 20대 치아의 상아질에서 절단면으로 돌출된 mamelon은 빛의 대조를 보이는 곳이다.

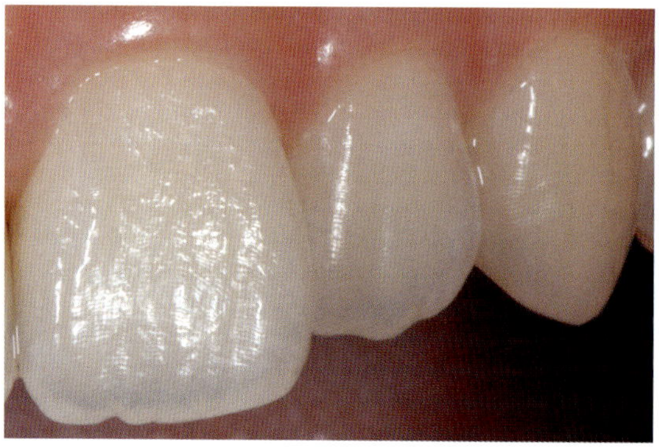

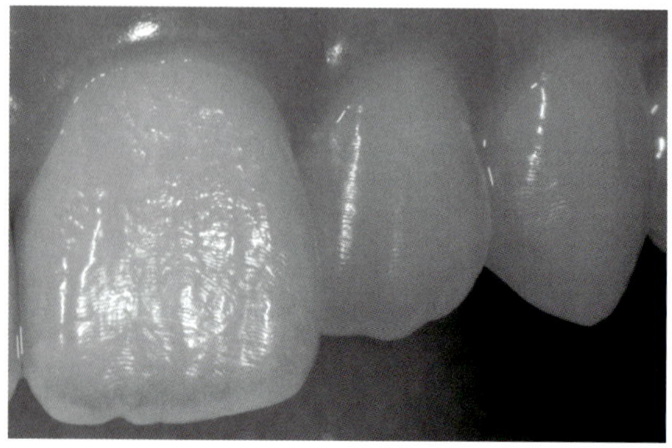

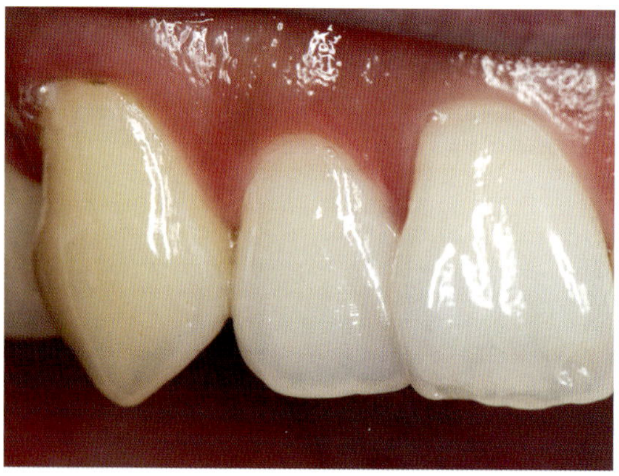

20대 남성

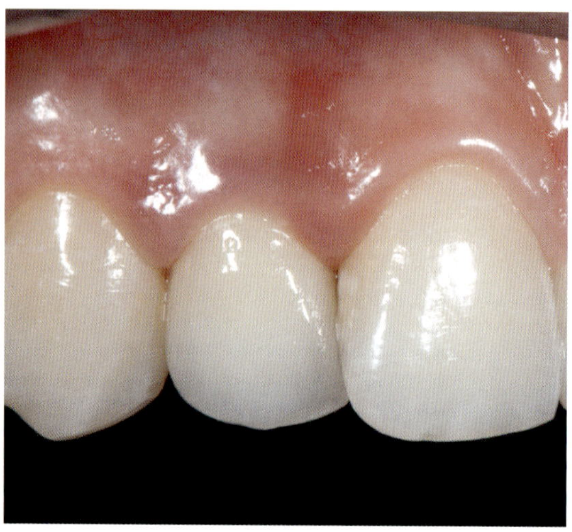

20대 여성

상악 중절치 • 측절치 • 견치 색상

전치부 종류에 따라 채도, 명도에서 차이를 보인다.

채도는 견치가 가장 높고 중절치가 가장 낮다.

명도를 기준으로 보면 중절치가 가장 높고 견치가 가장 낮다.

중절치와 측절치의 명도 차이는 큰 치아가 밝게 보이는 시각적인 특징 때문이다.

상악 중절치 • 측절치 • 견치 형태적 특성

상악 중절치

협면은 3개의 융선(ridges, robes)과 2개의 함몰부(concavities)를 지니고 있다.

Mesioincisal angle은 직각이거나 약간 둥글다.

Distoincisal angle은 둥글다.

Zenith는 치아 중심축에서 원심부에 위치한다.

근심측 측모는 직선이거나 약간 볼록하다.

원심측 측모는 둥근 형태를 띤다.

상악 측절치

형태가 다양하다.

볼록함과 둥근 경향이 중절치보다 더 뚜렷하다.

원심절단변연은 뚜렷하게 둥근 형태이다.

상악 견치

중앙부에 뚜렷한 융선(ridges, robes)이 있다.

원심절단우각(distoincisal line angle)의 볼록함이 뚜렷하다.

근심부와 원심부 치경부에서 concavity가 나타난다.

치축이 비대칭적이다.

교두정의 마모가 많다.

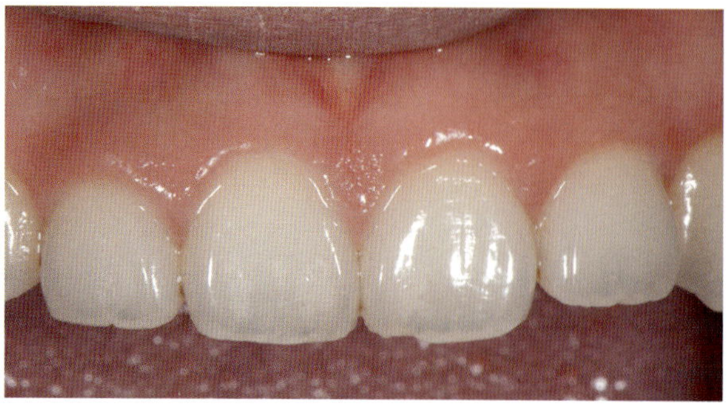

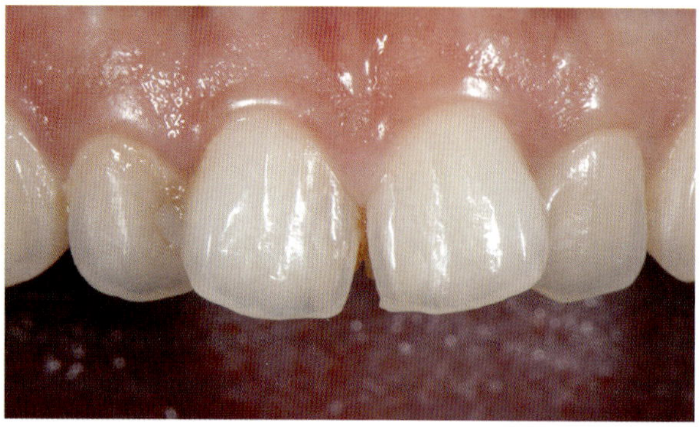

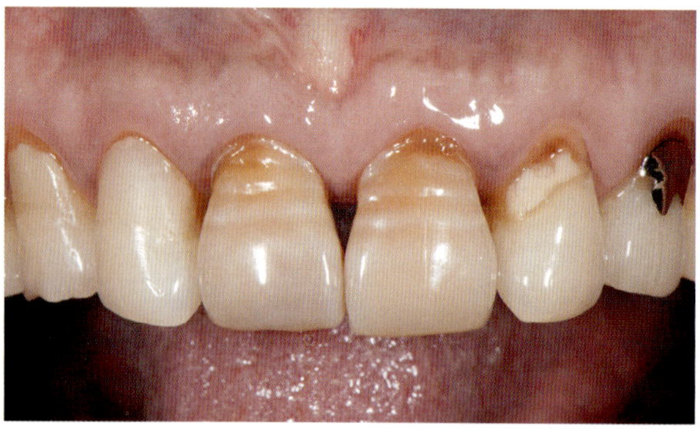

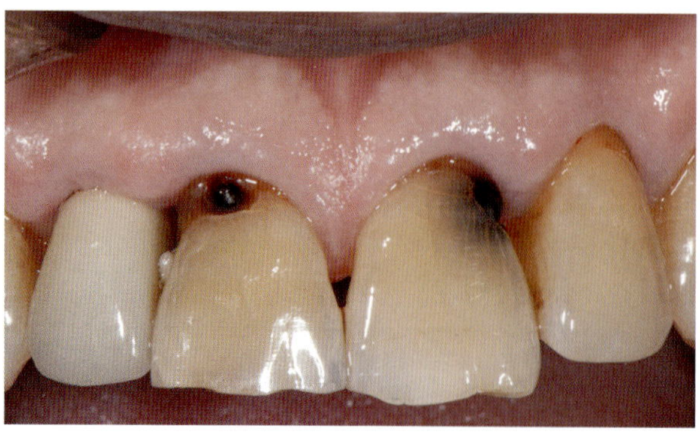

연령대별 치아

10대와 50대 전치를 비교하면 색상(hue), 명도(value), 채도(chrome), 반투명도(translucency), 표면 질감(text roughness) 등에서 많은 차이를 보인다.

10대 치아

절단면에 투명층과 반투명층이 존재하고 mamelon이 보인다.

표면 구조가 복잡하여 반사율이 높고 밝게 보인다. 즉 명도(value)가 높다.

20대 치아

절단면에 투명층과 반투명층이 약해지고 mamelon이 흐려 보인다.

표면 구조에 마모가 보이기 시작한다.

50대 치아

절단부 투명층이 소실되고 표면 질감이 매끄럽게 변한다.

법랑질층에 스쳐간 세월의 흔적이 고스란히 기록되어 있다.

절단면이 마모되면서 직선으로 바뀌고 투명층이 소실된다.

법랑질층이 마모되어 상아질층이 지닌 탁한 색상이 드러나면서 어두워 보인다.

자연치아가 노화되면서 명도는 낮아지고 채도는 높아진다.

잇몸이 퇴축되면서 백악질이 드러난다. 노출된 치근에서 나타나는 색상은 더 복잡한 양상을 띠게 된다. 색소 침착도 자연치색상을 변화시킨다.

60대 이상 치아

치경부 마모와 우식이 발생한다. 법랑질이 닳아지면서 상아질에 변색이 되어 갈색을 띤다.

절단면의 마모와 파절이 흔하게 발생하여 온전한 치아 형태에서 벗어나 있다.

치과 임상 사진 개론

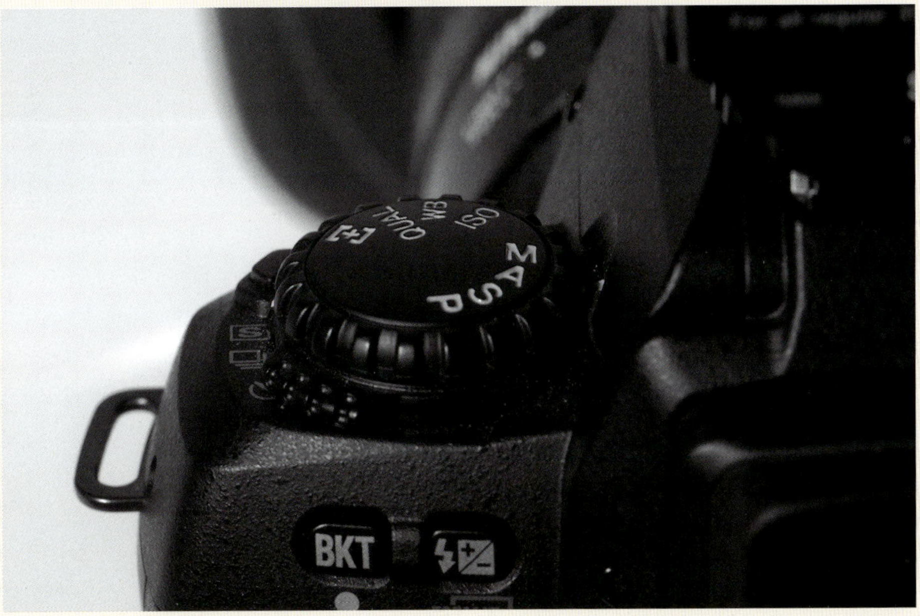

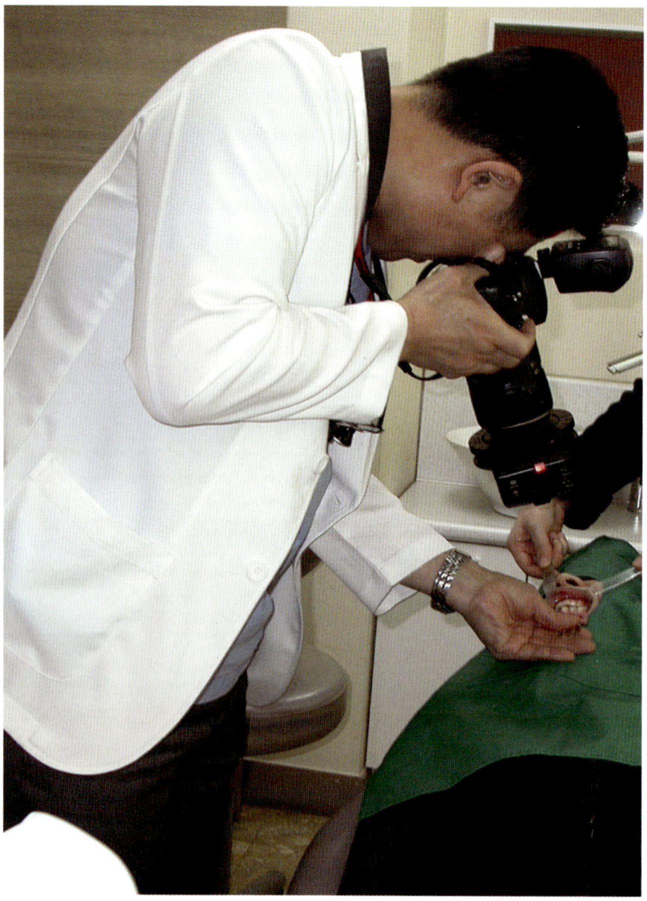

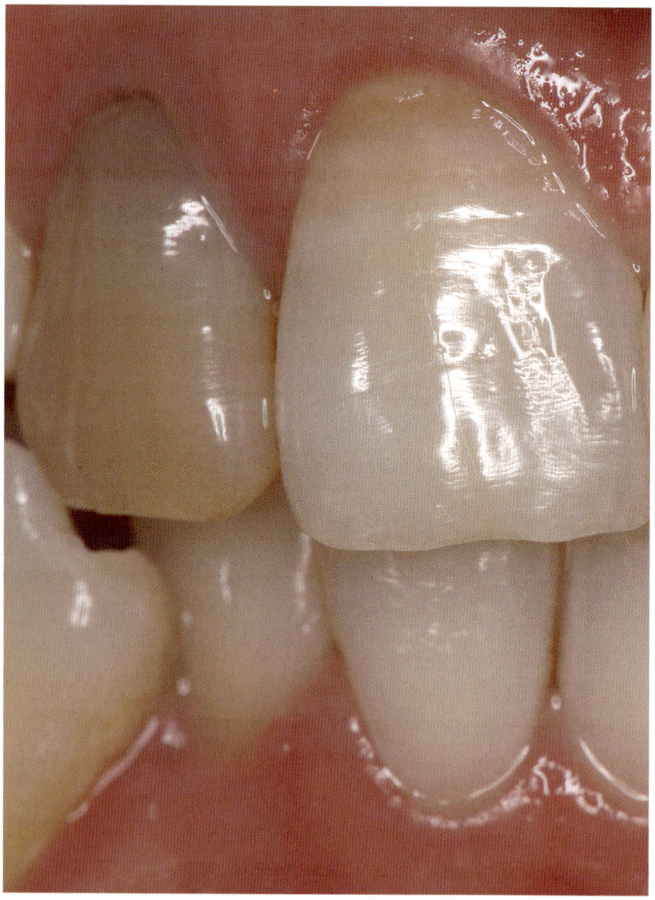

전치부 심미보철 제작 시 사진 촬영은 필요한가?

#12 zirconia 보철

대부분 치과의사들에게 상악 전치부 보철치료는 일상화된 진료이다.
구치부 보철에 비해서 상악 전치부 보철치료는 심미성이 우선이다.
새로운 보철물이 주변 치아는 물론이고 안모와 어울리는 색상과 형태로 재현되어야 한다.

환자가 원하는 보철치료는 어떤 것일까?
식사할 때 편안한 저작 기능을 요구한다. 하지만 이 기능만 요구하는 환자는 없다.
저작 기능과 함께 주변 치아, 잇몸조직 그리고 안모와 어울리는 심미적인 보철을 요구한다.

심미적이고 기능적인 전치부 보철을 제작하려면 치과기공사와 치아색에 대한 긴밀한 소통이 필요하다.
상악 전치부 1개 치아를 보철치료할 때는 색상정보를 상세하게 치과기공사에게 전달해야 한다.
상악 전치부 편측으로 2개 혹은 3개 치아를 보철치료해야 할 때도 있다.
이런 경우에는 색상과 형태 정보까지 보내야 한다.
상악 6전치 모두를 보철치료할 때는 색상정보뿐만 아니라 ant. guidance, width/length ratio, smile line 등 기공 제작에 필요한 다양한 정보들을 취합해서 전달해야 한다.

이런 심미보철 제작에 필요한 정보를 전달하는 데 기공의뢰서를 사용한다.
A4 용지 1장에 빼곡히 기록한 내용보다 1장의 사진에 더 많은 치아 정보를 담아낼 수 있다.
노출과 구도가 적절한 1장의 사진에는 기공 작업에 필요한 많은 정보가 담겨 있다.
임상 사진 촬영에 관한 이론과 실습을 배워야 할 근거이다.

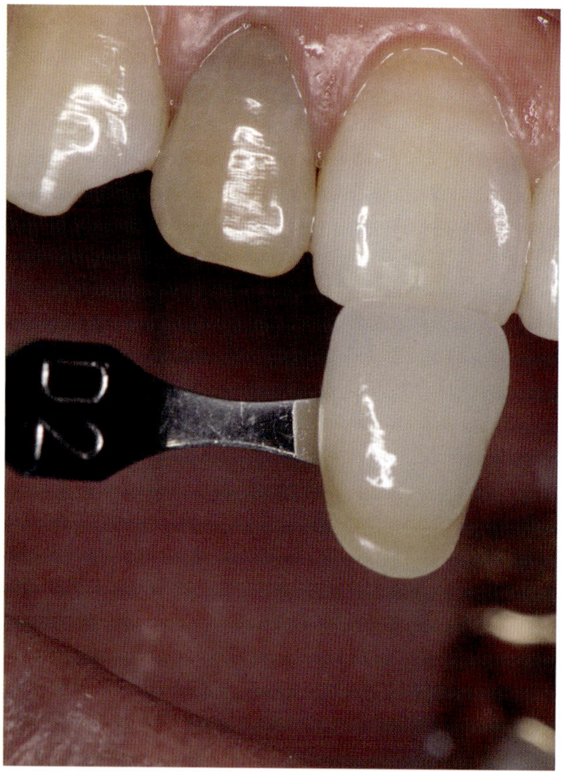

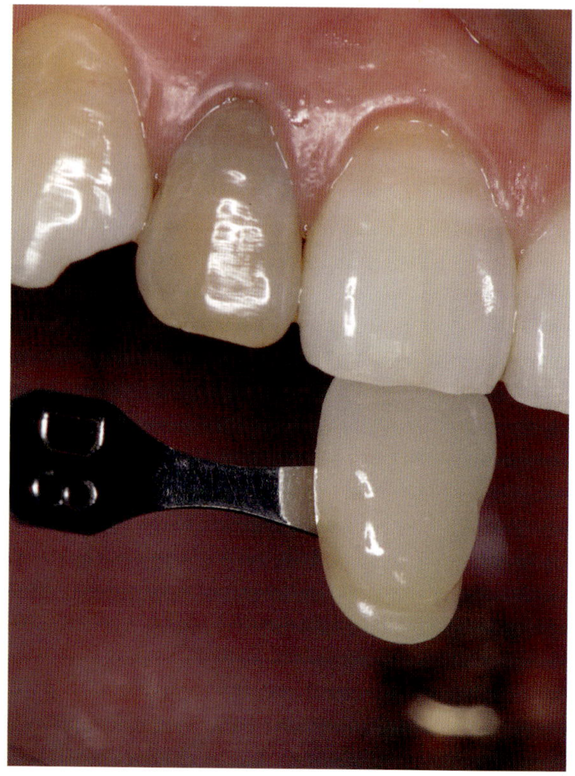

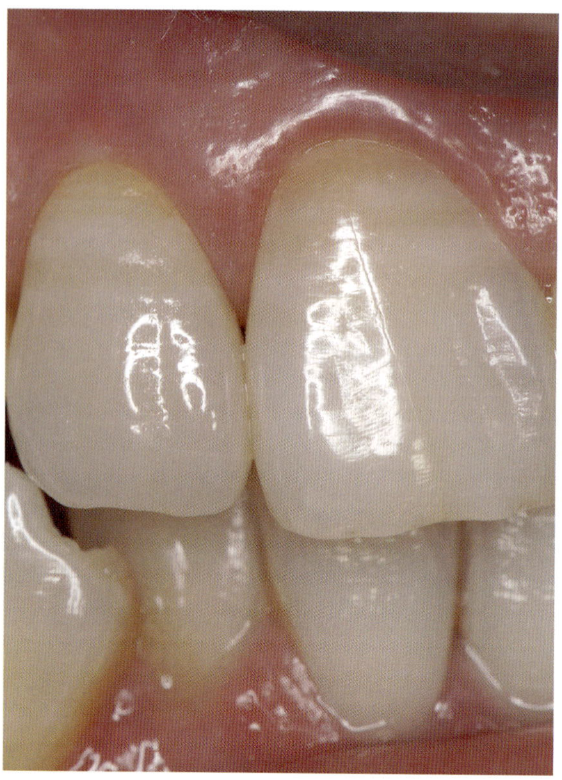

촬영 장비/Ceramist
Kodak DCS 14 pro N
Nikon R1C1 twin flash
1:1.2 배율
이안비기공소 박남현 소장

인접치와 유사한 보철을 제작하려면 어떻게 기공의뢰서를 작성해야 할까?

이 증례처럼 D계열 색상에 노란색 수평 줄무늬가 있는 치아는 보철물 제작이 어렵다.
정확한 기저색 선택 후 shade tab과 치아를 촬영한 임상 사진을 치과기공사에게 전달해야 한다.

이 사진을 누가 촬영해야 할까?

치과의사가 직접 촬영해야 한다. 간혹 스태프들에게 일임하는 경우가 있지만 임상 가치가 높은 사진을 얻기는 어렵다.
스마트폰으로 임상 사진을 촬영하여 SNS를 활용하여 치과기공사에게 전달하는 방법은 쉽고 편리하다. 하지만 규격화되고 일관성 있는 임상 사진을 얻기는 어렵다.

치과 임상 사진 촬영은 완성도 높은 전치부 심미보철을 보장하는 중요한 도구이다.

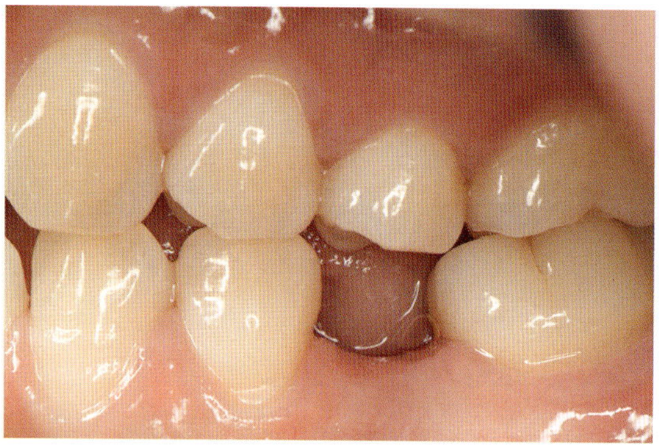

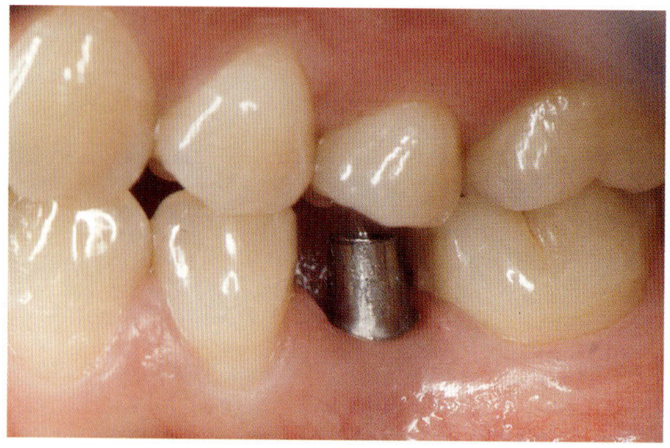

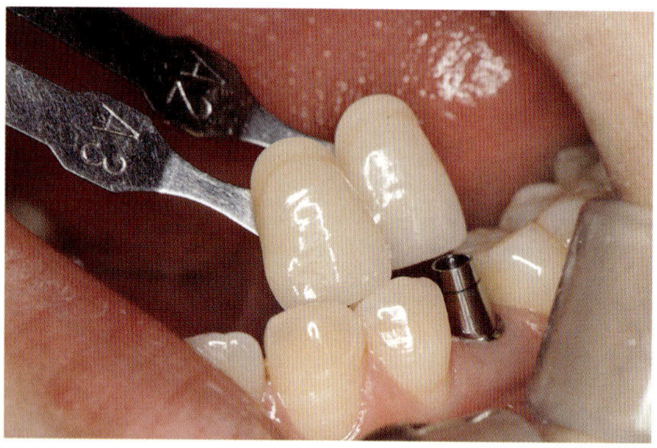

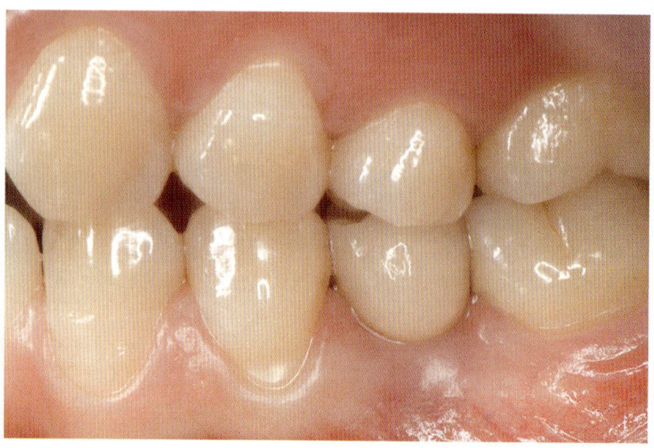

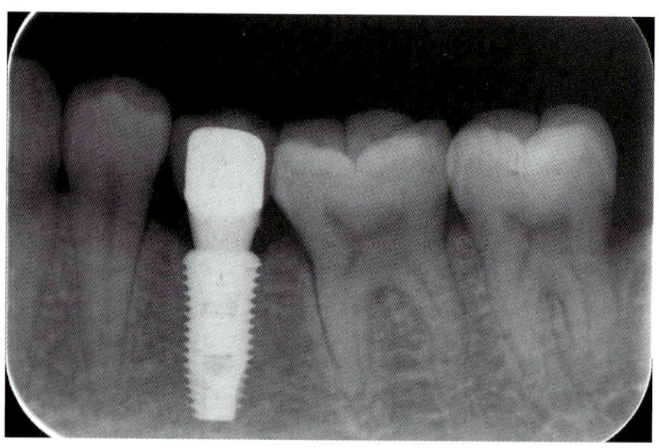

촬영 장비/Ceramist
Kodak DCS 14 pro N
Nikon Medical Nikkor 120 ring flash
1:1.2 배율
이안비기공소 박남현 소장

임상 가치가 높은 사진 촬영 방법

- 촬영 목적이 분명해야 한다.
- 선명한 사진이어야 한다.
- 노출이 적당해야 한다.
- 촬영 구도가 일정해야 한다.
- 치료 전 · 후 과정이 동일한 배율이어야 한다.
- Eyesore가 없어야 한다.
- 구치부 촬영 시 mirror를 사용하기 때문에 입김이 서리지 않도록 따뜻하게 데운 후 촬영한다.

#35 implant with zirconia restoration

임플란트 보철의 시작부터 완성까지 과정을 기록한 임상 사진이다.

개원의 입장에서 모든 증례를 사진으로 기록하고 정리하기란 불가능하다.

한 달에 2~3증례 정도 치료과정을 사진으로 기록하고 평가하는 기회를 갖는다면 언제나 처음 시작하는 마음으로 환자를 대할 수 있다.

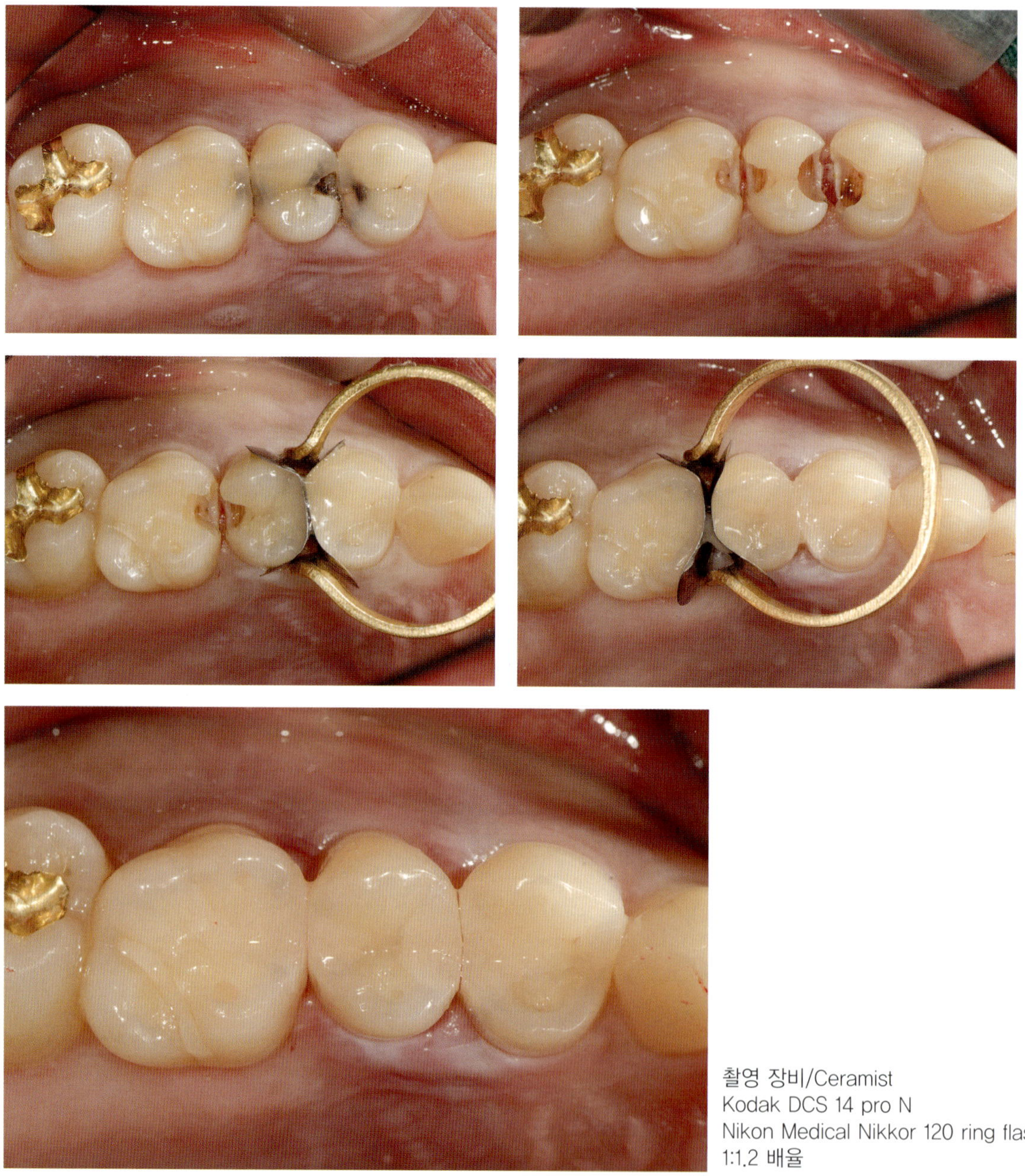

촬영 장비/Ceramist
Kodak DCS 14 pro N
Nikon Medical Nikkor 120 ring flash
1:1.2 배율

#14~#16 레진 충전

왜 이런 과정을 사진으로 기록할까?

개원한 치과의사는 누구의 간섭도 받지 않고 자신의 양심과 임상 능력을 따라 진료한다. 임상 과정을 사진으로 기록하고 정리하는 과정에서 자신의 부족한 점이 드러난다.
최종 치료 결과가 좋을 때는 자신감과 직업적인 보람을 얻기도 한다.

임상 사진은 자신의 임상 실력을 적나라하게 보여 주는 엄격한 코치이다.
힘들었지만 좋은 치료 결과를 얻은 진료에 대해서는 아낌없이 격려해 주는 자상한 스승이다.

치과 진료는 외과 영역이다. 특히 신체 중에서 가장 예민한 신경을 지닌 치아에 보철물을 만들어 장착하는 진료이다.
치과의사는 수많은 시행착오를 거치면서 유능한 치과의사로 성장해 간다. 진료 과정을 진솔하게 임상 사진으로 기록하면 자신의 실력이 드러난다. 자신에게 냉정한 평가를 채근할 수 있는 임상 사진이면 된다.

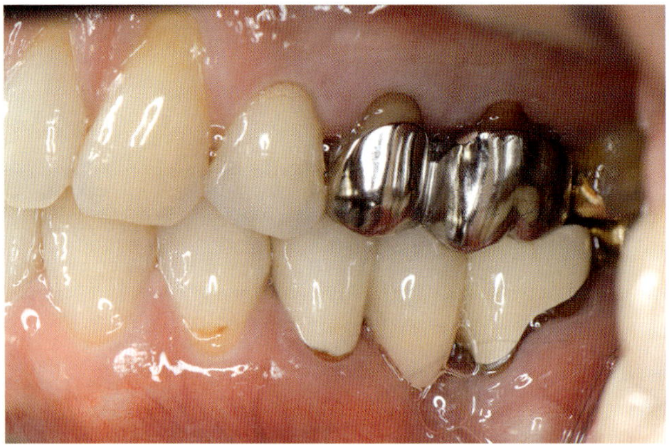

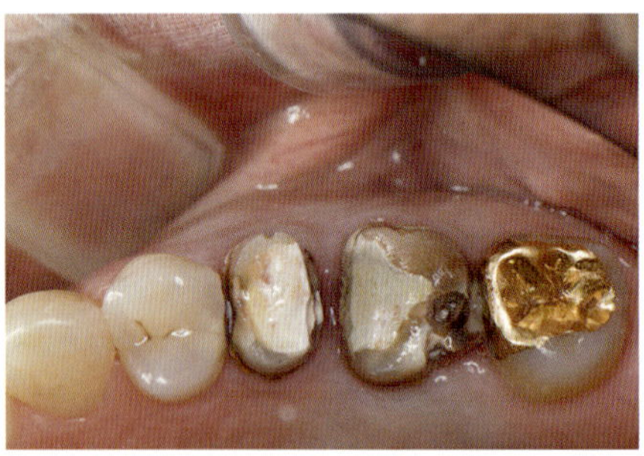

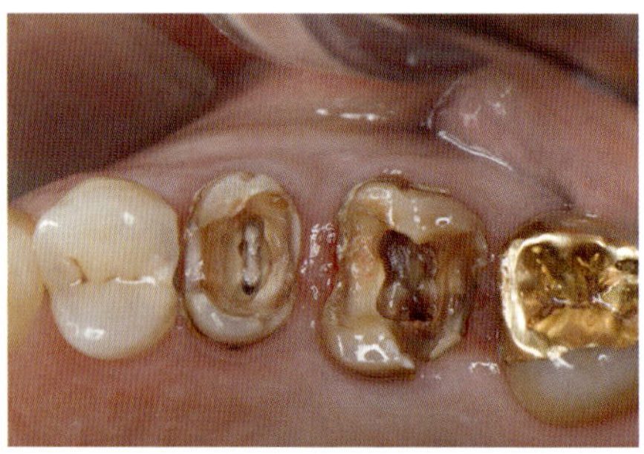

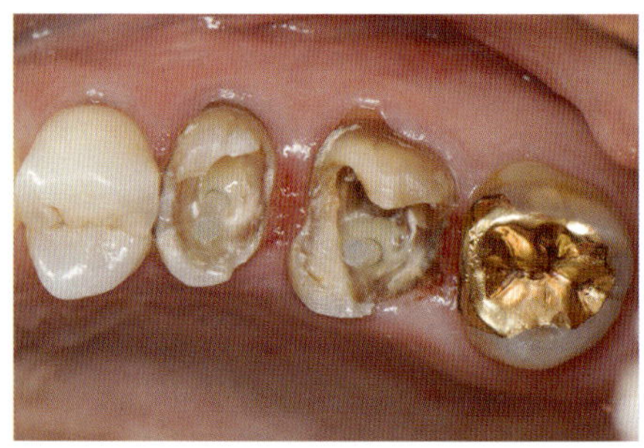

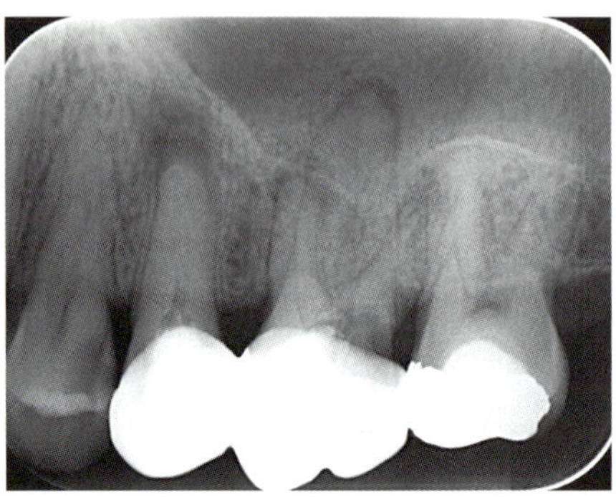

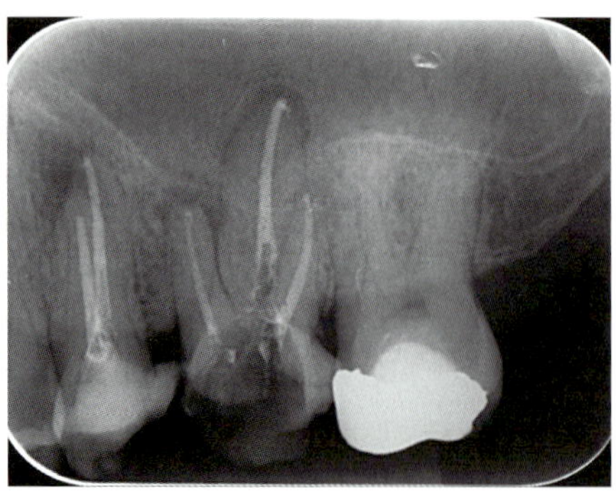

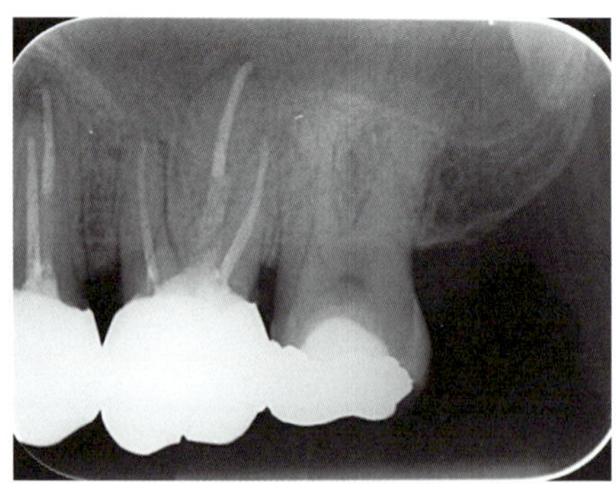

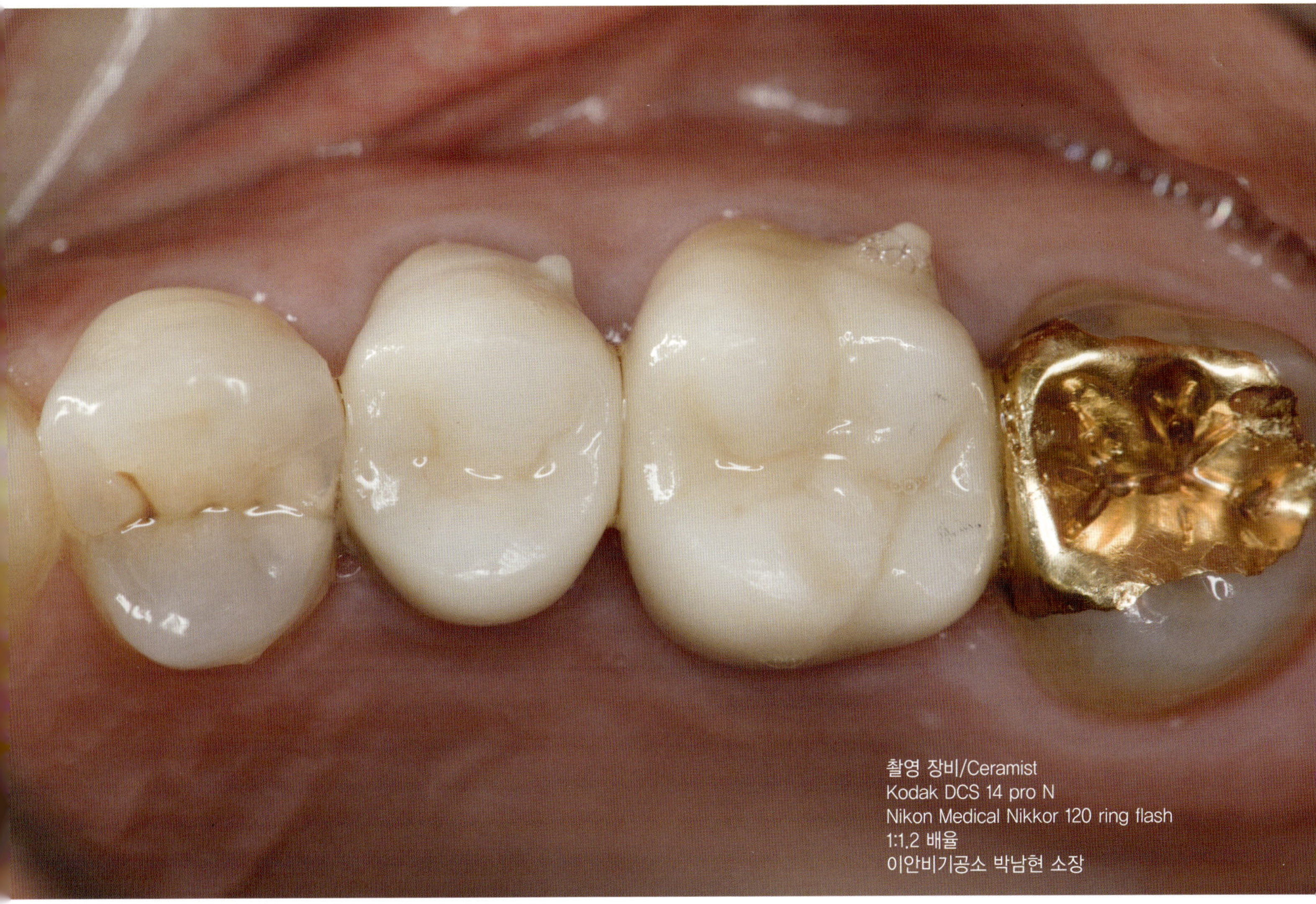

#25, #26 근관치료와 zirconia 재보철

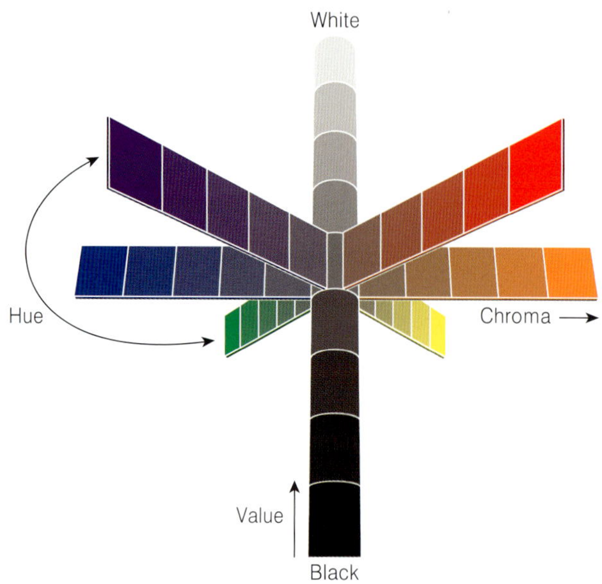
White
Hue
Chroma
Value
Black

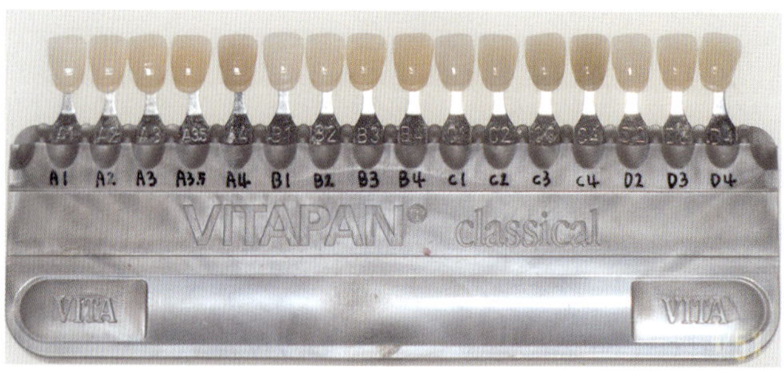
A1 A2 A3 A3.5 A4 B1 B2 B3 B4 C1 C2 C3 C4 D2 D3 D4
VITAPAN® classical
VITA
VITA

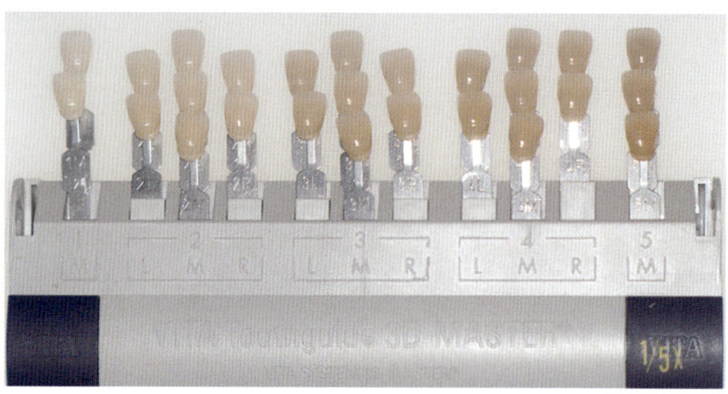

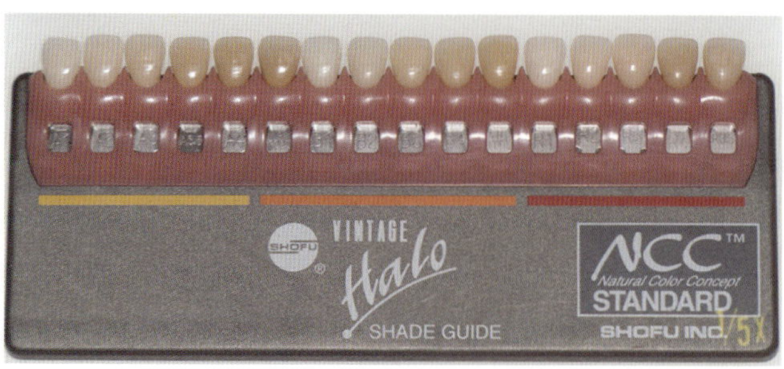
VINTAGE
Halo
SHADE GUIDE
NCC™
Natural Color Concept
STANDARD
SHOFU INC.

Shade guide

색을 표현하고 전달하는 방법에는 무엇이 있을까?
Munsell color system은 색의 3요소를 기준으로 하여 색상(hue), 채도(chroma), 명도(value)를 바탕으로 색의 언어를 표현하였다.

치과의사와 치과기공사가 소통하는 치아색에 대한 언어는 색상, 채도, 명도를 최소한으로 분류한 shade guide가 사용된다.
Shade guide는 치과도재 회사에서 자사의 도재 파우더에 맞는 채도와 명도 그리고 색상을 기준으로 만든 색 견본이다.

치과와 치과기공소에서 가장 많이 사용하는 shade guide 3종류와 사용 점유율은 VITAPAN classical 85%, 3D master 10% 그리고 Vintage halo 5%순이다.

Shade guide를 구성하는 shade tab 개수는 최소 16개부터 최대 25개 미만으로 구성되어 있다.
동일한 A계열이라도 도재 회사별로 색상에 조금씩 차이를 보인다. 절대적인 색상 기준이 아니기 때문에 동일한 shade guide를 치과와 치과기공소가 함께 사용해야 한다.

자연치아색은 광학적 다양성을 지니고 있다.
보철물을 제작하기 위해서 반투명한 법랑질과 기저색을 포함한 상아질로 구성된 자연치아의 색상, 채도, 명도 그리고 반투명성에 대한 충분한 이해와 학습이 필요하다.

자연치아와 일치하는 shade guide를 선택하는 것은 불가능에 가깝다.
보철할 자연치아와 유사한 색상, 채도, 명도를 띤 shade guide를 고르는 것이다. 특히 색상보다는 명도가 유사한 shade guide 선택이 중요하다.
이처럼 shade guide가 지닌 한계점 때문에 shade taking이라는 용어보다 shade matching이라는 용어가 더 적합한 표현이다.

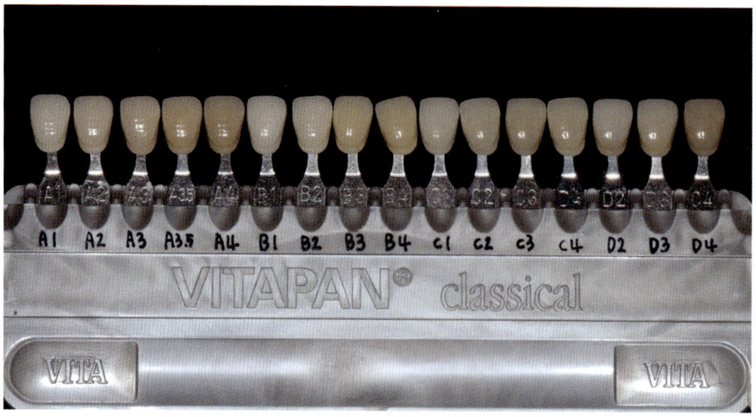
A1 A2 A3 A3.5 A4 B1 B2 B3 B4 C1 C2 C3 C4 D2 D3 D4
VITAPAN® classical
VITA
VITA

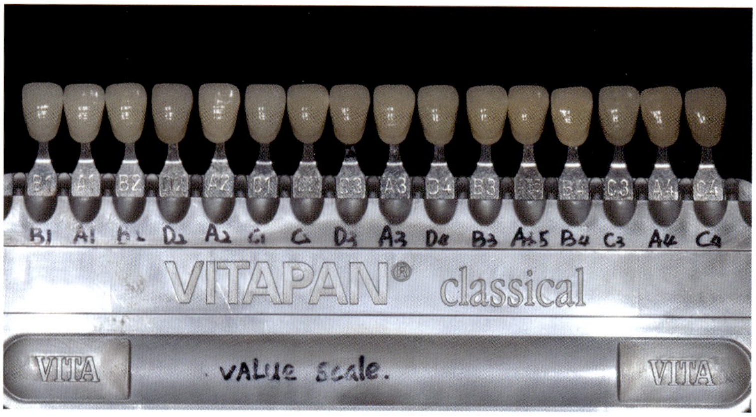
VITAPAN® classical
VITA
value scale.
VITA

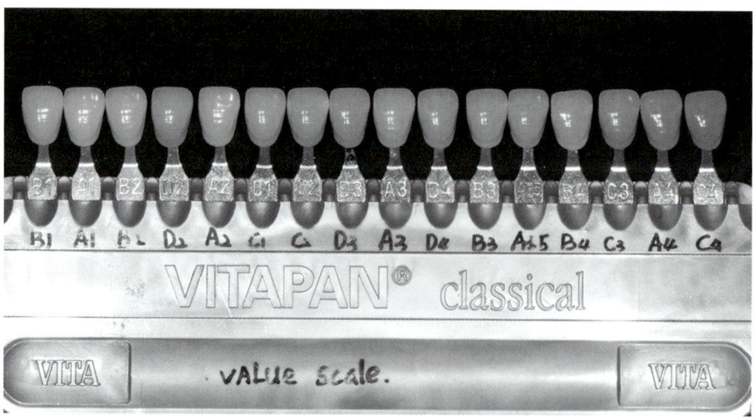
VITAPAN® classical
VITA
value scale.
VITA

VITAPAN Classical shade guide

색상(Hue)

A계열 색상(reddish–brown),

B계열 색상(reddish–yellow),

C계열 색상(gray),

D계열 색상(reddish–gray)으로 구성되어 있다.

채도(Chroma)

A계열: A1, A2, A3, A 3.5, A4

B계열: B1, B2, B3, B4

C계열: C1, C2, C3, C4

D계열: D2, D3, D4

채도는 색의 포화도, 즉 선명도를 나타내는 것으로 연한색부터 진한색까지 1, 2, 3, 4단계로 표시한다. 번호가 커질수록 채도가 높다.

명도(Value)

흑백 농도를 나타낸다. 명도가 가장 낮은 것은 검정색이고 가장 높은 것은 흰색이다.

VITAPAN Classical shade guide를 명도순으로 재배열하면 B1, A1, B2, D2, A2, C1, C2, D3, A3, D4, B3, A3.5, B4, C3, A4, C4순이 된다.

동일 계열 shade tab을 흑백으로 전환해 보면 채도가 증가할수록 명도가 낮아진다.

VITAPAN Classical shade guide를 추가로 구입하여 명도순으로 tab을 재배열하여 사용한다.

심미적인 수복물을 결정하는 중요도는 명도(value), 채도(chroma), 색상(hue)순이다.

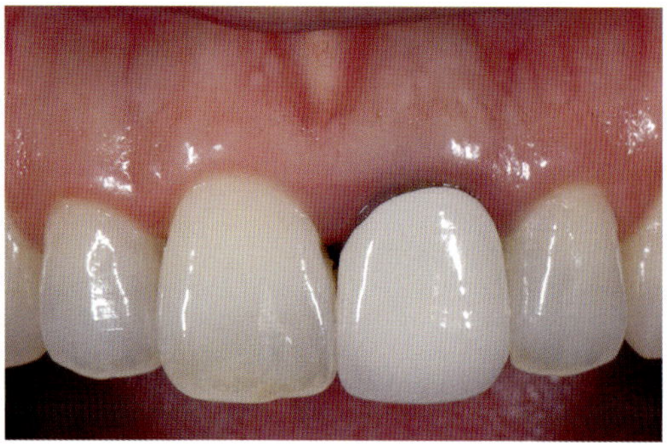

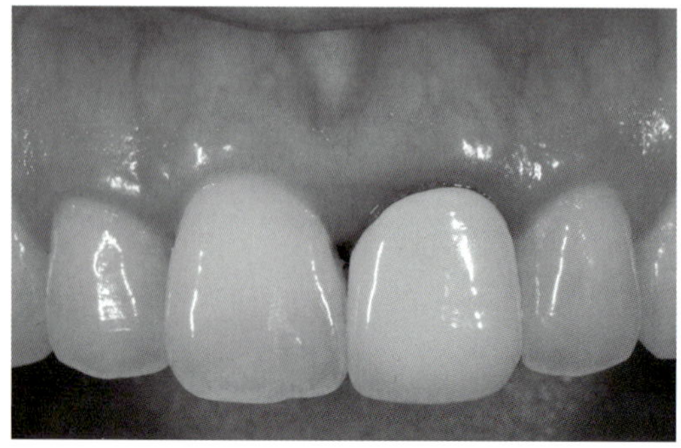

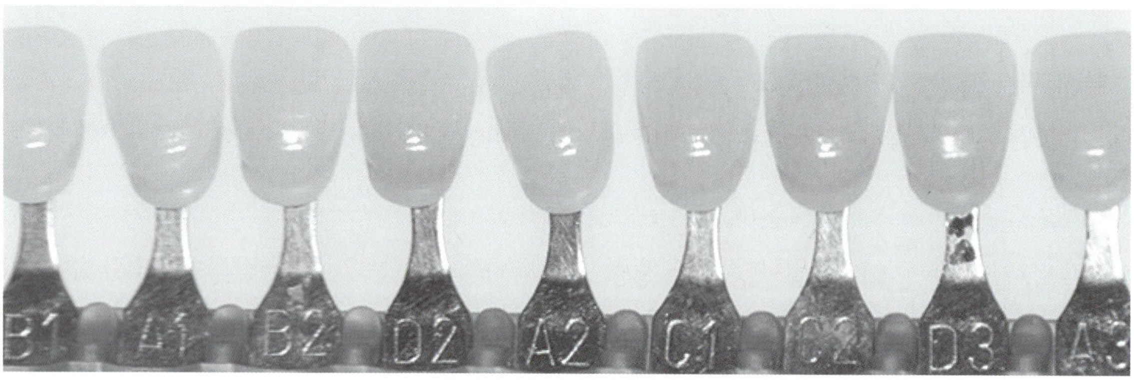
B1
A1
B2
D2
A2
C1
C2
D3

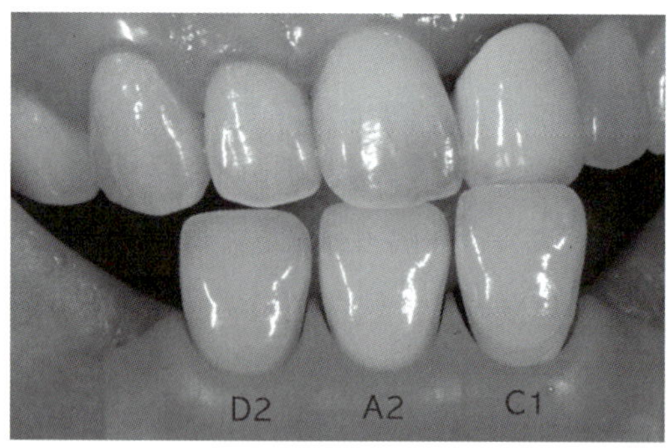
D2
A2
C1

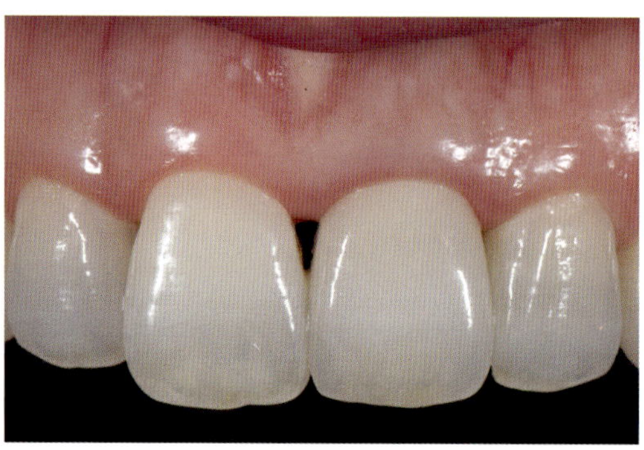

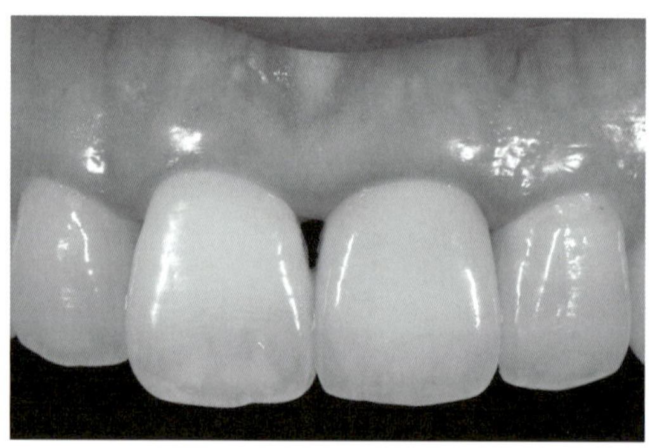

명도(value)와 shade guide

보철 제작을 위해 색을 선택할 때 명도, 즉 색에 포함된 gray 수준을 판단하는 과정이 훨씬 어렵다.
흰색이 많으면 빛을 더 많이 반사해서 밝게 보인다. 검정색이 많을수록 빛을 덜 반사하여 어둡게 보인다.

사람의 시각은 흑백으로 표현되는 명도에 훨씬 민감하다.
색상(hue)과 채도(chroma)가 일치하더라도 밝기, 즉 명도(value)가 다르면 심미적으로 완성도가 떨어진다.
명도가 너무 높으면 자연감이 떨어진 모조품처럼 보이고, 너무 낮으면 보철물이 회색을 띠게 된다.

명도는 보철물 제작에 가장 중요한 색상 기준이지만, 육안으로 구분하기는 어렵다.
디지털 측색기가 필요한 이유이다.

이 증례에서 좌측 중절치 기존 보철물은 너무 밝아 보인다. 즉, 명도가 높다.
디지털 측색기는 채도와 명도를 기준으로 기저색을 결정한다.
A2를 기저색으로 선택했으면 주변 D2, C1 shade tab과 함께 3개 tab이 보여 주는 명도 변화를 사진 촬영한다.
자연치아는 치경부 중앙부 절단부 위치에 따라 색상(hue), 채도(chroma), 명도(value)가 다르다.
중앙부는 명도가 제일 높다. 치경부는 두 번째로 높다. 절단면은 투명도 때문에 명도가 낮다.

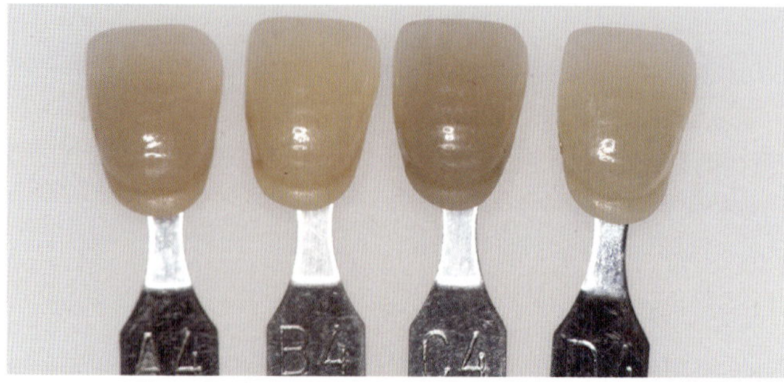
A4
B4
C4

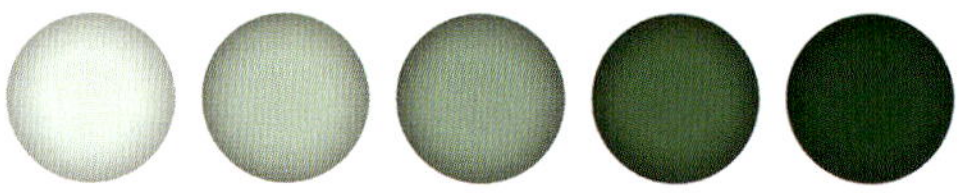

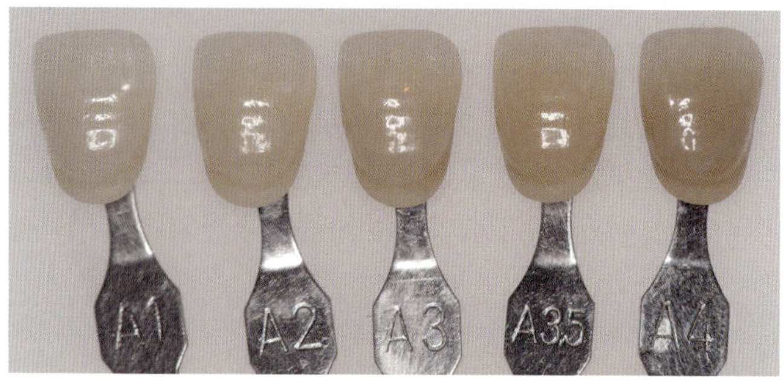
A1
A2
A3
A3.5
A4

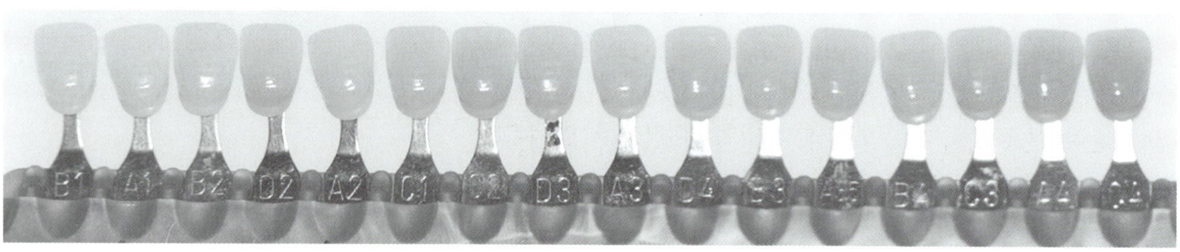

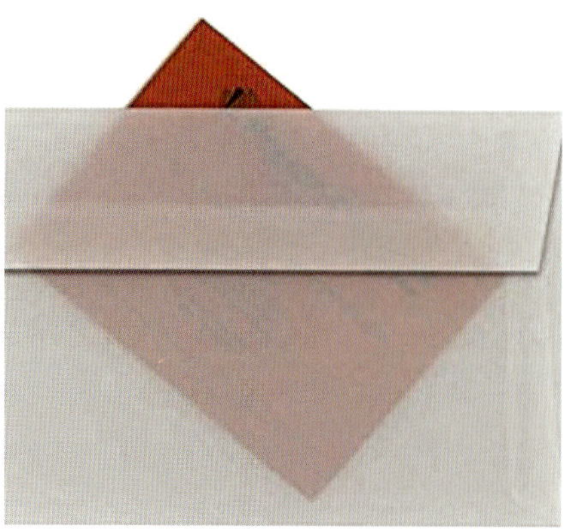

치아색을 결정하는 4요소

색상(Hue)

색상은 물체로부터 반사되는 빛의 파장에 대한 감각이다. 빨간색, 노란색 초록색 등으로 표현한다.
한 색을 다른 색들과 구분하는 특성이 색상이다.

치과 진료실에서 필요한 색상을 가장 보편적으로 사용하는 VITAPAN classical(VITA)을 기준으로 살펴보면 A(reddish–brown), B(reddish–yellow), C(gray), D(reddish–gray) 네 가지 색상으로 구성되어 있다.

채도(Chroma)

채도, 즉 색상의 포화도는 색상에 들어 있는 색소의 양을 나타낸다.
A1은 가장 낮은 채도이며, A4는 가장 높은 채도를 지닌다.

명도(Value)

명도는 검은색에서 흰색까지 분포이다. 중간에는 회색이다.
명도는 밝은색과 어두운색을 구분하는 기준이다.
명도는 보철 제작에서 완성도를 결정하는 기준이다.

반투명도(Translucency)

반투명도는 Munsell color system에 포함되지 않지만 치아색을 결정하는 중요한 4번째 요소이다.
반투명도는 빛이 완전히 통과하지 않는 불투명함과 빛이 완전히 통과하는 투명함 사이 상태를 나타낸다.
기저색을 이루는 상아질층을 덮고 있는 법랑질은 성별, 나이, 생활 환경 등에 따라서 다양한 특성을 나타낸다.
법랑질이 지니고 있는 반투명도는 중요한 변수이다.

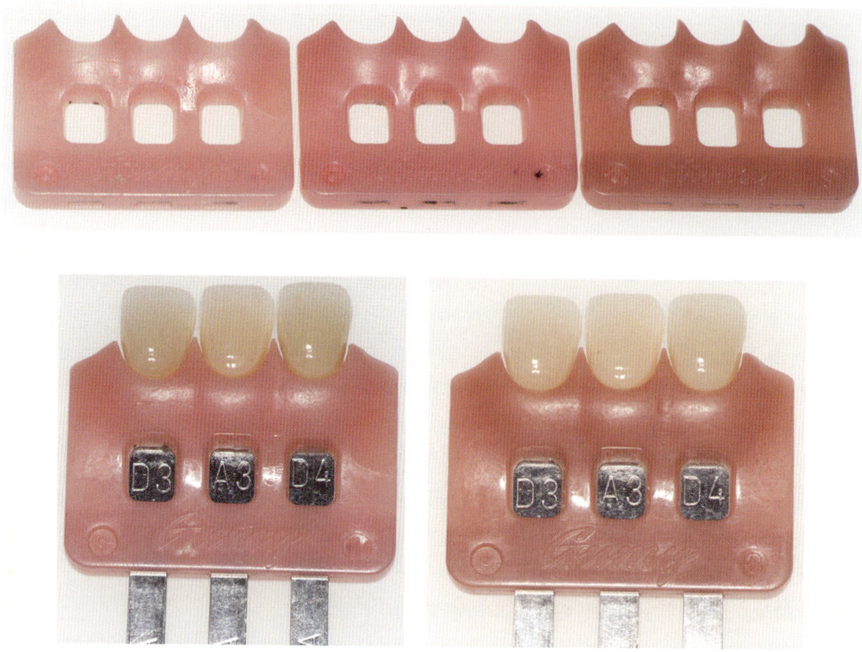
D3
A3
D4
D3
A3
D4

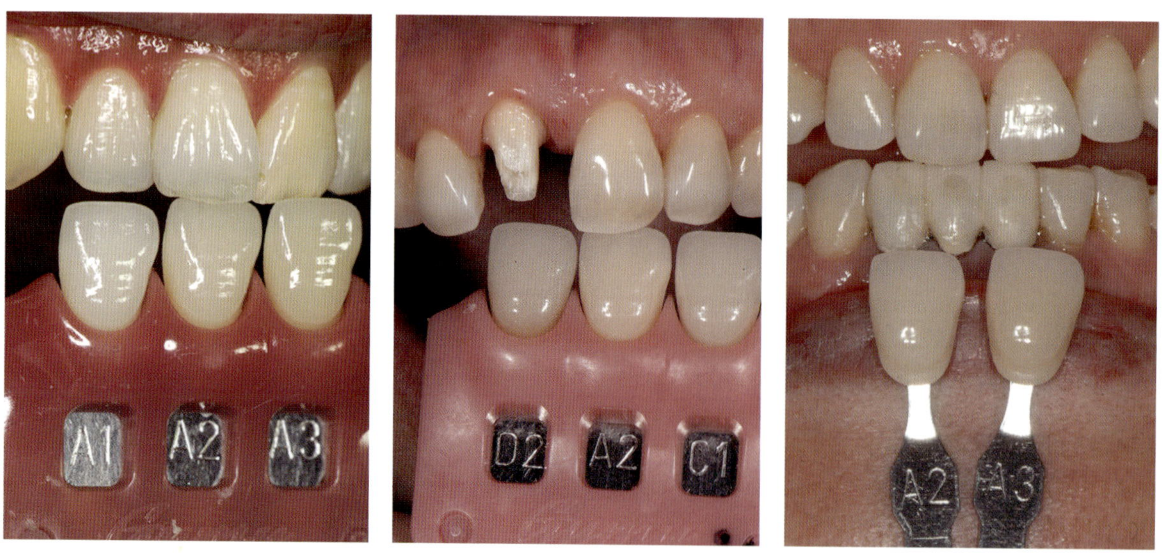
A1
A2
A3
D2
A2
C1
A2
A3

촬영에 필요한 도구들

Gummy

Shofu사에서 제작한 Vintage halo에 포함되어 있다. Gumy에 끼워 쓸 수 있는 shade tab은 VITAPAN classical(구형)과 Vintage halo 두 제품이 있다.VITAPAN classical(신형)은 수정이 필요하다.
Gumy는 잇몸색상에 따라 선택할 수 있도록 세 가지 색상으로 구성되어 있다.
잇몸색상은 밝고 투명한 잇몸색상부터 검붉은 색상까지 다양하다. 동일한 치아색이라도 잇몸색상에 따라 치아색상이 다르게 보인다.

중앙 사진에서 보면 동일한 3개의 shade tab이지만 gumy 색상에 따라 shade tab색이 다르게 보인다.
아래 좌측 사진과 중앙 사진은 gumy를 이용하여 사진 촬영을 하였다. Shade tab색상이 매우 디테일하게 표현되었다.
아래 우측 사진은 shade tab 금속 부분이 반사되어 색상 표현을 제한하고 있다.
Gumy 도움 없이는 2개 또는 3개 shade tab을 손으로 들고 사진 촬영하기가 어렵다.

(ebay.com에서 DENTAL SHOFU VINTAGE GUMY GINGIVA TRI–COLOR SET SHADE GUIDE PN 7040으로 구입할 수 있다.)

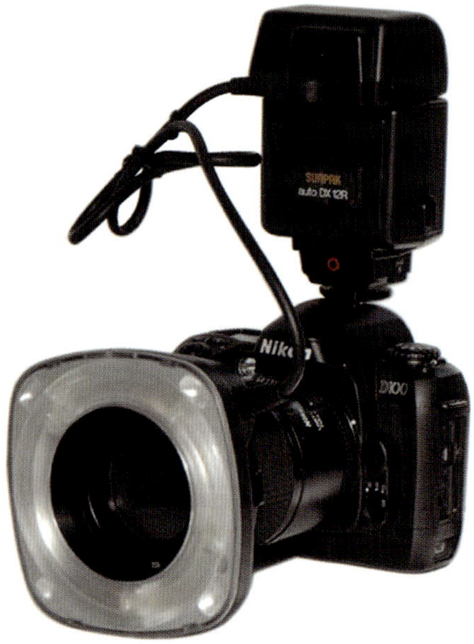

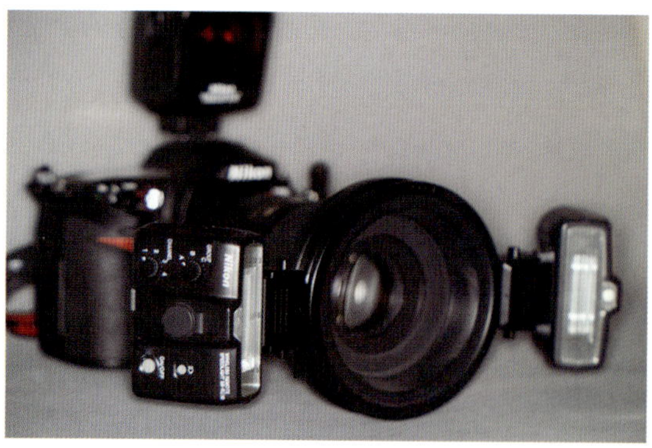

Nikon R1C1 twin flash

Camera, lens, flash

Camera body

과거에 사용하던 필름 카메라는 디지털카메라로 대체되었다. 디지털카메라도 필름 카메라 화각을 기준으로 발전했기 때문에 CCD sensor 크기가 중요하다.

치과 임상에 사용된 필름 사이즈의 CCD sensor를 갖춘 디지털카메라는 대부분 수백만 원 하는 고가이다.

치과 사진 촬영에 필요한 렌즈는 1:1 접사 촬영부터 전악을 촬영하는 1:2.5 배율까지 술자가 한 손으로 촬영이 가능해야 한다.

CCD sensor 크기가 필름 사이즈와 동일해야 1:2.5 배율로 전악 촬영 시 한 손으로 촬영 가능한 거리를 제공한다.

Lens

105mm macro lens를 주로 선택한다. 안모 사진 촬영에는 60mm macro lens가 적합하다.

Flash

- Ring flash

  구치부를 포함한 전악 회복술과 전치부 촬영에 사용한다.

  전치부 촬영보다는 구치부 촬영에 유용하다.

- Twin flash

  빛이 측면에서 발광하므로 색조나 질감 표현이 우수하다.

  전치부 촬영에 사용된다.

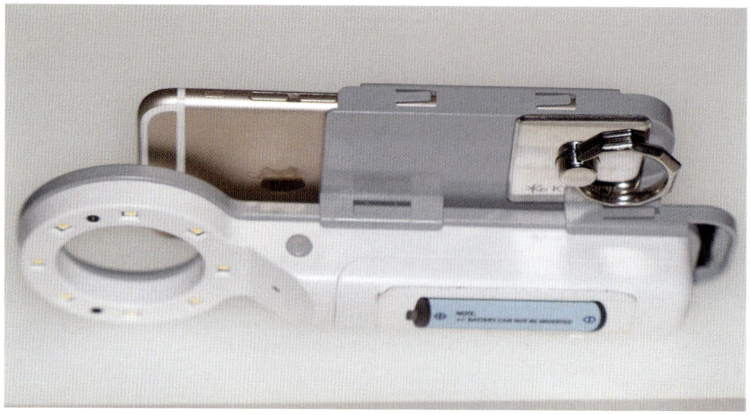

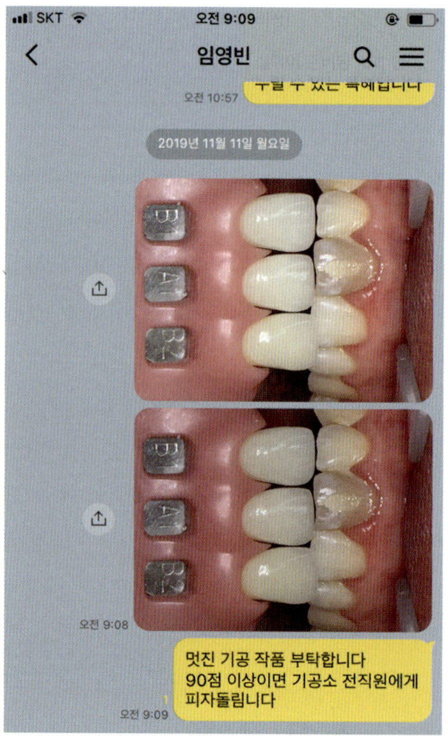
SKT
오전 9:09
임영빈
오전 10:57
2019년 11월 11일 월요일
오전 9:08
멋진 기공 작품 부탁합니다
90점 이상이면 기공소 전직원에게
피자돌립니다
오전 9:09

스마트폰

최근에 출시되는 스마트폰에 장착된 카메라는 치과 임상 사진 촬영 도구로 충분한 성능을 지니고 있다.

LED ring flash

진료실에서 치아 사진을 촬영할 때 스마트폰 자체 flash 기능을 정지시키고 외부 광원을 사용해야 좋은 치아 사진을 얻을 수 있다.

MD plus사에서 스마트폰의 치과 임상 사진 촬영용으로 출시한 flash이다.

SNS(카톡, 라인)

기공의뢰서 대신에 라인이나 카톡을 통해서 실시간으로 사진을 주고받을 수 있다. 치과 전용으로 카톡이나 라인만 이용하면 한 달에 1만원 정도로 통신사와 약정하면 된다.

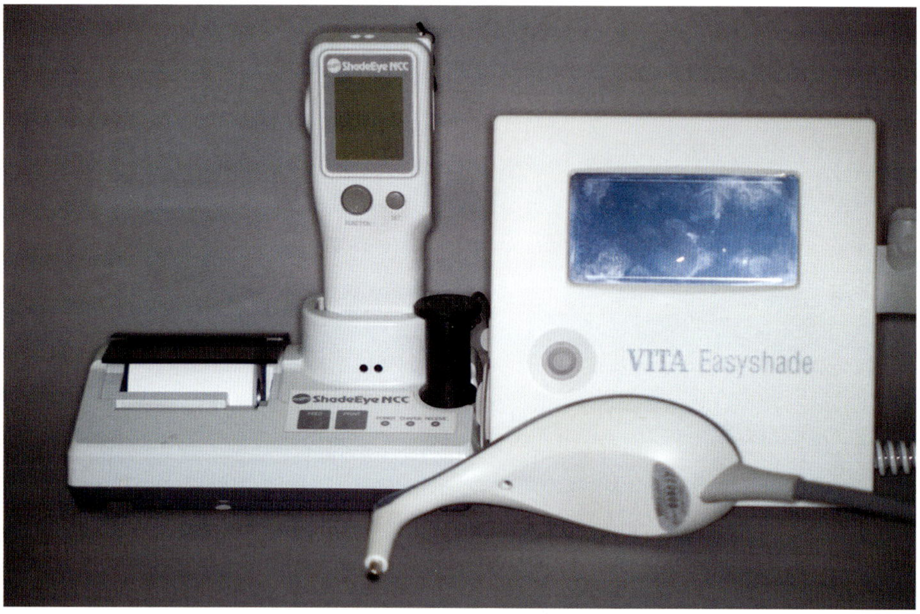
ShadeEye NCC
ShadeEye NCC
VITA Easyshade

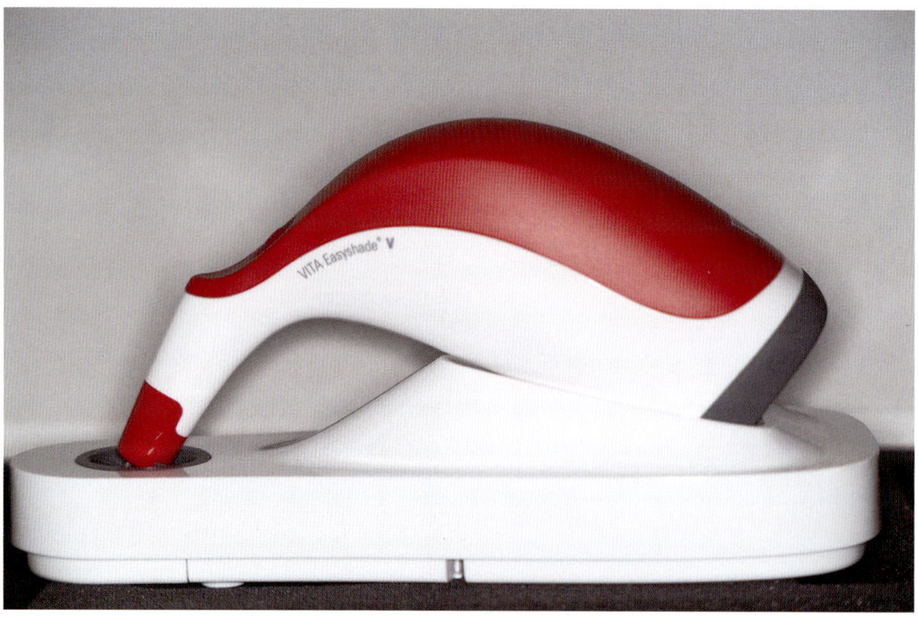
VITA Easyshade® V

디지털 측색기

일반적으로 도재 작업에 경험이 많은 치과의사가 기저색을 정확하게 판단할 가능성은 25% 정도 된다. 디지털 측색기를 이용하면 경험에 상관없이 85% 정도 정확도를 얻을 수 있다.

도재 제작에 가장 중요한 명도(value)를 선택에는 디지털 측색기가 결정적인 역할을 한다. 디지털 측색기를 이용하면 해당 치아에 대한 정확한 기조색을 확인할 수 있다. 디지털 측색기로 선택한 기저색은 색상, 명도, 채도에 대한 기조색을 의미한다.

측색 방식에 따라 두 가지 종류로 나눈다.

색체계

ShadeEye NCC(Shofu사)

분광광도계

VITA Easyshade(VITA사)

위 두 제품은 단종되었다.
최근에 VITA easyshade V를 클리어덴탈사에서 판매하고 있다.

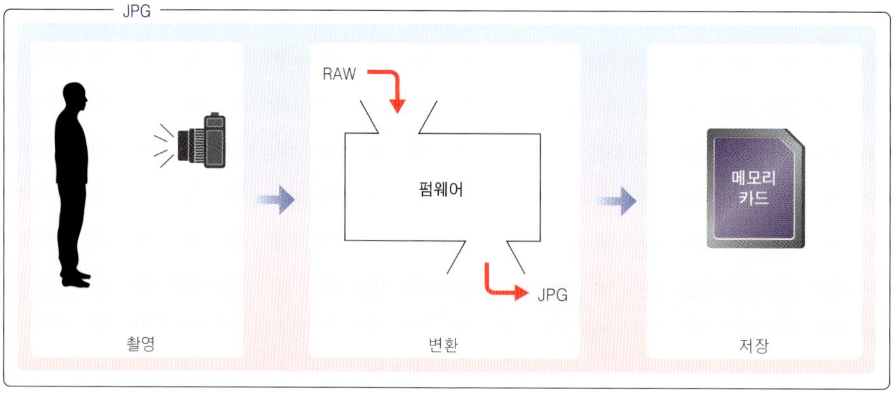

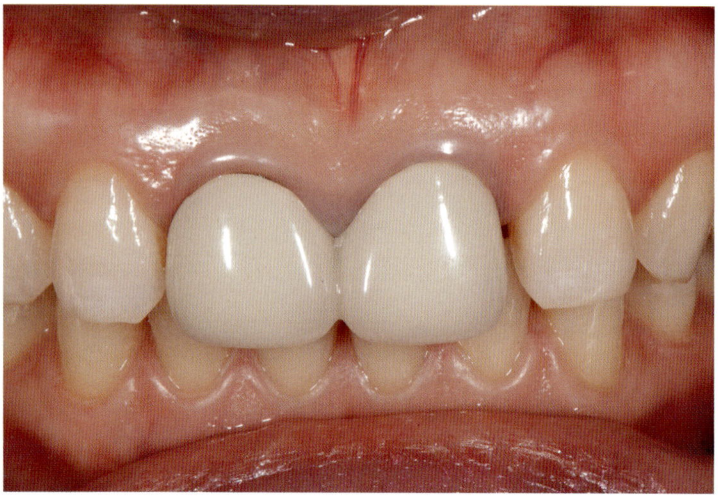

RAW file

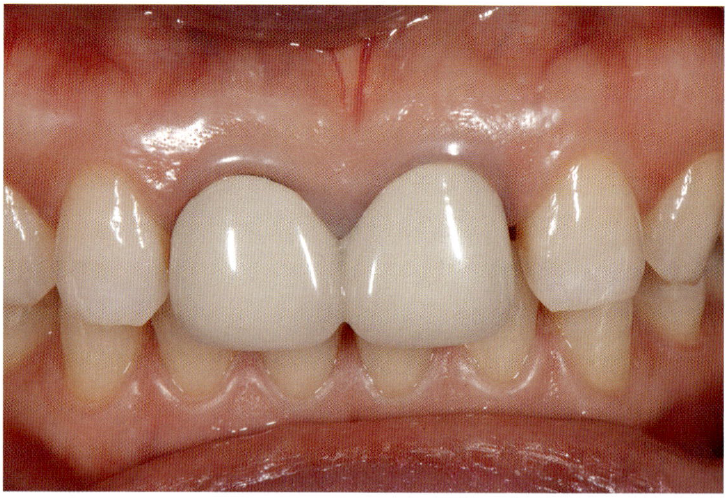

JPG file

저장 file

RAW file과 JPG file

고급형 카메라와 보급형 카메라를 구분하는 기준이 RAW file 저장 기능이다. 대부분 고급형 카메라는 촬영 시 RAW file과 JPG file을 동시에 저장한다.

RAW file은 펌웨어 과정을 거치지 않는 원본 파일이다. JPG file보다 30~50배 큰 데이터를 저장한다.

카메라를 선택할 때 RAW file 저장 기능이 있는 카메라를 선택하고 촬영 시에도 RAW file을 저장한다. 기공소에 사진을 의뢰할 때에도 RAW file을 보내야 한다.

RAW file은 카메라 제조사에서 제공하는 특정 프로그램이나 Photoshop 프로그램에서만 열 수 있다.

이 사진들은 동일한 숏(shot)이지만 색감이 전혀 다르다.

슬라이드 필름에 담겨 있는 색상정보에는 미치지 못하지만 그래도 RAW file은 기공 작업에 충분한 색상정보가 담겨 있다.

이 책에 소개된 모든 임상 사진은 RAW file을 사용한 것이다.

스마트폰을 활용한 치과 임상 사진 촬영

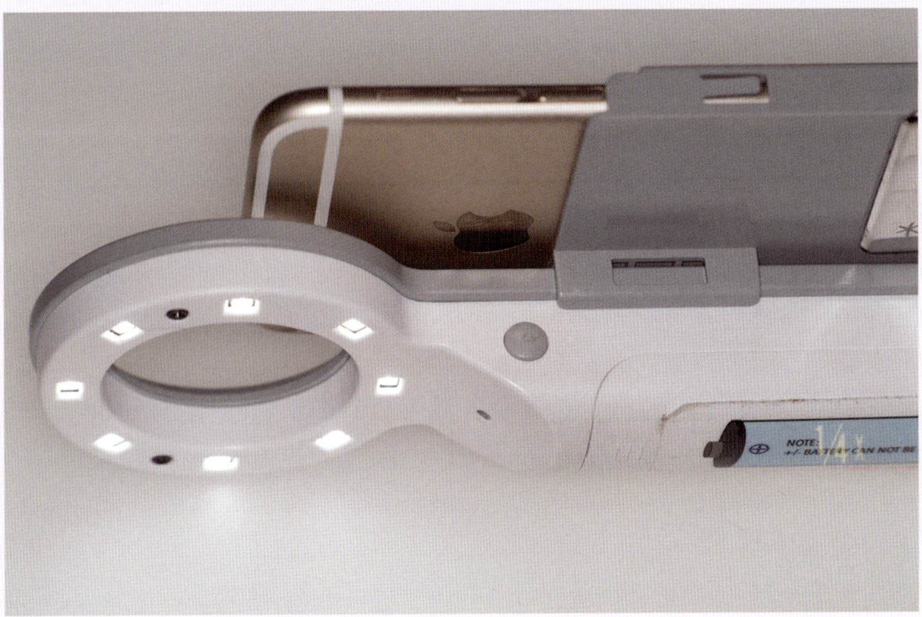

도재 작업에 필요한 치아의 색과 형태에 관한 정보를 어떤 방법으로 전달할까?

"기공소 소장님, 오시라고 해요."

"A3로 예쁘게 해 주세요."

"……………………."

치과 임상 사진에서 스마트폰 활용 개론

전치부 심미보철 제작을 위한 색상과 형태 정보를 어떻게 전달할까?

스마트폰을 활용하면 된다. 스마트폰으로 촬영하고 카톡이나 라인 등의 메신저 서비스를 이용하여 촬영 사진을 보내면 된다. 스마트폰에 장착된 카메라는 치과 임상 사진 촬영용으로 충분한 성능을 지니고 있다. 몇 가지 촬영 보조장비를 갖추고, 기본적인 촬영 방법을 익힌다면 임상 사진 촬영 도구로 활용할 수 있다. 이 장에서는 스마트폰과 SNS를 활용하여 전치부 심미보철 작업과정을 기록하였다.

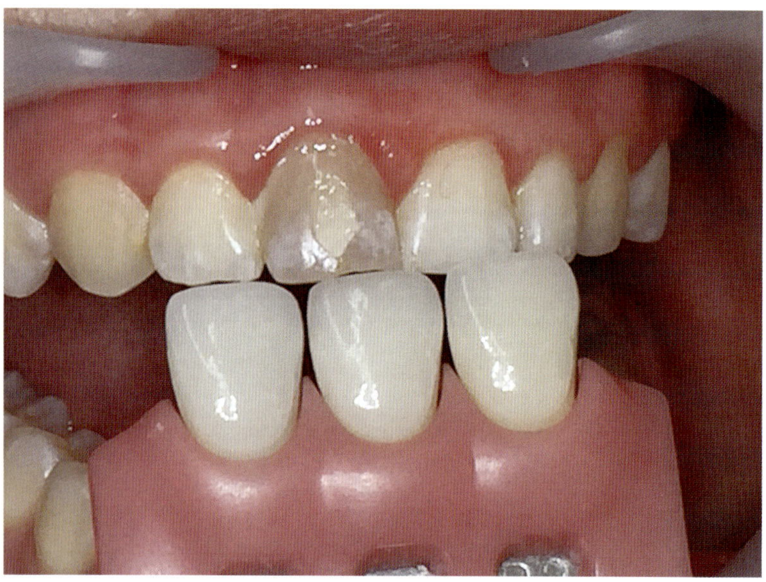

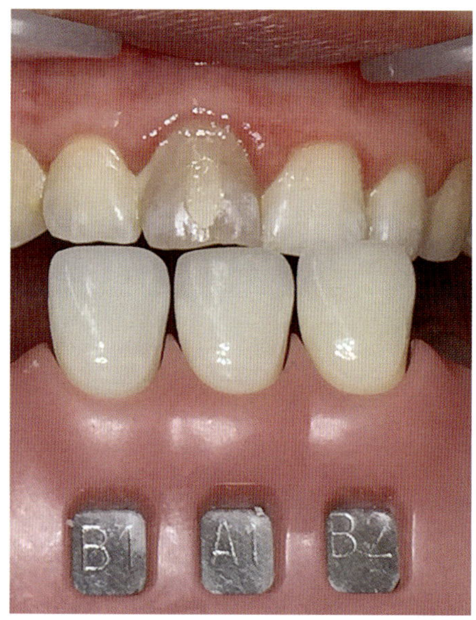
B1
A1
B2

스마트폰으로 촬영 시 요구 사항들

- 배율은 6전치까지만 나오게 한다.
- 자연치아가 건조해지기 전에 촬영한다.
- 리트렉터를 효과적으로 사용하여 입술을 치아에서 확실하게 분리한 후 촬영한다.
- 정면과 45° 측면에서 두 번 촬영한다.
- 노출은 30% 어둡게 조절한다.
- Gumy에 3개 shade tab을 끼워 촬영한다.
- Shade tab은 가로 방향, 세로 방향으로 두 번 촬영한다.
- Shade tab은 촬영한 치아와 절단면끼리 맞물리게 배열한다.

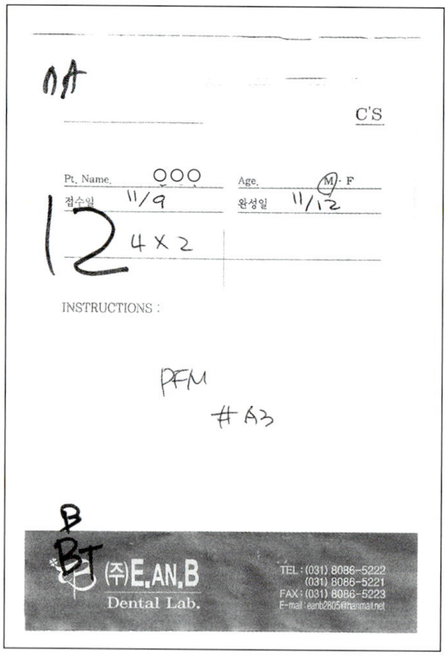

C'S

Pt. Name. OOO Age. M · F

접수일 11/9 완성일 11/12

12 4 x 2

INSTRUCTIONS :

PFM

#A3

(주)E.AN.B
Dental Lab.

TEL : (031) 8086-5222
(031) 8086-5221
FAX : (031) 8086-5223

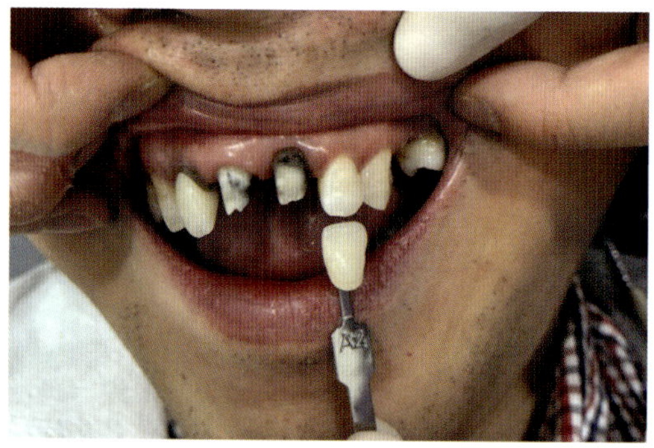

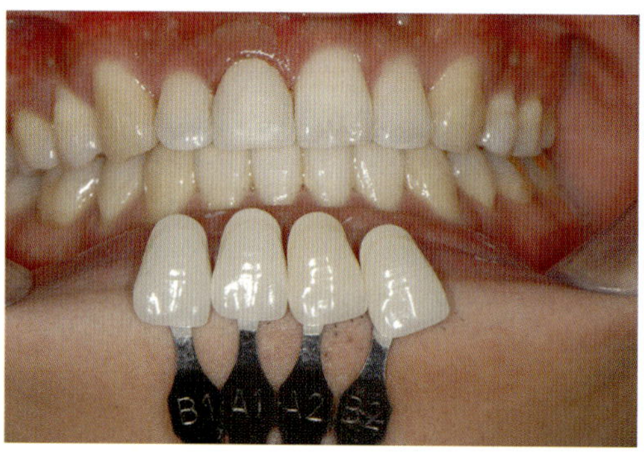

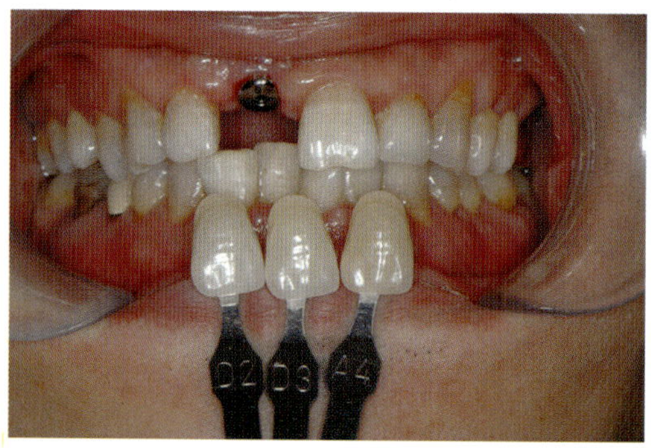

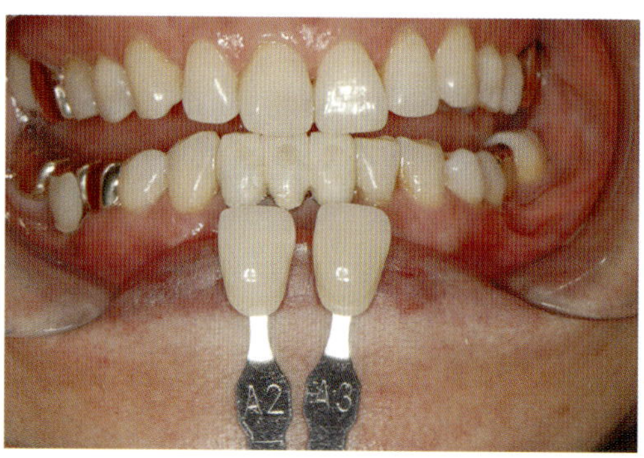

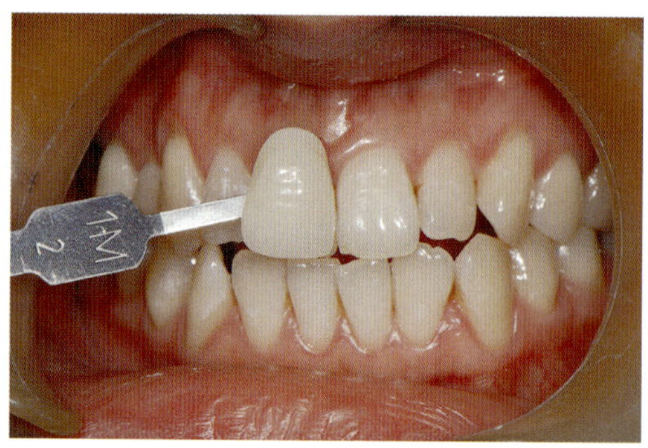

다양한 기공 의뢰서

치과기공소 소장님의 협조로 다른 치과에서 보낸 전치부 색상정보 전달 방법을 입수했다.
아직도 종이에 필기하여 간단하게 기본 색상만 기록하여 보내는 기공의뢰서도 있다.

최근에는 많은 치과에서 스마트폰으로 촬영한 사진을 카톡이나 라인 등 SNS를 이용하여 사진을 보내고 있다.
Shade tab을 활용하여 사진을 촬영하는 수고로움에 더하여, 정확한 촬영 방법을 숙지하여 촬영한다면 더 많은 치아색상정보와 치아형태정보를 치과기공사에게 전달할 수 있다.
스마트폰을 적절하게 활용하면 환자뿐만 아니라 치과의사, 치과기공사 모두가 만족하는 전치부 심미보철을 제작할 수 있다.

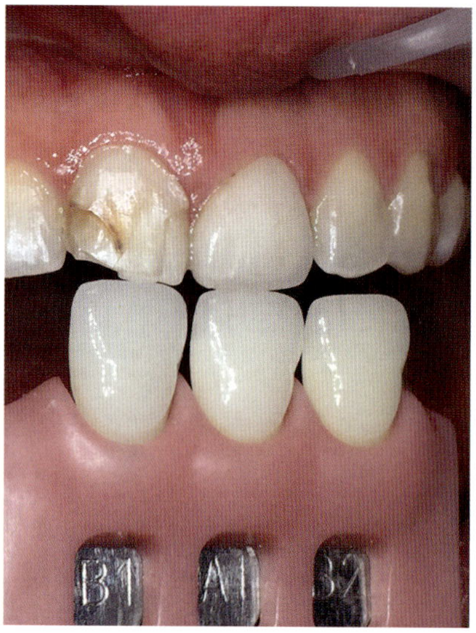
B1
A1
B2

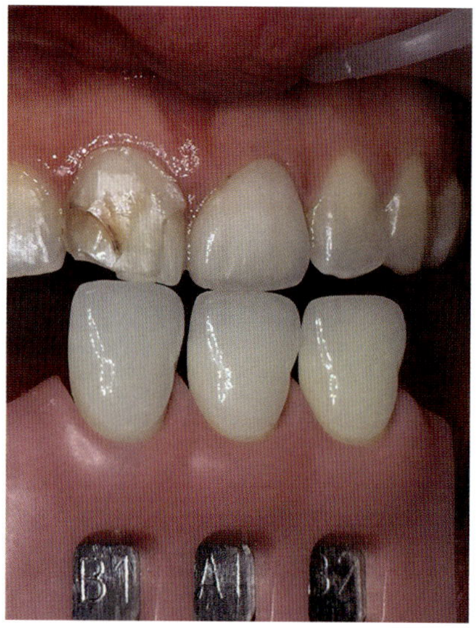
B1
A1
B2

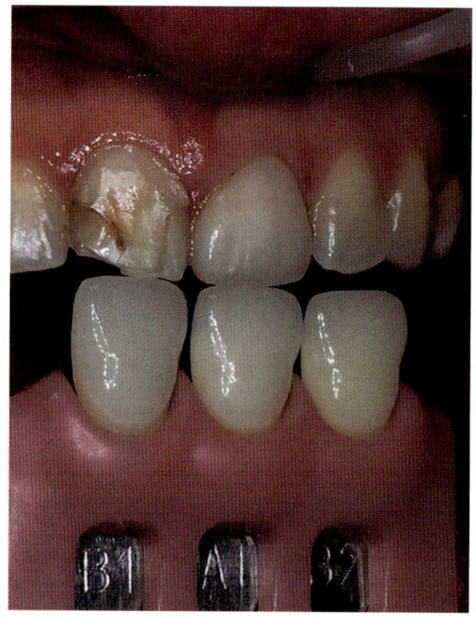
B1
A1
B2

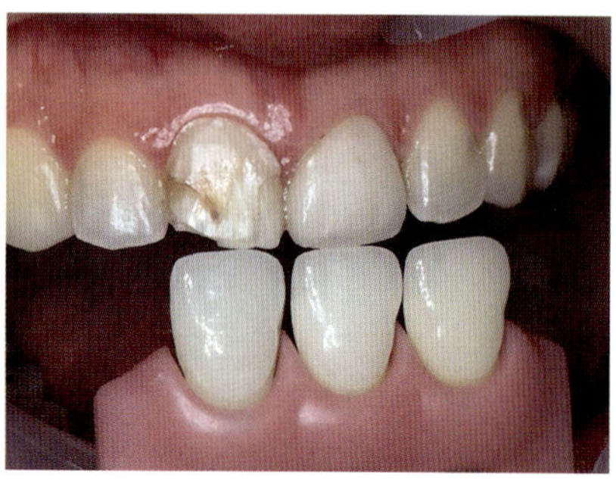

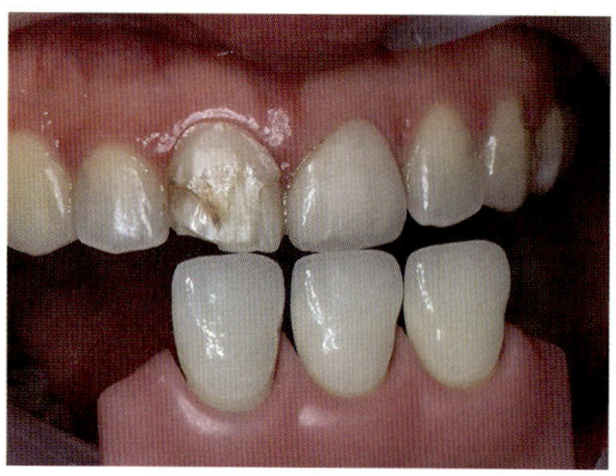

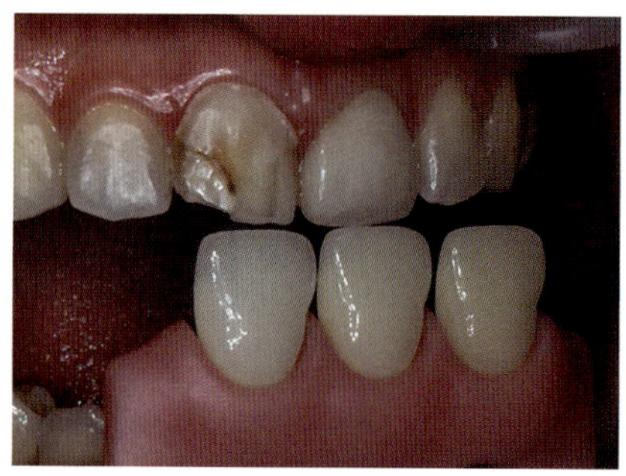

스마트폰 노출값에 따른 색상 변화

좌측 사진은 아이폰 노출값을 그대로 두고 촬영하였다.

Shade tab B1, A1, B2가 밝게 촬영되어 색상 구분이 어렵다.

중간 사진은 노출값을 30% 줄여서 촬영하였다.

Shade tab B1, A1, B2 색상 표현이 우수하다.

우측 사진은 노출값을 50% 줄여서 촬영하였다.

Shade tab B1, A1, B2 색상 표현이 어둡다. 하지만 좌측 사진보다는 색상 표현이 우수하다.

치아 사진 촬영은 노출값이 매우 중요한 역할을 한다.

스마트폰은 치과 임상 사진 촬영에 특화되어 있지 않다.

스마트폰 회사마다 다르기 때문에 치과기공사와 상의하여 적절한 노출값을 찾아야 한다.

법랑질 특성상 노출값을 어둡게 촬영하는 방법이 색상정보를 더 많이 담아낼 수 있다.

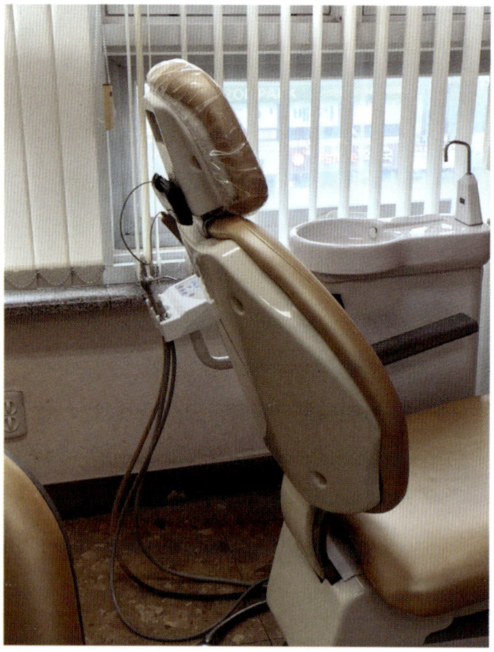

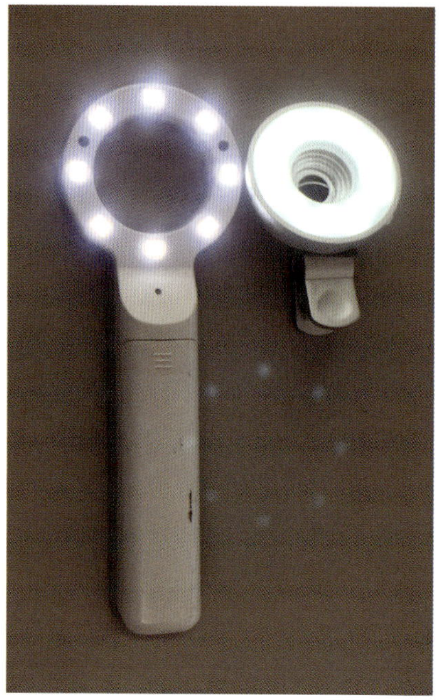

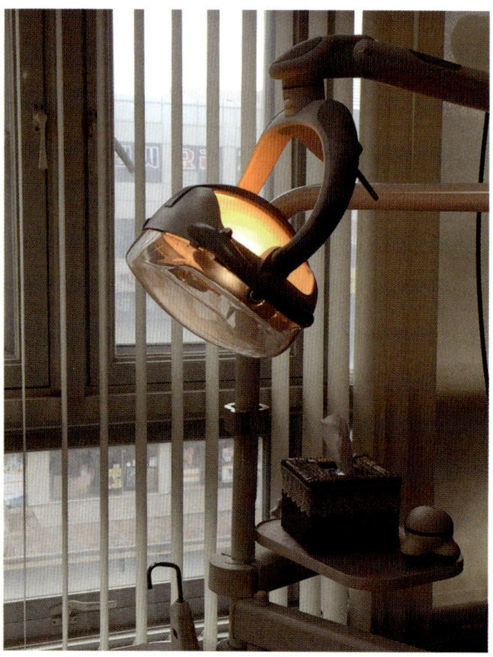

광원

스마트폰을 이용하여 임상 사진 촬영을 할 때 가장 힘든 과정이 노출 조절이다.

스마트폰 전용 led ring flash는 종류가 다양하다. 인터넷에서 구입할 수 있는 2~3만원짜리부터 치과 임상 사진 전용으로 출시한 고가 제품까지 있다.

스마트폰은 자체적으로 노출을 조절하기 때문에 led ring flash를 사용하더라도 일정한 노출량을 확보하기가 매우 어렵다.

스마트폰을 이용한 임상 사진 촬영은 창가에서 자연광을 이용해서 촬영하는 방법이 추천된다. 자연광을 이용할 수 없는 진료실에서는 치과 전용 led ring flash를 사용한다.

Led ring flash 또는 자연광을 이용해서 촬영할 때는 체어용 라이트를 반드시 끄고 촬영한다.

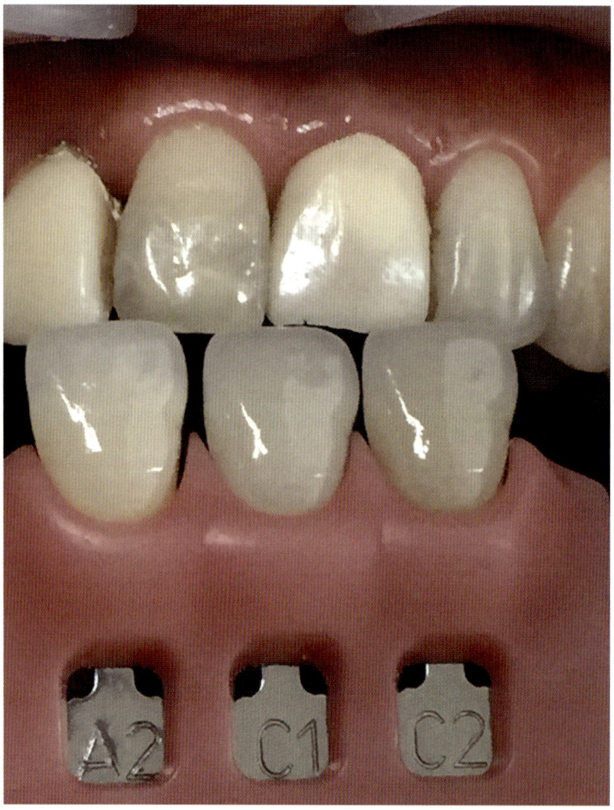

사진 모드

비디오 모드

사진 및 비디오 모드

스마트폰 사진 촬영은 사진 모드와 비디오 모드 두 가지 중에 하나를 선택한다.

사진 촬영 시 조금만 움직여도 노출 변화가 발생해서 shade tab 색상을 정확하게 촬영하기 쉽지 않다. 최대한 스마트폰을 고정한 후 촬영해야 화질이 좋은 사진을 얻을 수 있다.
비디오 촬영은 사진 모드에 비해서 간단하고 쉽다. 촬영 중에 구도를 수정할 수 있고 확대를 할 수도 있다. 비디오 모드로 촬영한 동영상을 보면서 노출과 구도가 적당한 화면이 나올 때 캡처하면 된다.
치과기공소 소장님과 스마트폰을 활용한 색상정보 교환 과정을 거치면서 도출한 결론은 비디오 모드였다. 비디오 모드는 사진 촬영 경험이 적은 치과의사나 스태프들도 쉽게 촬영할 수 있다. 이때 광원은 창가에서 자연광을 선택하면 화질이 우수한 동영상을 얻을 수 있다.

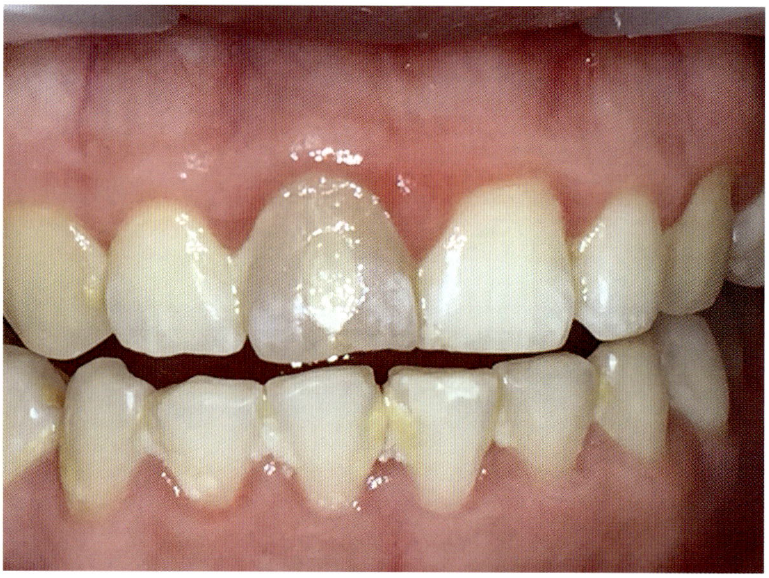

#11 zirconia restoration

20대 여성 환자가 변색된 우측 중절치를 예쁘게 해달라는 주소를 가지고 내원하였다.

- **진단과 치료계획**
- **치아 삭제와 인상**
- **색상 선택과** shade tab matching
- **사진 촬영**
- SNS **이용하여 색상정보 보내기**
- **색상 평가**

이런 일련의 과정이 반복해서 이루어지면서 보철물 장착이 완성된다.

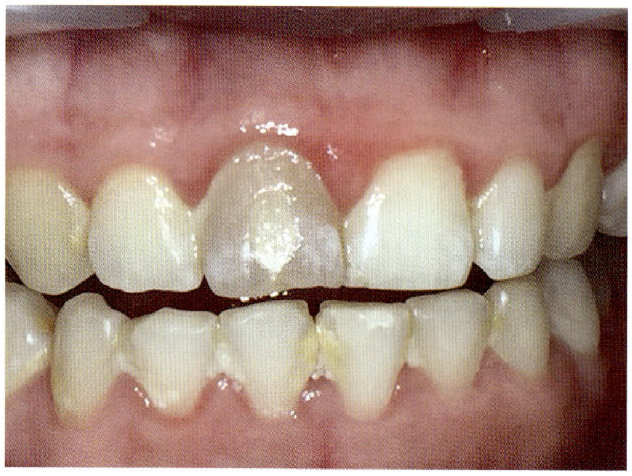

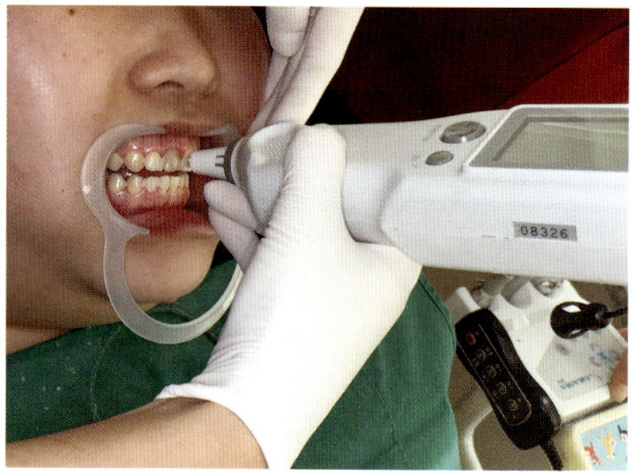
08326

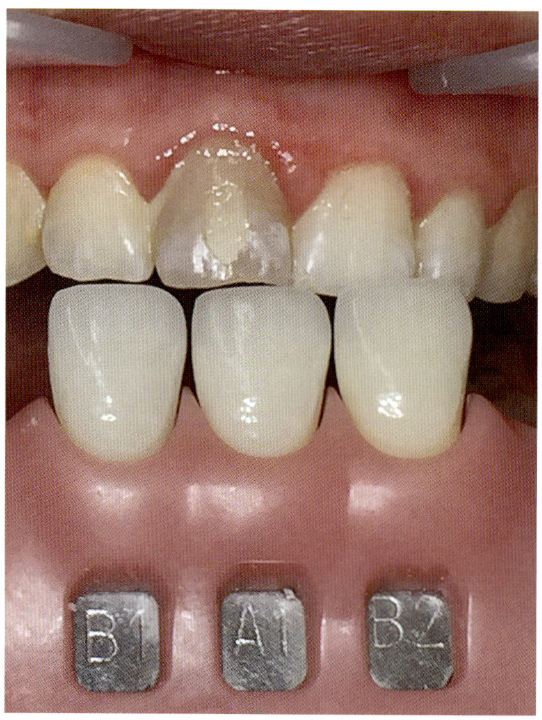
B1
A1
B2

색상 선택과 사진 촬영

디지털 측색기로 기저색을 측정한다.

ShadeEye NCC를 이용하여 치아 기저색 body color를 측정한다.

측정 결과 A1이 나왔다.

명도순으로 배열한 VITA Classical에서 B1, A1, B2를 뽑아 gumy에 끼운다.

Shade tab을 구성하는 금속 손잡이 부분이 플래시 빛을 강하게 반사하기 때문에 gumy를 사용한다.

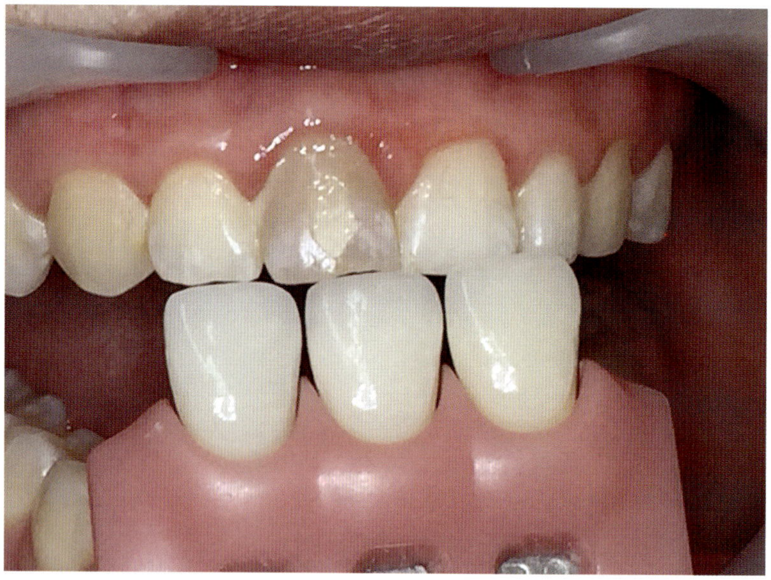

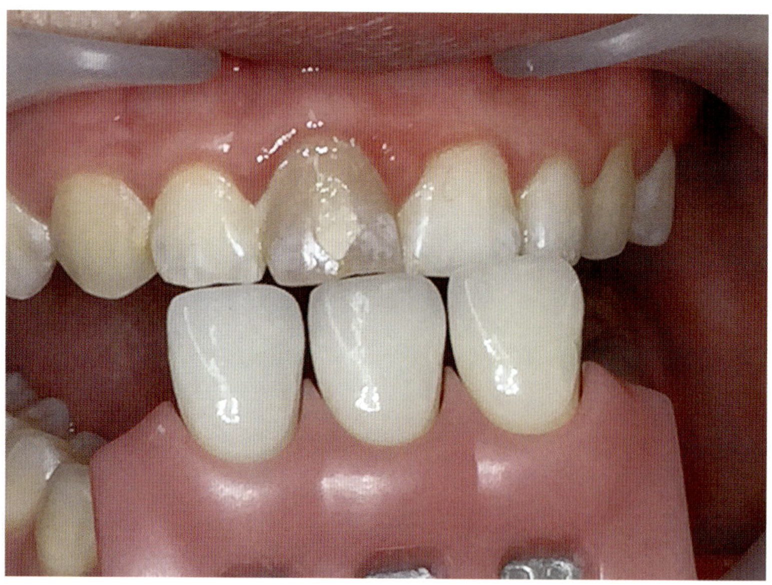

스마트폰으로 촬영할 때의 요령

스마트폰을 이용해서 촬영할 때는 평균밝기보다 어둡게 조정한 후 촬영한다.

위 사진은 스마트폰에서 주어진 노출값을 변경 없이 촬영하였다.

아래 사진은 스마트폰 촬영 전에 밝기를 30% 정도 어둡게 조정한 후 촬영하였다.

노출을 어둡게 한 아래 사진에서 기공 작업에 필요한 더 많은 색상정보가 담겨 있다.

스마트폰으로 촬영 시 화면을 가볍게 터치하면 노출 보정 툴이 나타난다.

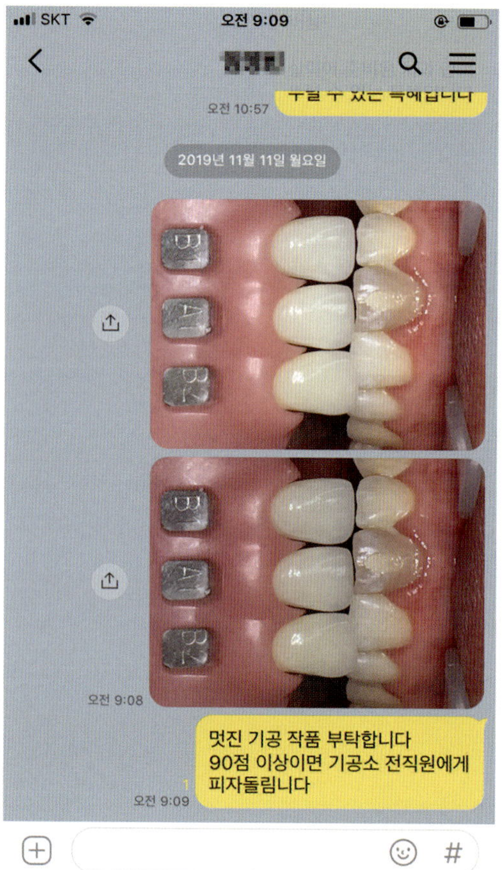
SKT
오전 9:09
오전 10:57
2019년 11월 11일 월요일
오전 9:08
멋진 기공 작품 부탁합니다
90점 이상이면 기공소 전직원에게
피자돌립니다
오전 9:09

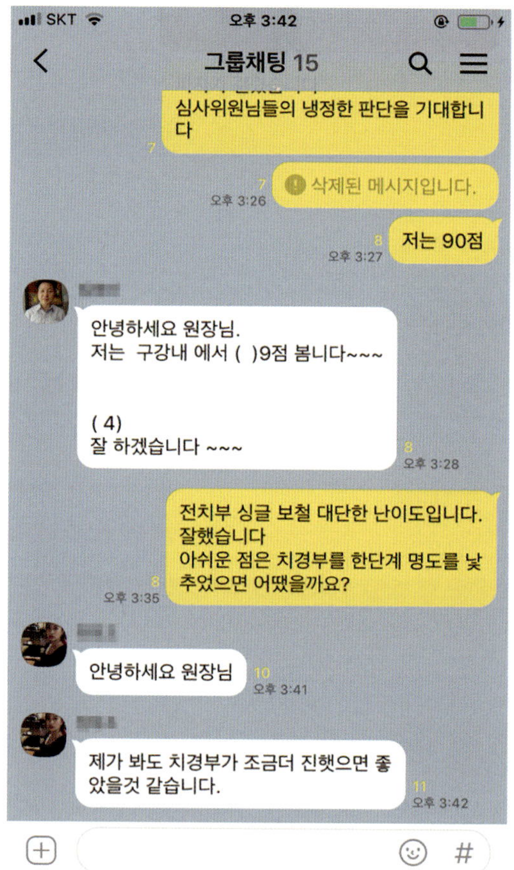
SKT
오후 3:42
그룹채팅 15
심사위원님들의 냉정한 판단을 기대합니
다
삭제된 메시지입니다.
오후 3:26
저는 90점
오후 3:27
안녕하세요 원장님.
저는 구강내 에서 ( )9점 봅니다~~~
(4)
잘 하겠습니다 ~~~
오후 3:28
전치부 싱글 보철 대단한 난이도입니다.
잘했습니다
아쉬운 점은 치경부를 한단계 명도를 낮
추었으면 어땠을까요?
오후 3:35
안녕하세요 원장님
오후 3:41
제가 봐도 치경부가 조금더 진했으면 좋
았을것 같습니다.
오후 3:42

SNS(카톡)로 촬영 사진 보내기

진료실에서 얻은 치아의 색상과 형태에 관한 사진 정보를 기공소에 보내기 위해 SNS를 활용한다.
굳이 치과기공사가 치과 진료실에 방문하지 않아도 SNS를 활용하면 충분히 정보 전달과 소통이 가능하다. 진료실에서 원하는 사항이나 치과기공사가 요청하는 내용을 그룹 채팅방에 올려서 실시간으로 기공물 제작에 반영한다.
환자가 원하는 형태나 색상에 관한 사항을 환자가 직접 그룹 채팅방에 기록하게 하기도 한다. 보철 과정에 환자도 참여하게 하여 보철이 만들어지는 과정을 간접적으로 체험하게 한다.

좋은 보철물을 제작하기 위해서는 치과기공사들과 긴밀하게 소통해야 한다.
그룹 채팅방에서 진솔하게 마음을 전하는 것도 좋은 방법이다.
가끔은 피자 쏘기 등의 이벤트로 진료실과 기공실의 좋은 분위기를 만들고, 함께하는 동료의식을 높이는 것이 필요하다.

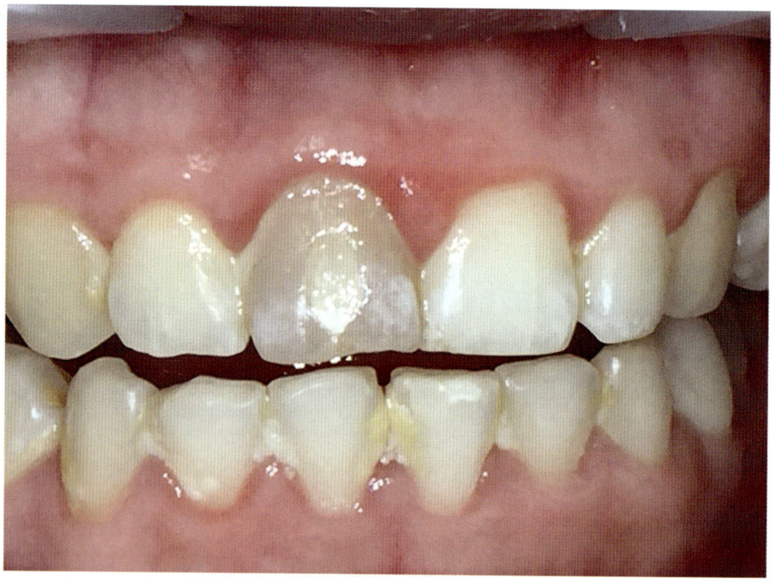

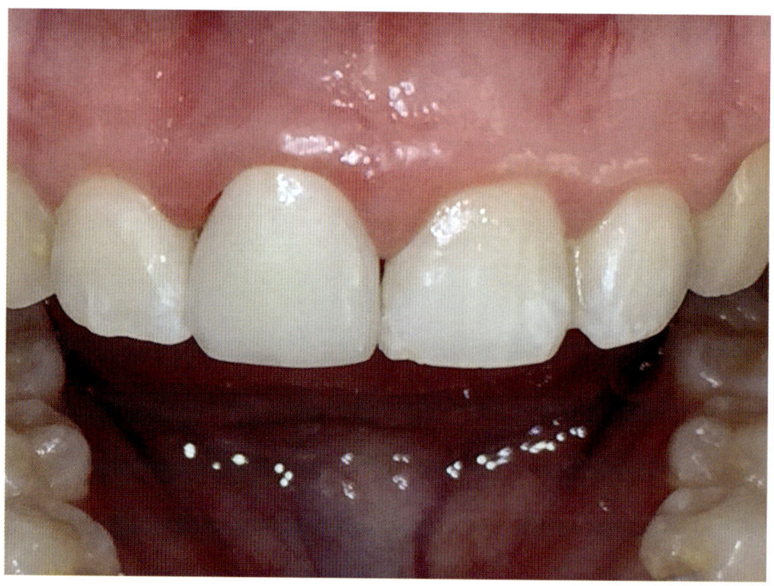

촬영 장비/Ceramist
아이폰 6
Medi plus light ring flash
와이비기공소 임영빈 소장

임상 마무리하기

전치부 1개 치아를 수복하는 과정은 항상 어렵고 힘들다.

특히 색감이 탁월한 환자를 만나면 두세 번 색상 수정을 하는 경우가 발생한다.

환자, 치과기공사 그리고 치과의사 모두에게 힘든 여정이 된다.

자체 평가

치경부 색상이 좌측 중절치에 비해서 밝게 표현되어 입체감이 떨어진다.

치아 순면은 기저색뿐만 아니라 여러 색상을 포함하고 있다.

치경부는 A2로 했으면 더 좋은 결과를 얻을 수 있는 증례이다.

20대 여성인 환자는 밝게 나온 치아에 더 만족해하며 최종장착을 하였다.

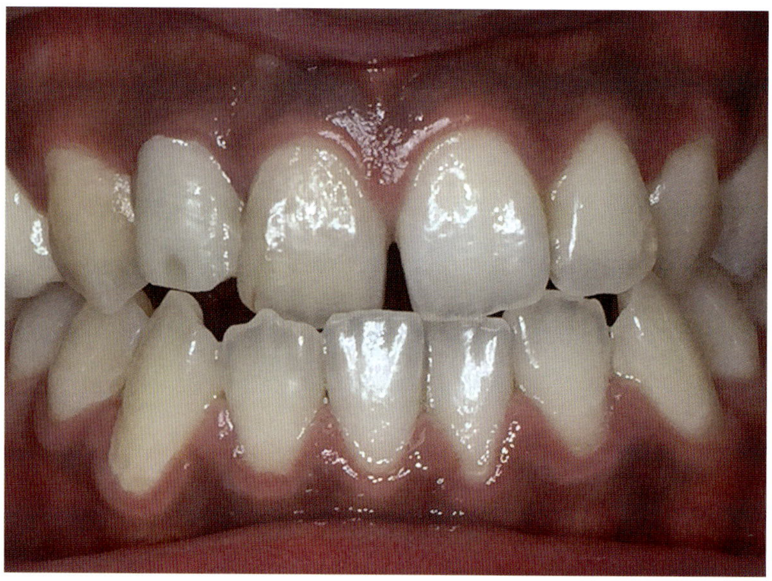

스마트폰을 활용한 임상 증례

#12 zirconia restoration

환자는 호주에 거주하는 30대 남성으로 2년 전에 근관치료 후 방치하다가 #12 치아파절로 내원하였다.
먼저 fiber post와 metal pin을 이용하여 post & resin core를 완성하였다.

이상적인 보철치료는 #11, #12, #21을 포함한 3개 치아의 수복이다.
하지만 환자의 요청으로 우측 측절치 1개만 보철을 하기로 하였다.

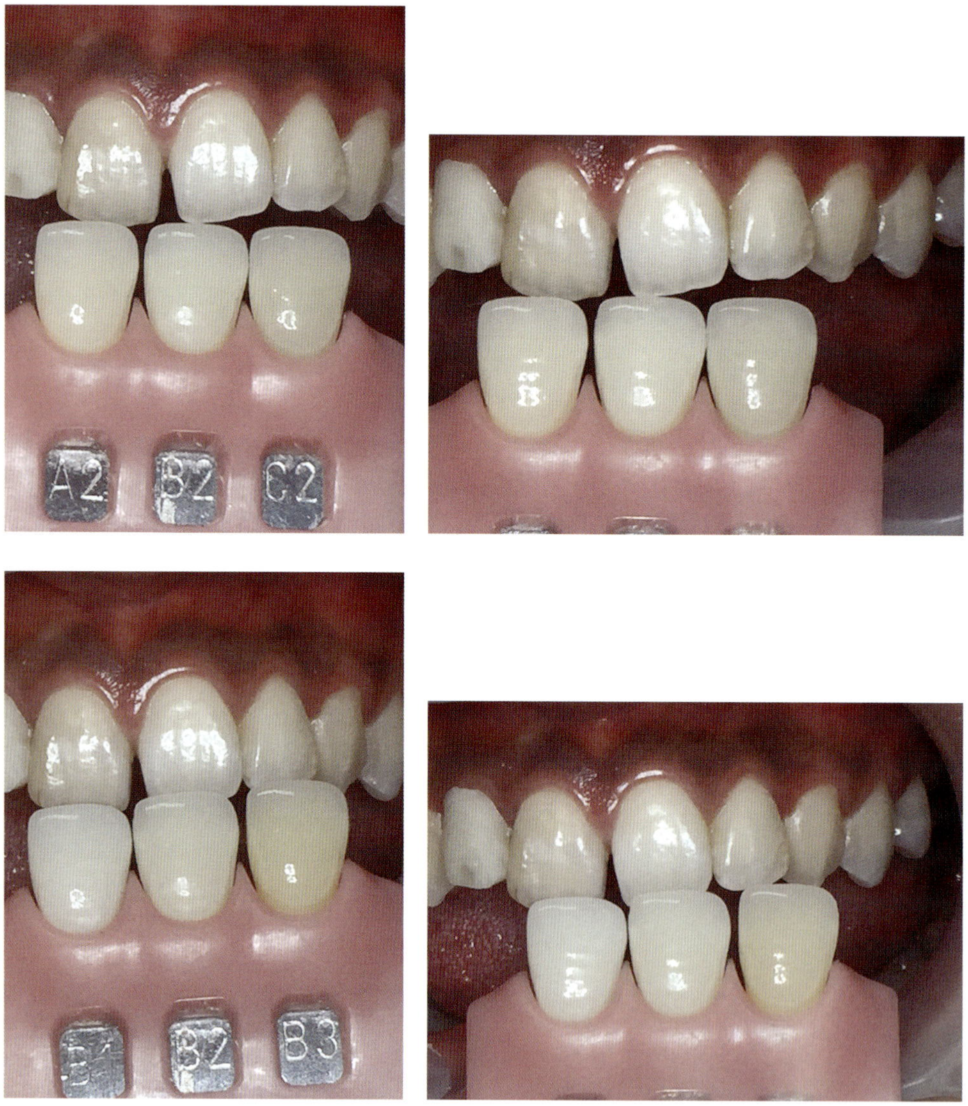
A2
B2
C2
B1
B2
B3

색상 선택과 사진 촬영

디지털 측색기의 도움 없이 육안으로 색상을 찾기로 하였다.

30대 젊은 남성이라 평균적인 색상 A2, B2, C2 색상 계열을 선택하여 사진 촬영을 하였다.

A2, B2 색상을 두고 고민하다가 B2 색상으로 결정하였다.

(최종보철물에서 보면 A2 색상이 더 나은 선택이었다.)

B2와 인접한 B1과 B3를 채도(chroma)순으로 배열하여 사진 촬영을 하였다.

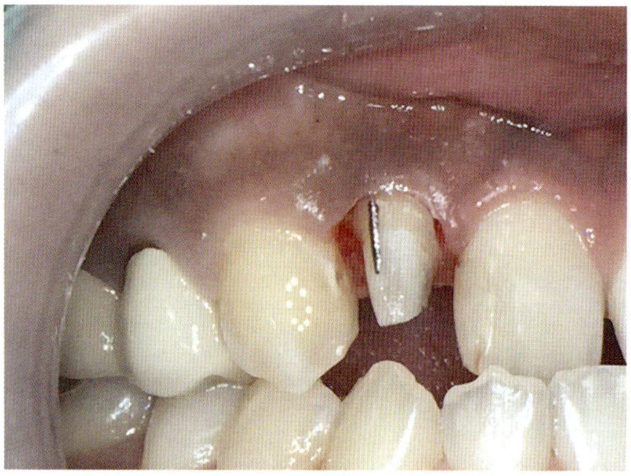

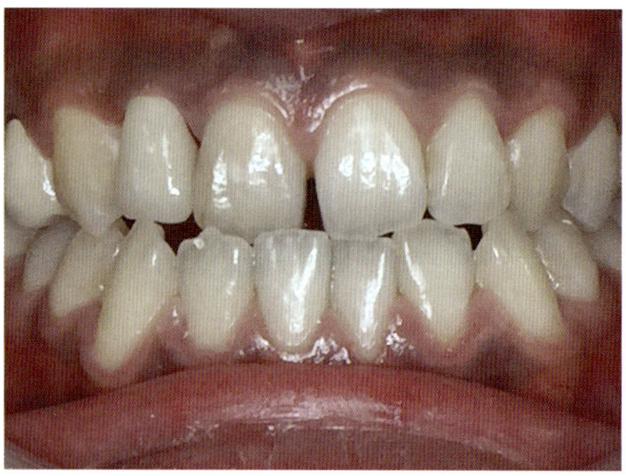

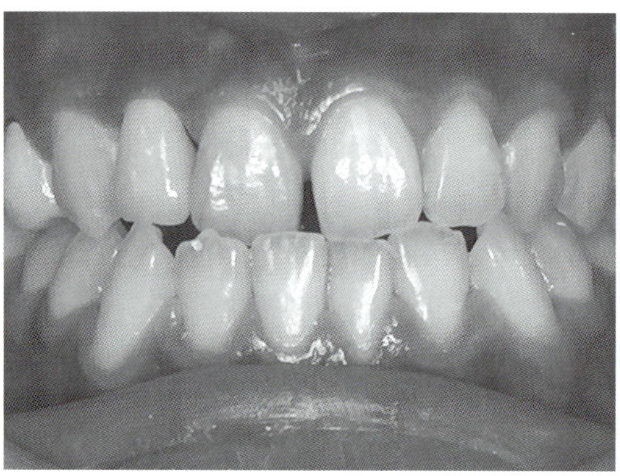

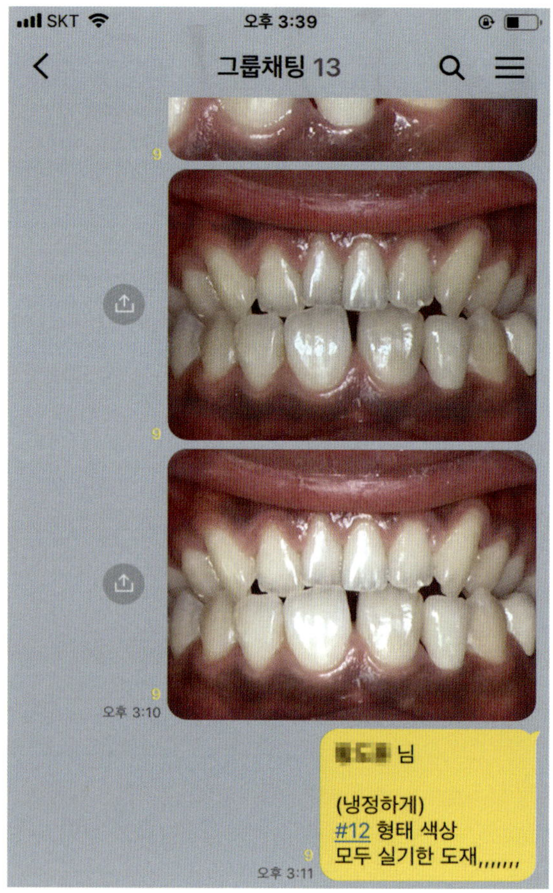
SKT
오후 3:39
그룹채팅 13
오후 3:10
님
(냉정하게)
#12 형태 색상
모두 실기한 도재,,,,,,,
오후 3:11

인상 전 전기메스를 활용하여 삭제 마진 정리

Gingival retraction cord 사용법이 삭제된 마진 경계부를 정확하게 재현하는 최선의 방법이다.

진료 일정이 바쁘거나 치아 삭제 후 곧바로 인상채득을 해야 할 경우에는 전기메스를 이용하여 삭제 마진을 덮고 있는 잇몸을 제거한다.

1차 시적

명도가 높게 나왔다. 인간의 눈은 시각적으로 명도 차이에 더 민감하게 반응한다.

색상 수정을 의뢰하였다.

필자가 기저색 선택을 잘못했다.

A2가 기본 색상으로 더 적합하였다.

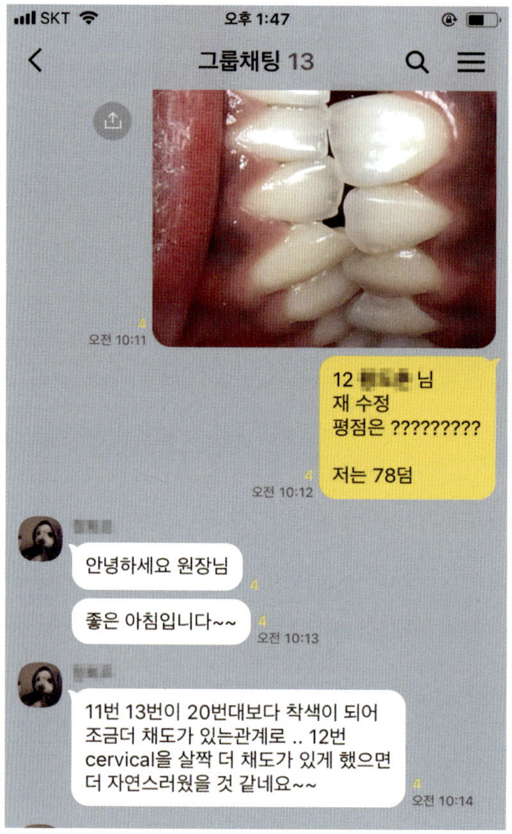

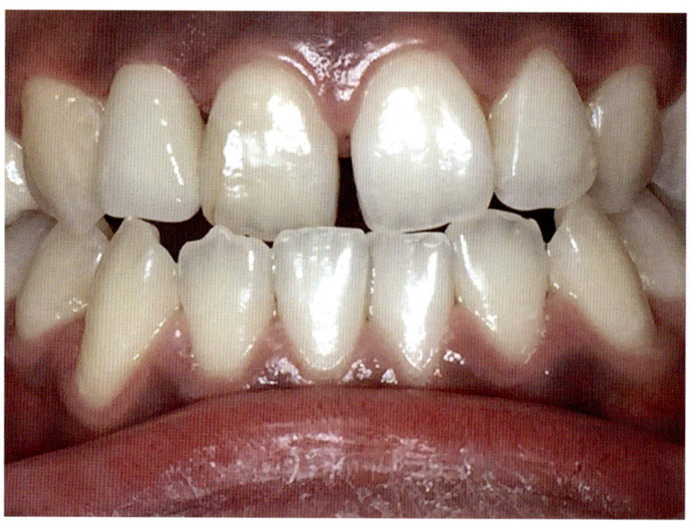

촬영 장비/Ceramist
아이폰 6
Medi plus light ring flash
와이비기공소 임영빈 소장

임상 마무리하기

전치부 보철은 시작부터 완성까지 긴장감을 늦출 수가 없다.
스트레스받는 긴장감이 아니라 자연치아에 가까운 보철에 도전하는 즐거운 긴장감이다.
외국에서 생활하면서 고국에 들러 보철치료를 하는 경우가 종종 있다.
이런 경우에는 제한된 시간에 보철을 완성하기 때문에 더 세심하게 진료 과정을 체크할 필요가 있다.

Feedback

치과의사와 치과기공사는 함께 발전해 가는 동반자이다.
기공소가 대형화되면서 치과기공사들이 치과에 방문해서 자신이 작업한 기공물을 점검해 볼 기회가 없다.
피드백 과정을 통해서 치과기공사에게 자신의 작업 결과를 스스로 평가할 수 있는 기회를 제공한다.
시작부터 완성까지 기록한 보철 임상 사진은 치과의사뿐만 아니라 그 작업에 참여한 치과기공사에도 정말 많은 학습 기회를 제공한다. 잘된 점과 잘못된 점을 사진으로 보고 평가할 수 있기 때문이다.

자체 평가

순측에 고정한 metal pin 때문에 순면 삭제량이 부족했다. 결국 도재 작업을 위한 공간이 부족했다.
기저색이 B2보다는 A2가 적합했다.

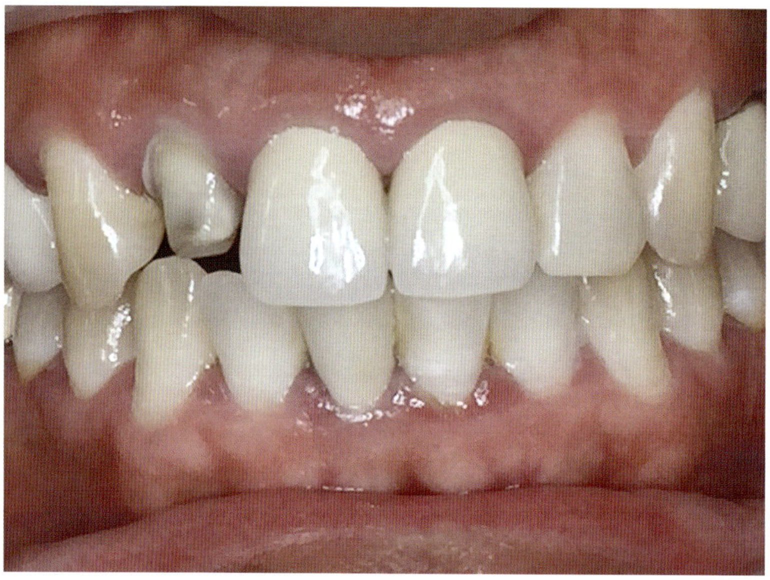

#12 zirconia restoration

환자는 30대 직장인으로 5년 전에 만든 보철이 파절되어 치과에 내원하였다.

이번 증례는 초진 사진과 파절된 보철 조각만을 기공소에 의뢰하였다.

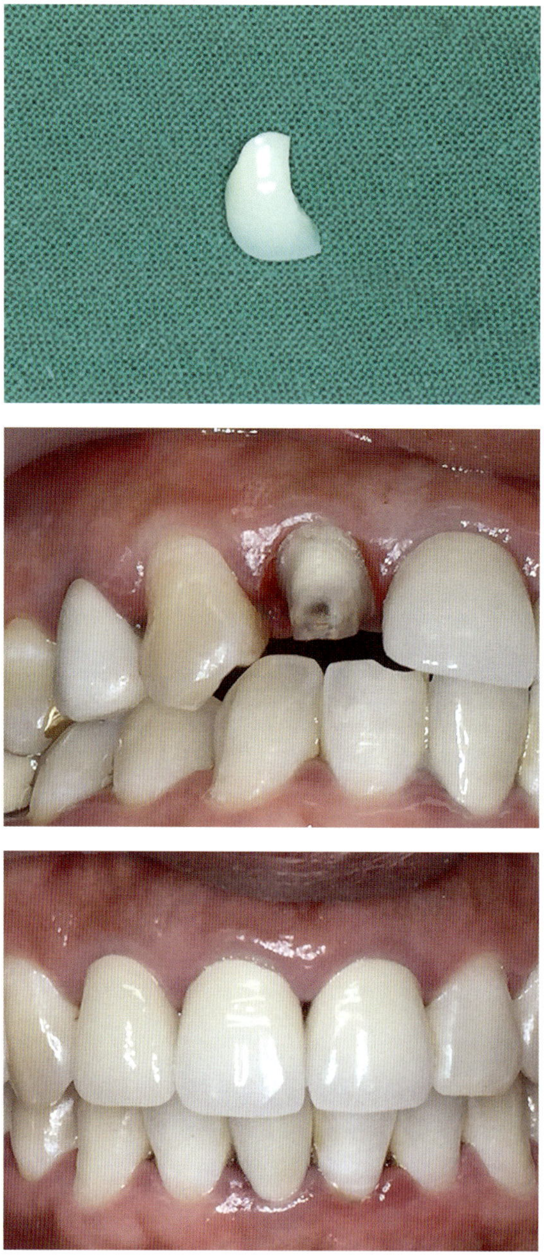

촬영 장비/Ceramist
아이폰 6
Medi plus light ring flash
와이비기공소 임영빈 소장

임상 마무리하기

Shade tab 없이 촬영한 초진 사진과 보철물 파절편만 기공소에 보냈다.

좌 · 우 중절치 보철이 단색으로 명도가 높게 제작되어 있어서 새로 제작한 보철의 명도가 어둡게 느껴진다.

다음에 두 중절치 보철을 새로 한다면 좌측 측절치 명도에 맞추는 것이 좋겠다.

자체 평가

제한된 색상정보만을 전달했지만 좌측 측절치와 어울리는 보철물을 제작하였다.

전치부 보철을 만들기 위해서 정확한 사진 촬영이 매우 중요하다는 사실을 더 실감한 증례이다.

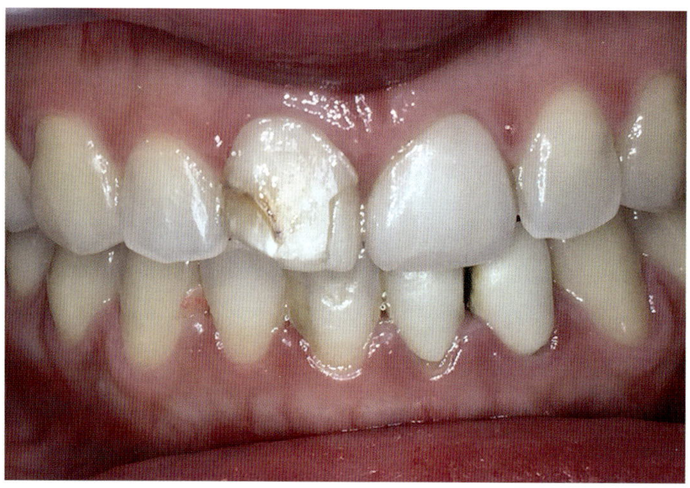

#11 zirconia restoration

30대 여성으로 5년 전에 상악 중절치 2개를 laminate veneer를 하였다.

우측 중절치 보철이 파절되어 재수복을 요청하였다.

Laminate veneer 또는 zirconia 수복 중에서 어떤 선택이 좋을까?

Zirconia 수복으로 결정하였다.

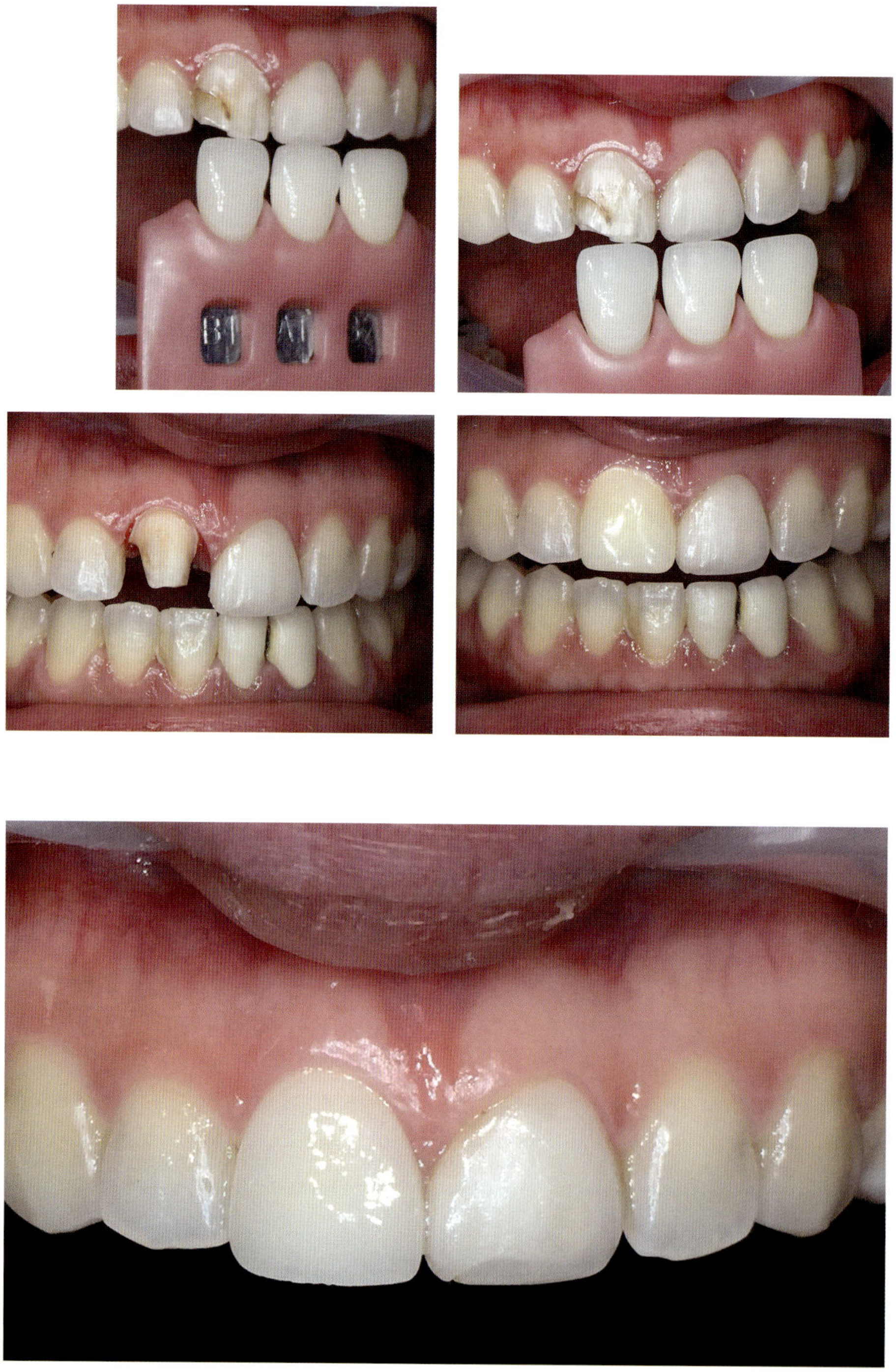

촬영 장비/Ceramist
아이폰 6
Medi plus light ring flash
와이비기공소 임영빈 소장

임상 마무리하기

Laminate veneer와 zirconia는 투명감에서 차이를 보인다.

자체 평가

좌측 중절치 laminate veneer 보철이 측절치 치경부 색상을 비교하면 입체감이 떨어진다.

중절치와 측절치 사이에서 애매한 보철 제작을 하였다.

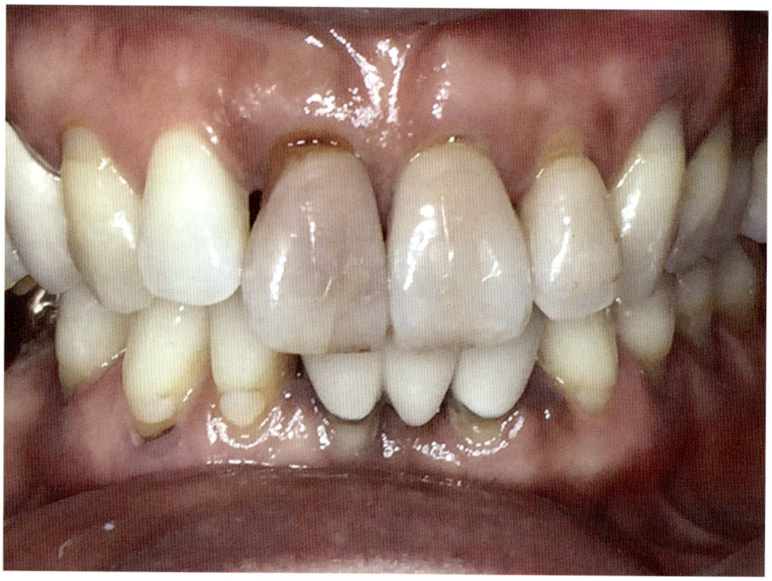

#11, #21, #22 zirconia restoration

50대 여성으로 5년 전 넘어져서 전치부 손상을 입었다.

그동안 방치하다가 치근단 염증과 변색으로 치과에 내원하였다.

근관치료와 보철을 계획하였다.

상악 중절치 길이 조정이 필요한 증례이다.

정교한 provisional restoration을 제작해서 길이 조정의 계획을 하였다.

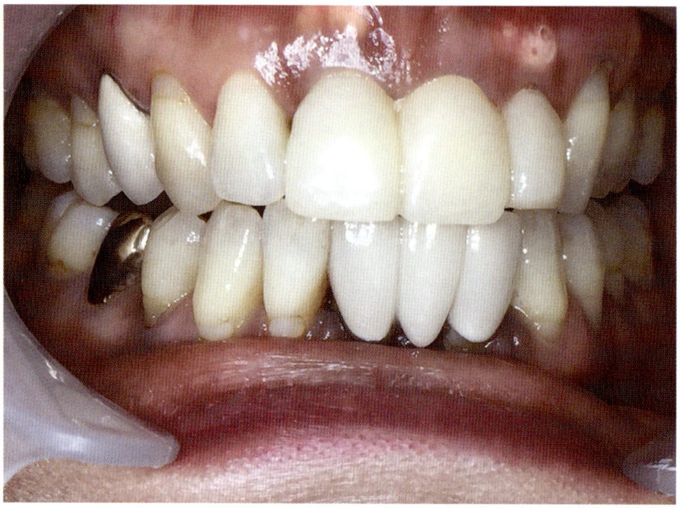

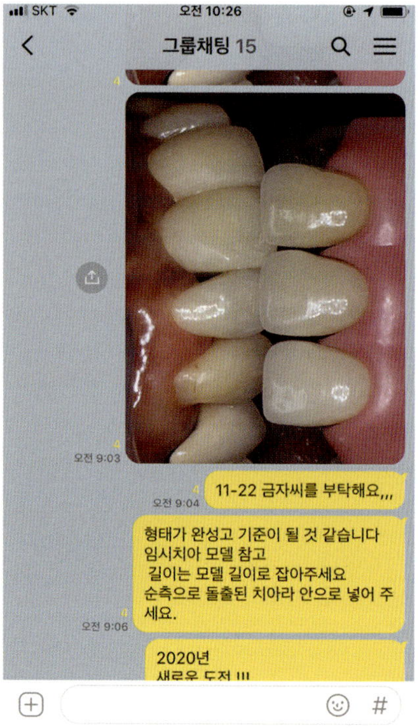
SKT
오전 10:26
그룹채팅 15
오전 9:03
11-22 금자씨를 부탁해요,,,
오전 9:04
형태가 완성고 기준이 될 것 같습니다
임시치아 모델 참고
길이는 모델 길이로 잡아주세요
순측으로 돌출된 치아라 안으로 넣어 주세요.
오전 9:06
2020년

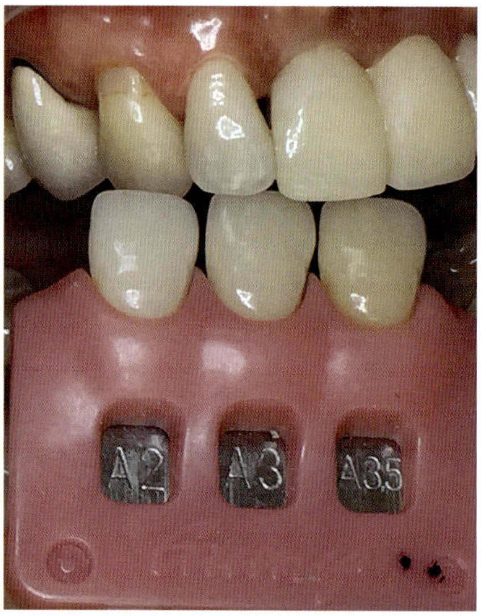
A2
A3
A3.5

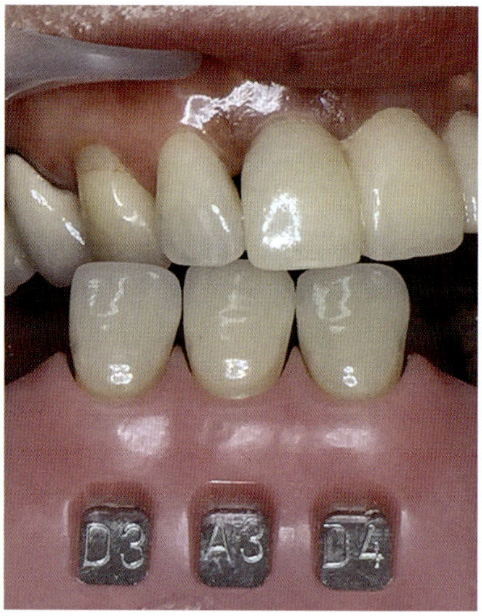
D3
A3
D4

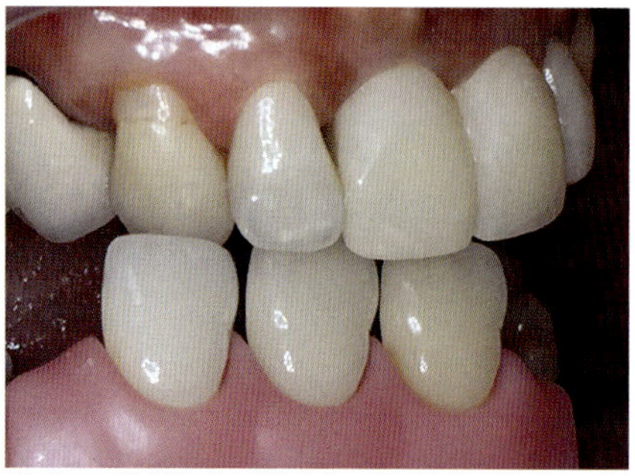

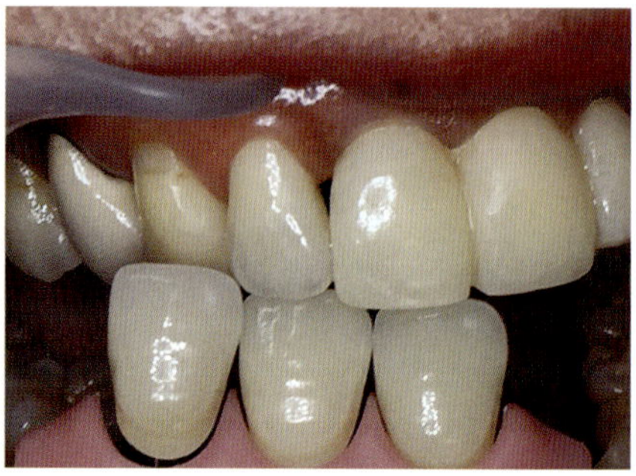

Provisional restoration을 활용한 anterior guidance 평가

W/L ratio 개선을 위해 중절치 길이를 2mm 정도 짧게 하였다.

다행히 ant. guidance가 무난하다.

색상 선택과 사진 촬영

기저색이 A3이다.

A3를 기준으로 채도와 명도 shade tab을 선택하여 사진 촬영을 하였다.

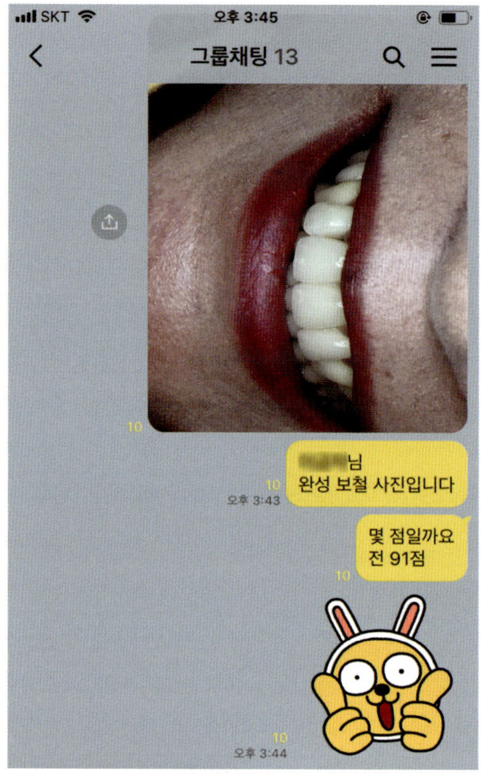

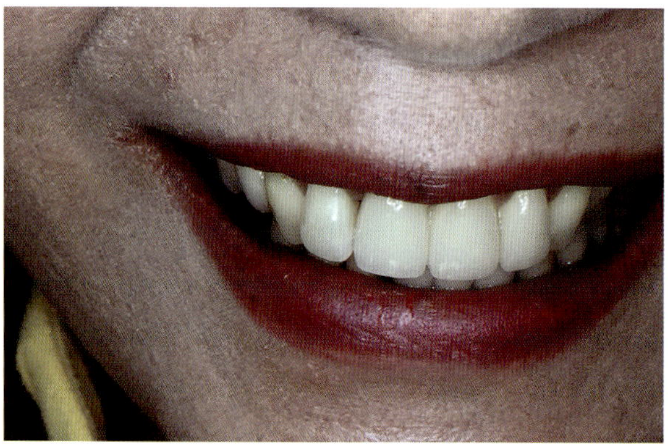

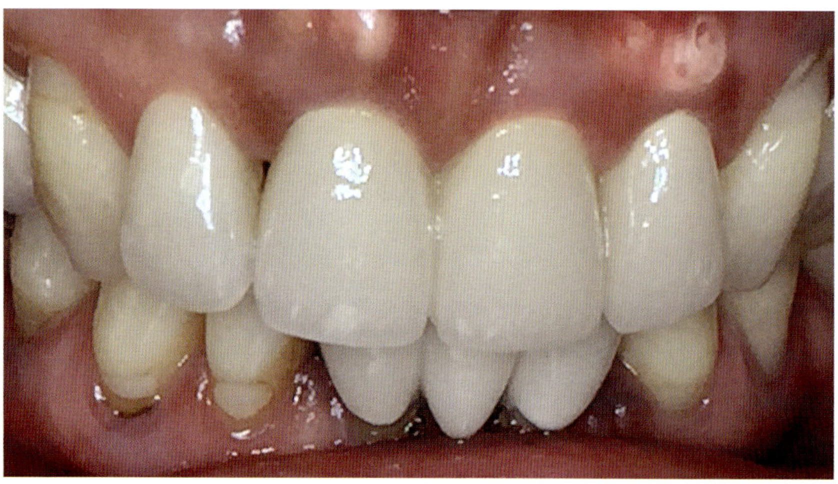

촬영 장비/Ceramist
아이폰 6
Medi plus light ring flash
와이비기공소 임영빈 소장

임상 마무리하기

자연치아 형태가 예쁘고 #12 자연치아 색상이 A3로, 비교적 쉬운 증례였다.

치근단 염증을 개선하기 위한 근관치료 과정이 3개월 걸렸다.

심미보철이 잘되었더라도 나중에 치근단염증이 재발한다면 보철을 제거하는 불상사가 일어날 수 있다.

자체 평가

#12 자연치아색상에 따라 기저색 A3를 기준으로 하여 심미적으로 우수한 보철 작업이 되었다.

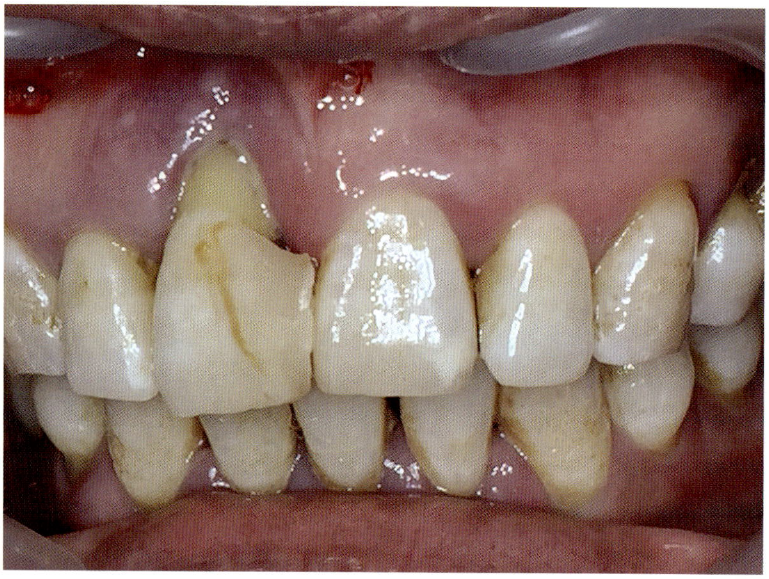

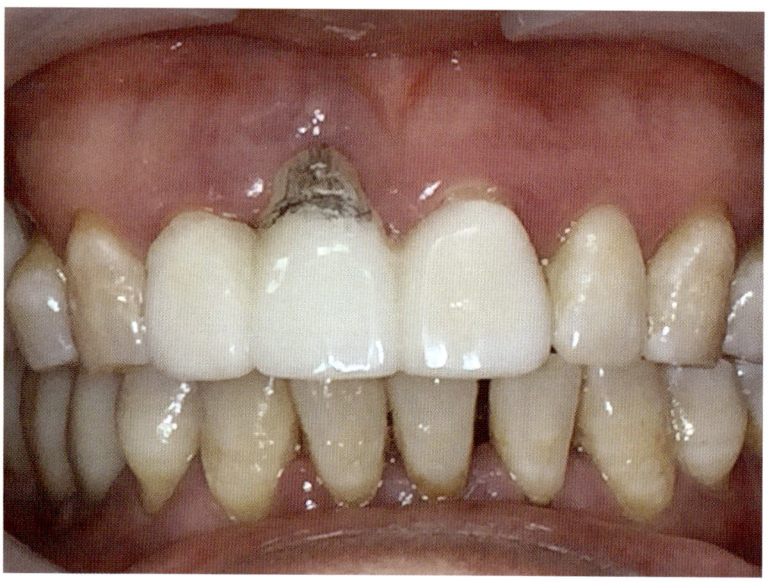

#12 – #21 zirconia restoration

환자는 50대 남성으로 #11 치아 발치 후 보철을 계획하였다. 발치와를 커버하는 방법이 보철 제작의 포인트이다.

Provisional restoration

상방으로 길어진 pontic 부위에 대한 보철 방법에 관한 충분한 대화가 필요하였다. 결국 길어진 부위는 치은색으로 처리하기로 하였다.

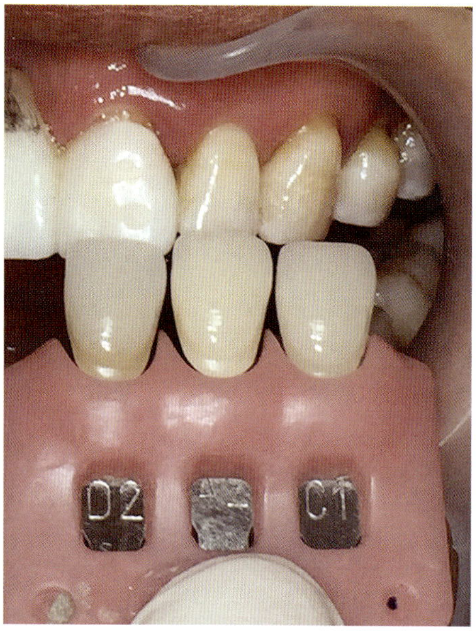

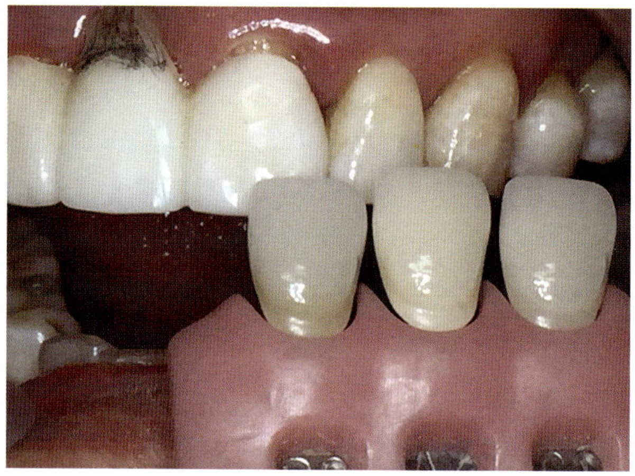

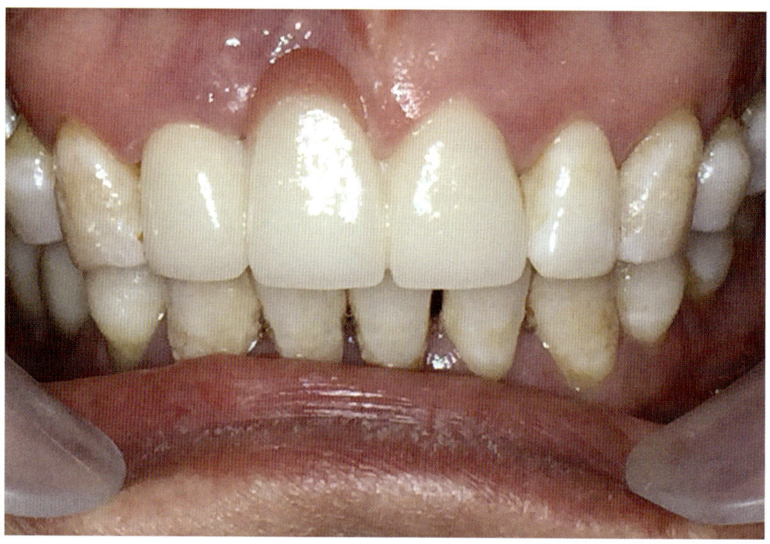

촬영 장비/Ceramist
아이폰 6
이안비기공소 박남현 소장

색상 선택과 사진 촬영

기저색이 A2이다.

명도를 기준으로 shade tab을 선택하여 사진 촬영을 하였다. 노출을 두 단계로 촬영하여 의뢰하였다. LED ring flash를 사용하지 않고 외부 창으로 자연광이 들어오는 진료실에서 촬영하였다.

임상 마무리하기

색상과 형태 모두 만족스러운 보철이 되었다.

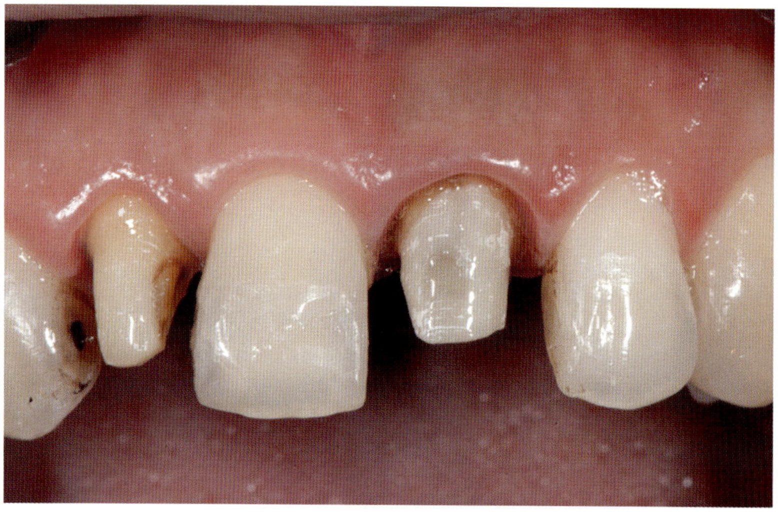

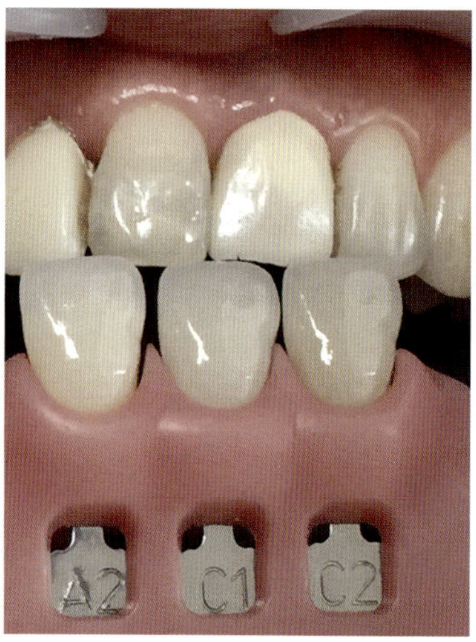
A2
C1
C2

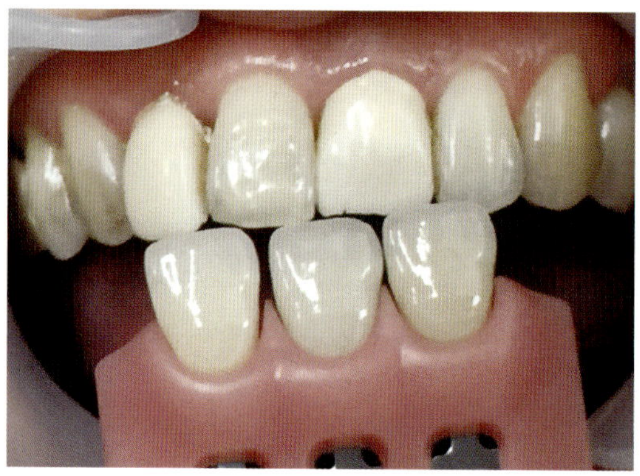

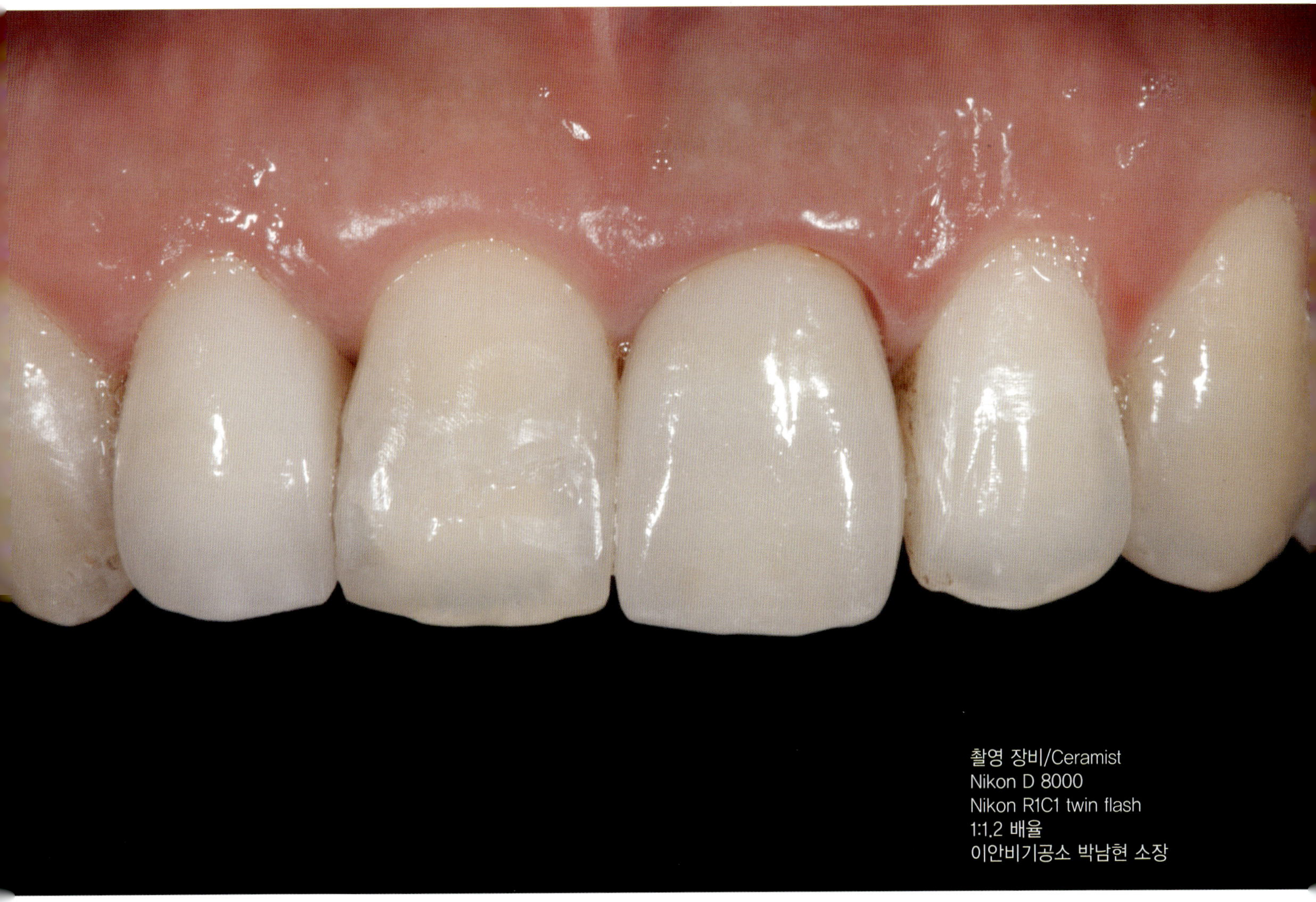

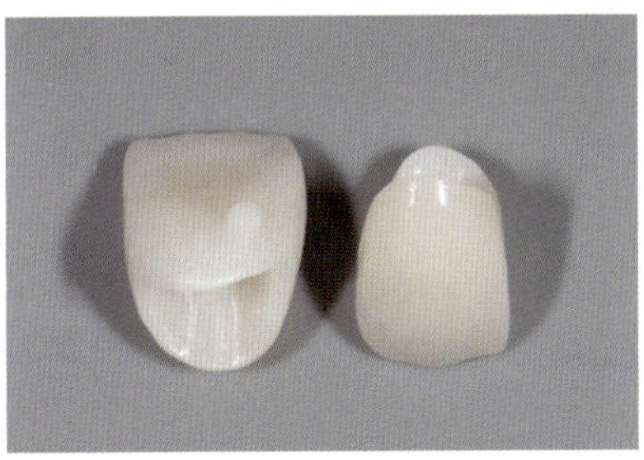

#12, #21 zirconia restoration

시작 사진과 색상 사진은 아이폰 6로 촬영하였다.

삭제된 치아 사진과 완성 사진은 Nikon D 8000/R1C1 twin flash를 이용하여 촬영하였다.

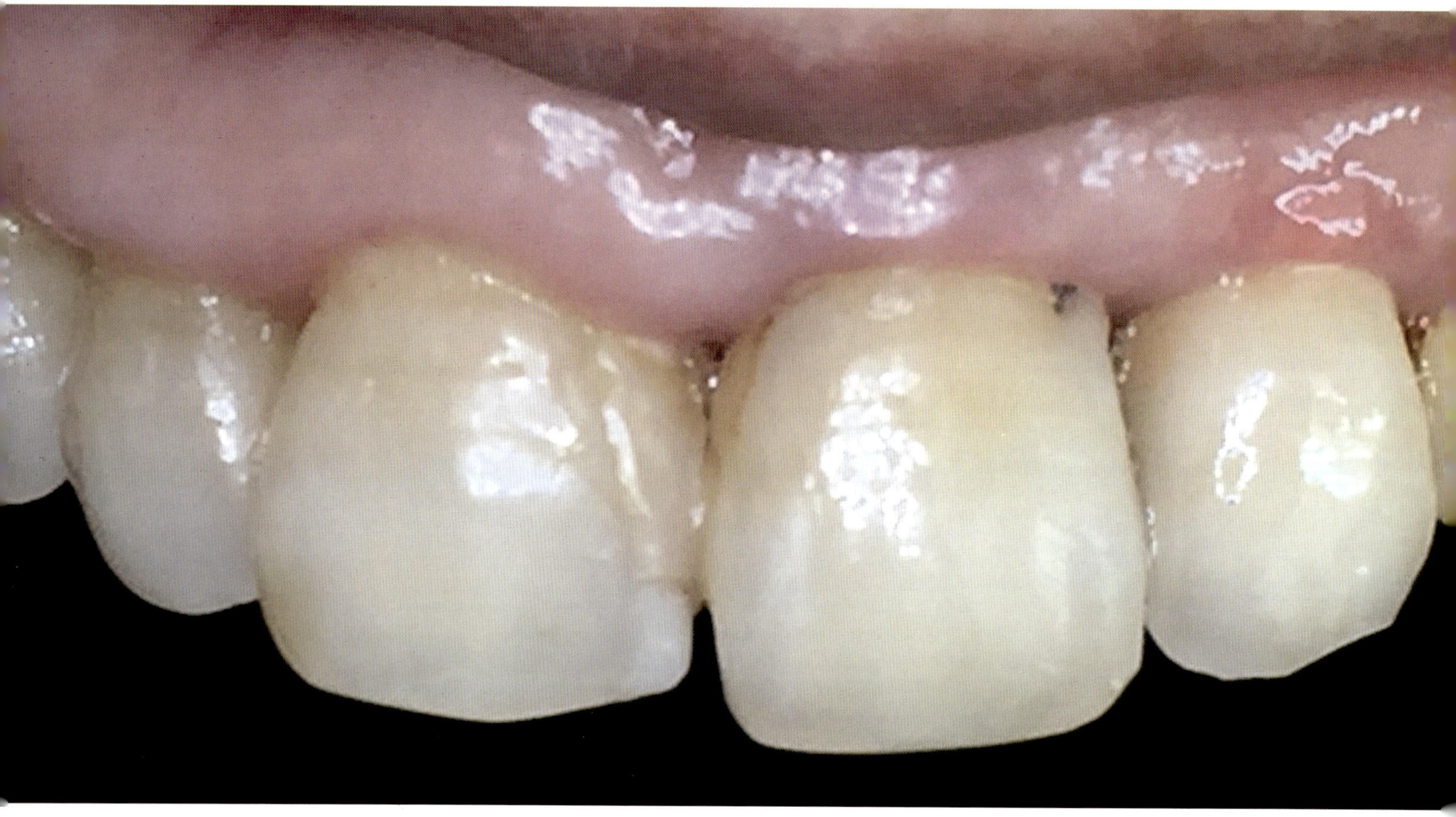

촬영 장비/Ceramist
아이폰 6
Medi plus light ring flash
이안비기공소 박남현 소장

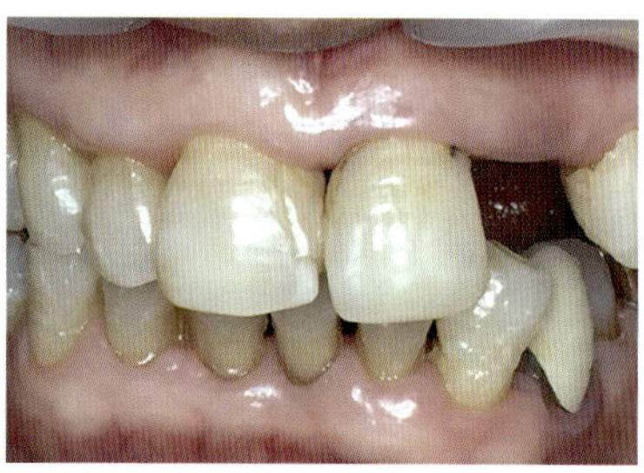

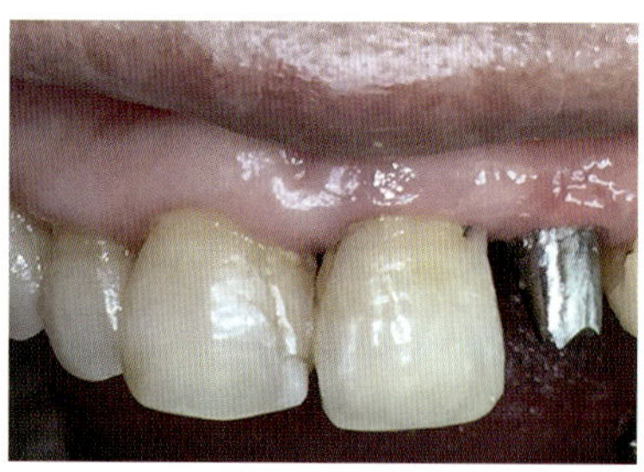

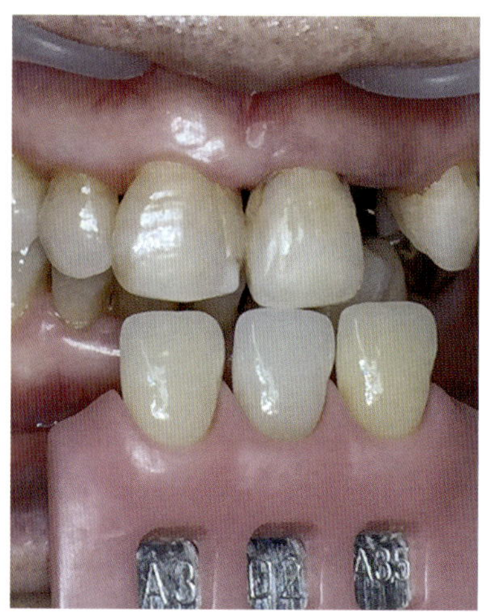

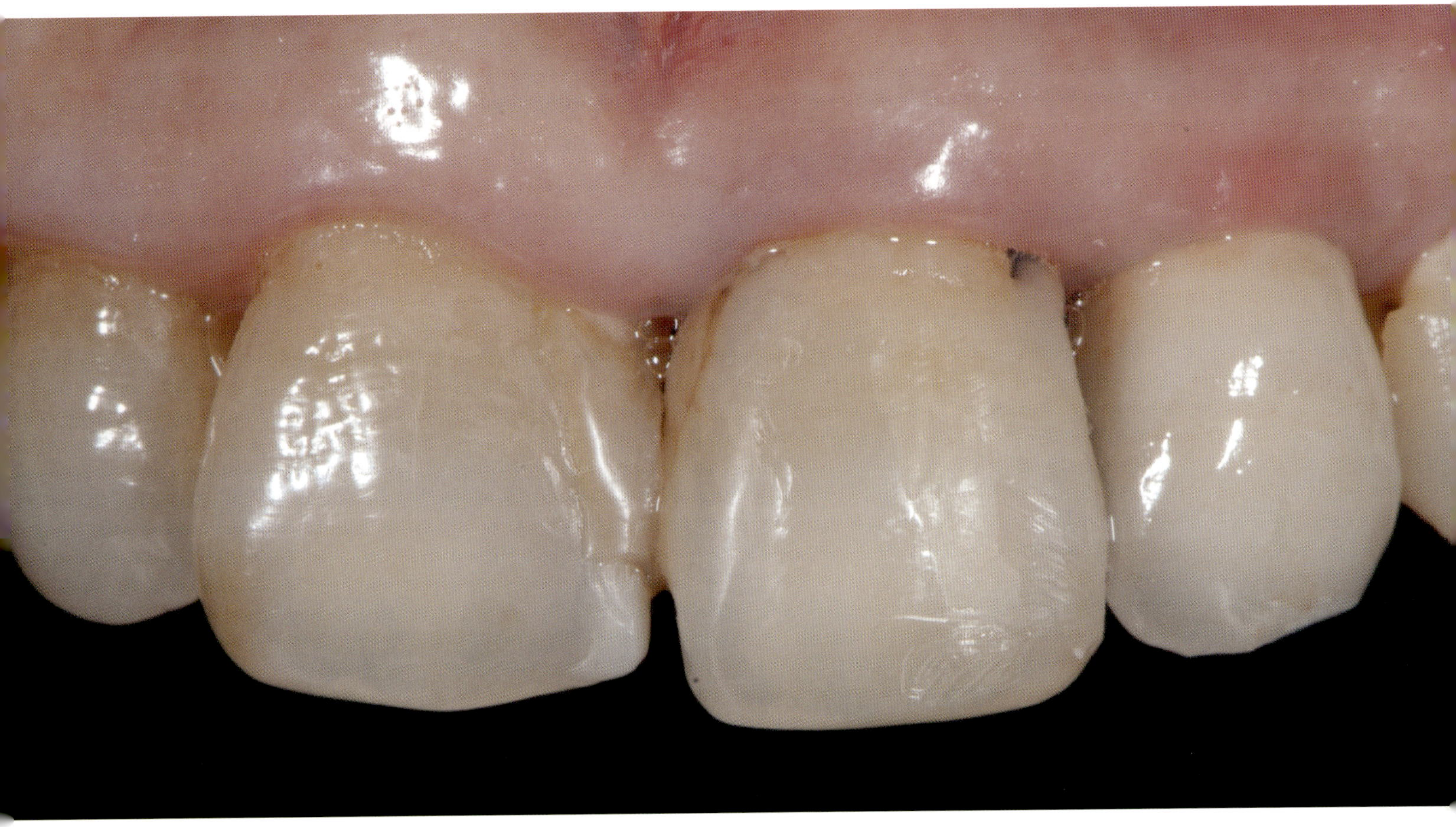

촬영 장비/Ceramist
Nikon D 8000
Nikon R1C1 twin flash
1:1.2 배율
이안비기공소 박남현 소장

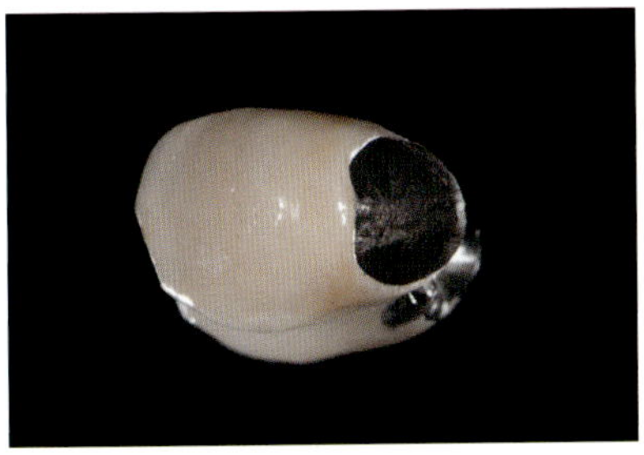

#22 implant / PFM restoration

시작 사진과 색상 사진은 아이폰 6로 촬영하였다.

완성 사진은 아이폰 6와 Nikon D 8000/R1C1 twin flash를 이용하여 촬영하였다.

디지털카메라를 활용한 치과 임상 사진 촬영

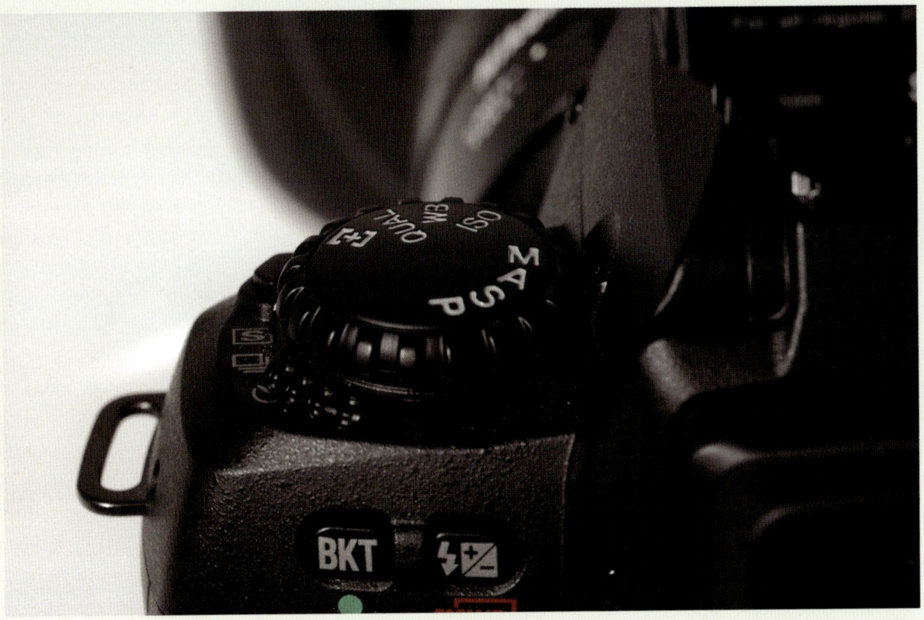

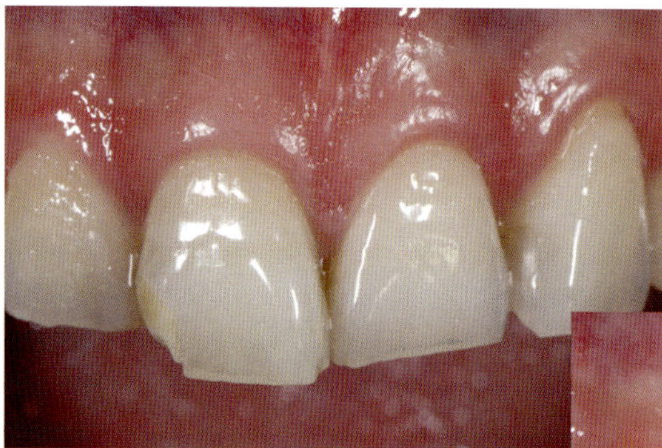

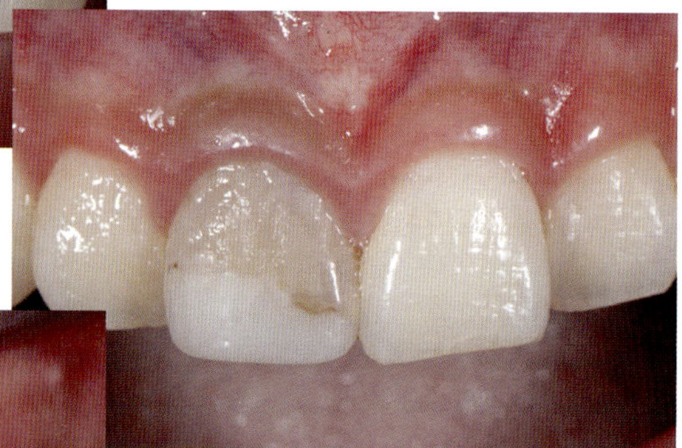

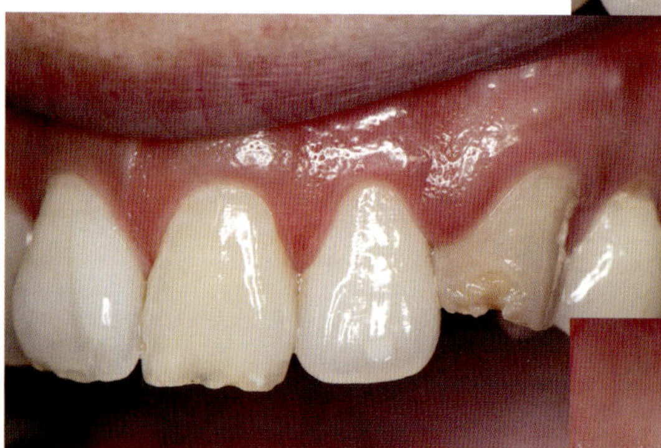

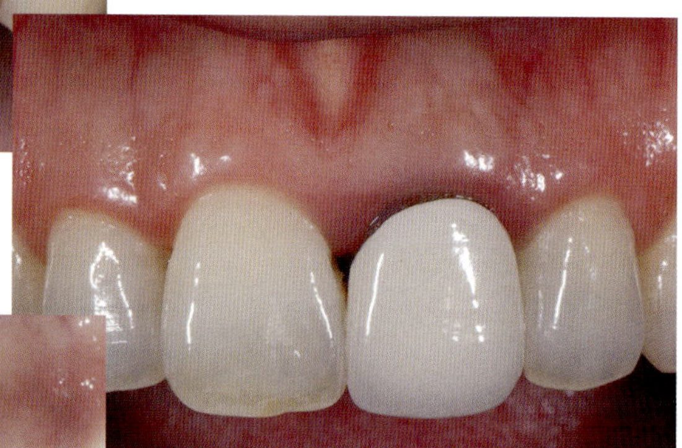

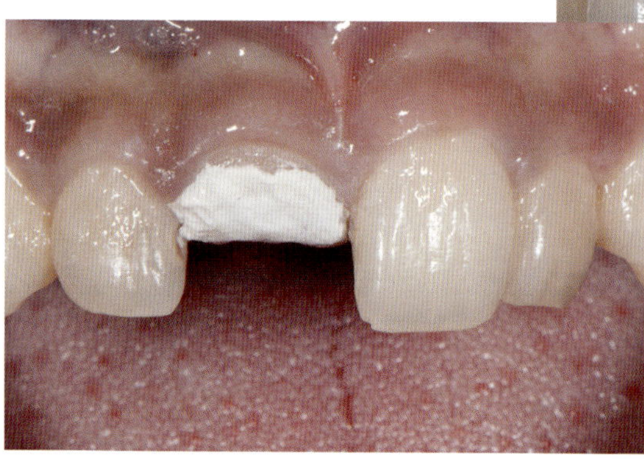

Tooth color(One restoration)

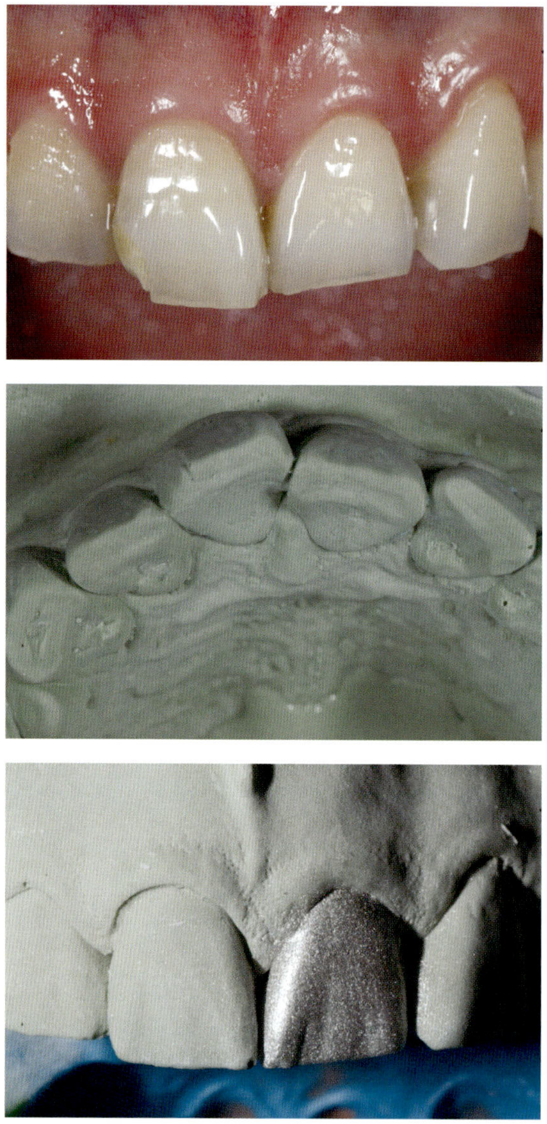

#11 zirconia restoration

50대 남성 환자의 우측 중절치 파절과 치근단 염증으로 근관치료와 보철을 시행하였다.
진단 모델에서 보면 협측으로 돌출된 양이 많다.
진단 모델에서 #21 치아 표면에 은박 파우더를 발라 surface texture를 확인하였다.
석고 모델만으로는 surface texture를 파악하기 어렵다.

이런 진단 모델을 누가 만들까?

최근 기공소는 대형화되어 소속 치과기공사들이 30~40명 이상 된다. 역할이 분업화되어 있어서 이런 종류의 진단 모델을 만들어 줄 치과기공사가 없다. 진료실에서 판단하고 제작하여 치과기공사에게 전달해야 한다.

최근 보철 진료에 관한 의료분쟁이 증가하고 있다.
환자가 제기한 최종보철물 claim에 관한 책임은 치과의사에게 귀속된다.
시작부터 디테일한 준비가 의료분쟁에 휘말리지 않는 최선의 방법이다.

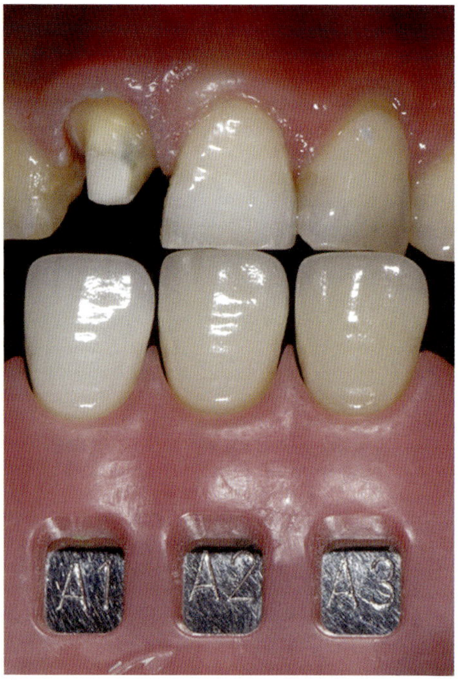
A1
A2
A3

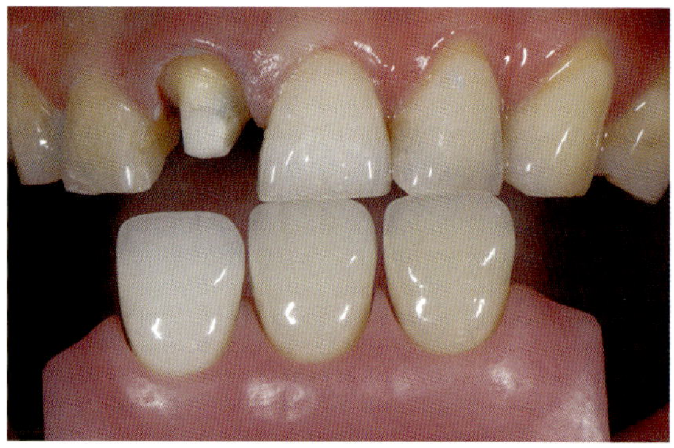

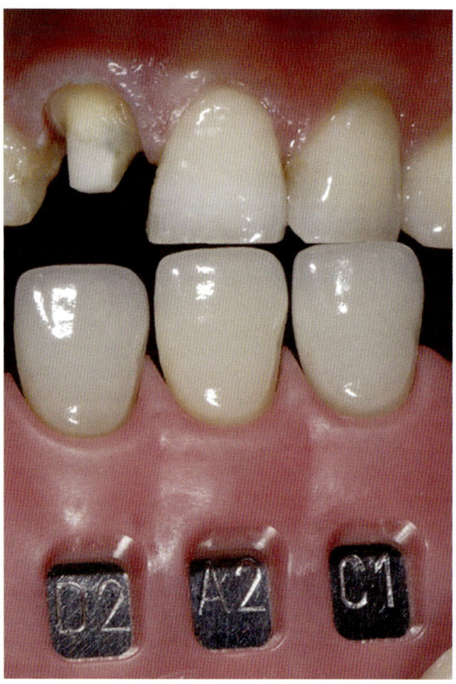
D2
A2
C1

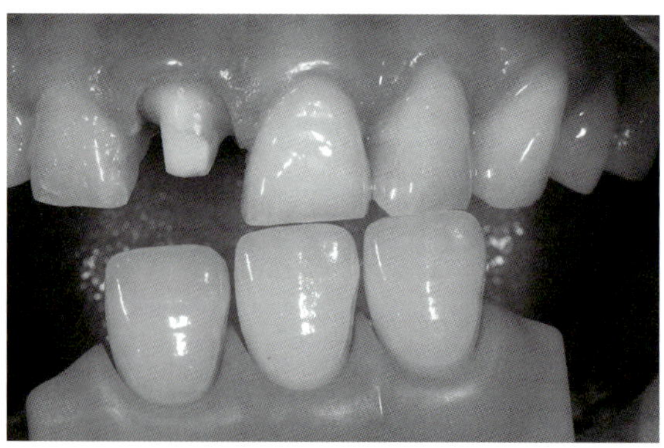

색상 선택과 사진 촬영

기저색이 A2이다.

채도는 A1, A2, A3를 선택하여 사진 촬영을 하였다.

명도는 C2, A2, C1을 선택하여 사진 촬영을 하였다.

중절치 가운데를 가로지르는 갈색 띠를 표현하는 어려운 기공 작업이다.

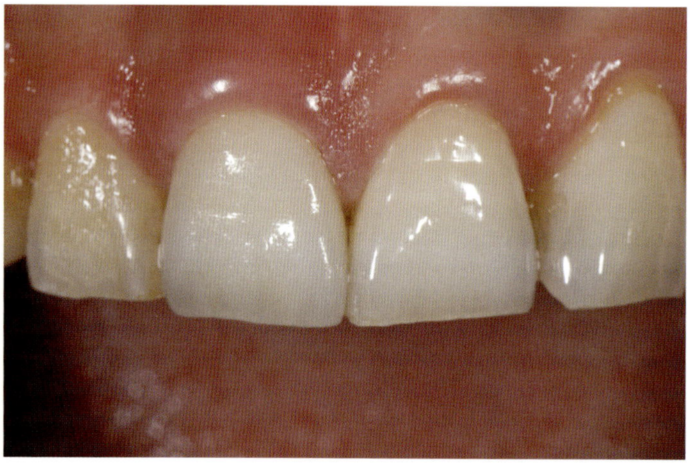

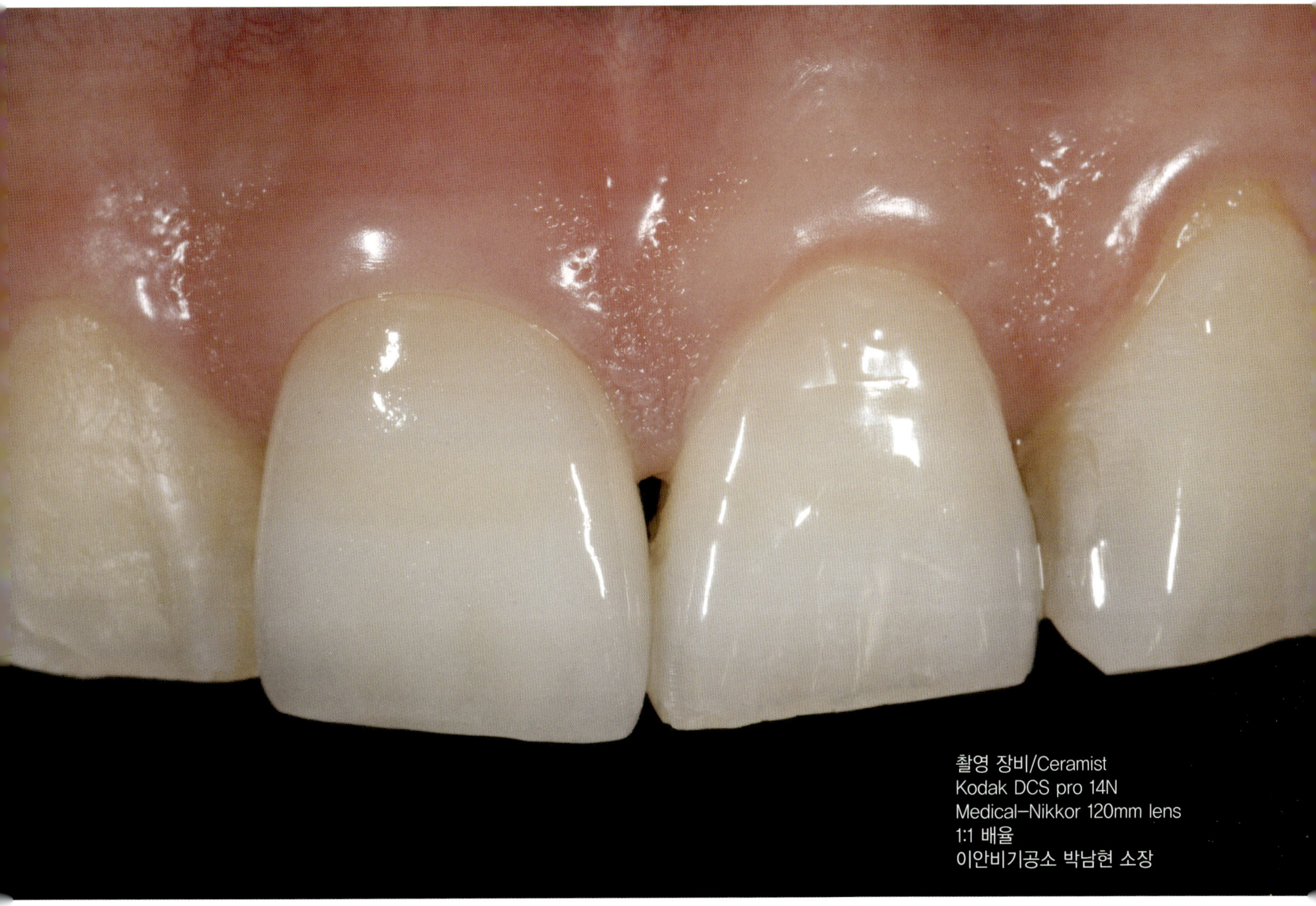

촬영 장비/Ceramist
Kodak DCS pro 14N
Medical–Nikkor 120mm lens
1:1 배율
이안비기공소 박남현 소장

임상 마무리하기

좌측 첫 번째 사진에서 보철물은 치아 중간을 가로지르는 갈색 띠와 절단면 갈색 등 표현이 부족하여 명도가 높게 나왔다.

기공소에 사진을 보내고 수정 작업을 요청하였다.

두 번째 기공물은 갈색 띠가 잘 표현되었다.

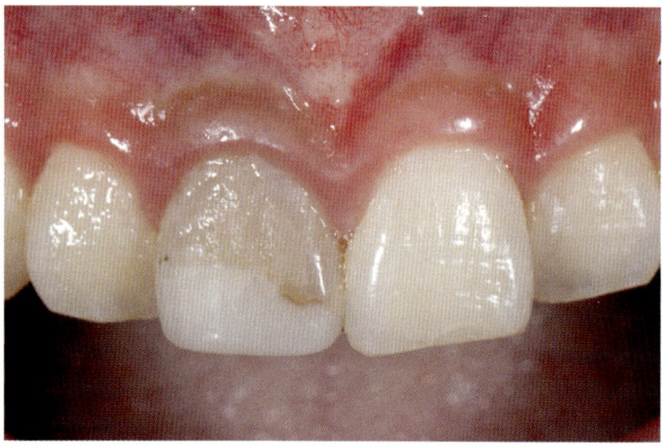

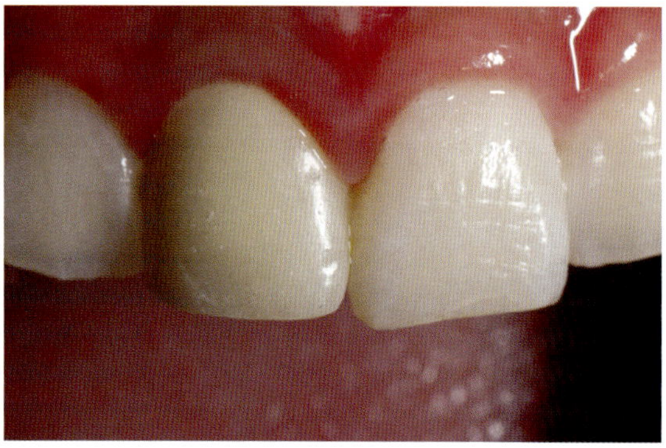

#11 zirconia restoration

환자는 남자 중학생으로 운동 중에 넘어져서 파절된 치아를 근관치료하였다. 1년 만에 내원하여 변색된 치아의 보철을 시작하였다.
칫솔질을 잘하지 않는 사춘기 남자아이인 환자 그리고 아들에 대한 엄마의 엄청난 관심 등 최종보철까지 마무리되는 과정이 꽤 어려울 것으로 예상되었다.

근관치료 후 치근 변색으로 치은색이 검게 보인다.
십대의 치아답게 surface texture가 매우 세분화되어 있다.

내부 변색 치료 후 보철을 하였다.

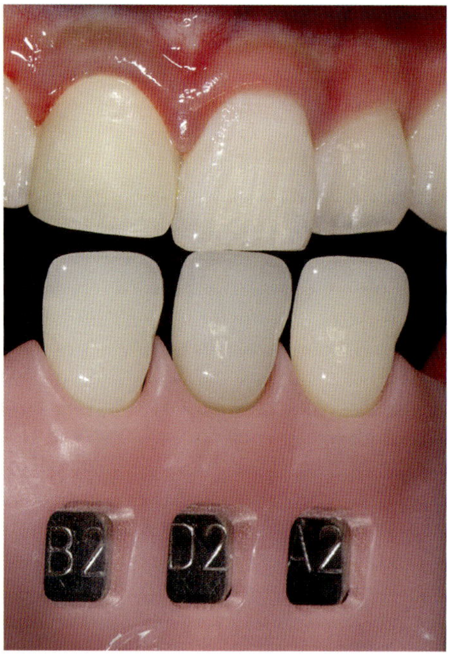
B2
D2
A2

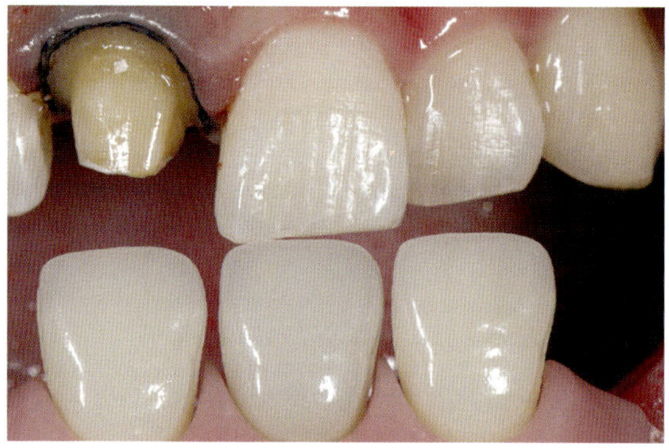

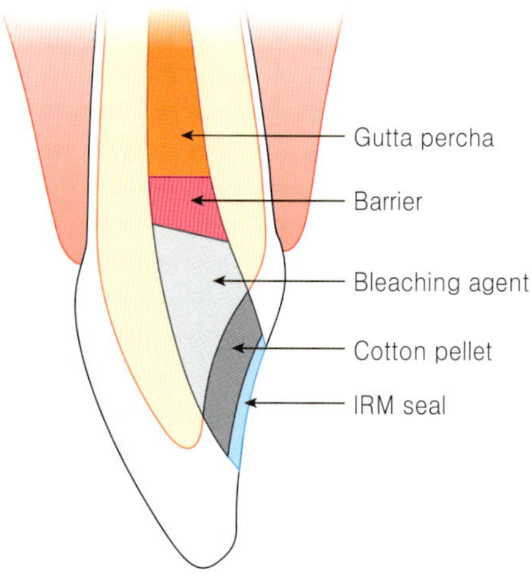
Gutta percha
Barrier
Bleaching agent
Cotton pellet
IRM seal

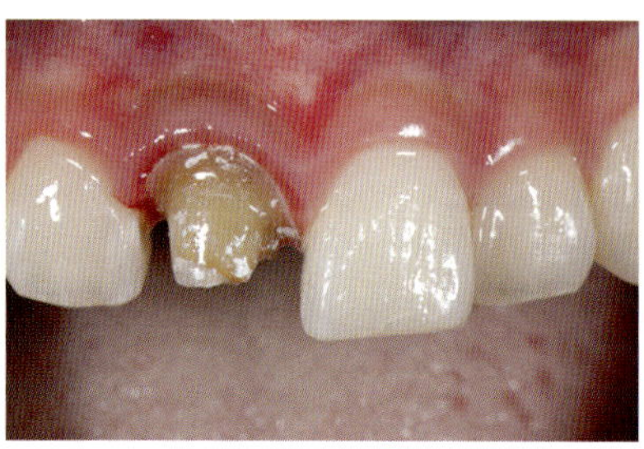

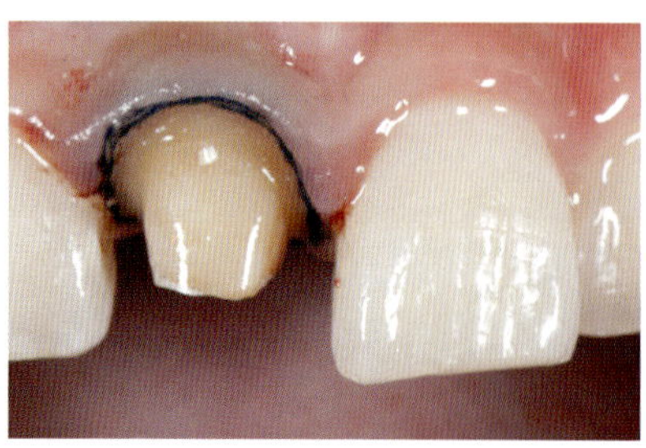

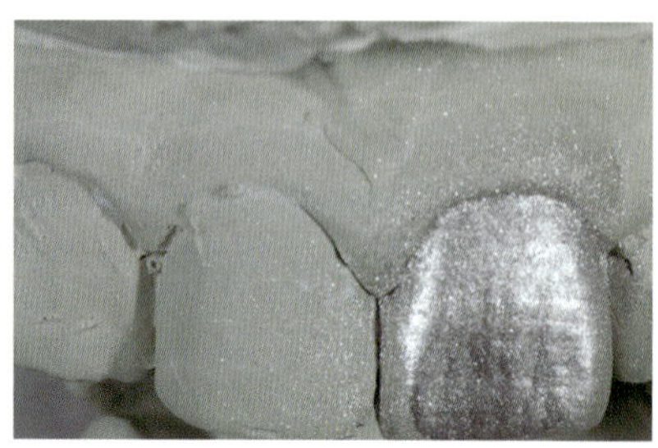

색상 선택

기저색이 D2이다. 명도순으로 배열된 shade tab B2, D2, A2를 선택하여 사진 촬영을 하였다.

Internal bleaching

2주 간격으로 bleaching 약을 4회 교체하였다.

Surface texture

모델 상에 은박 파우더를 발라 표면 질감을 파악한다.

모델 상에서 보이지 않던 표면 질감이 선명하게 드러난다.

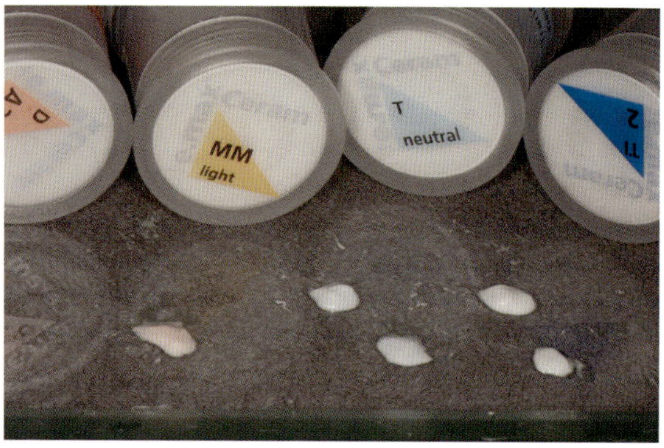
MM
light
T
neutral

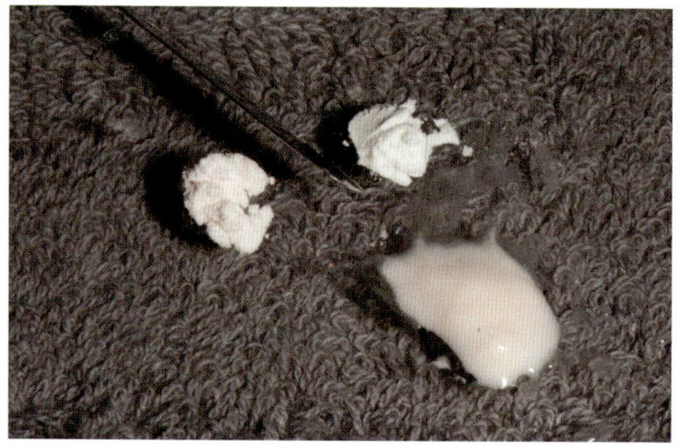

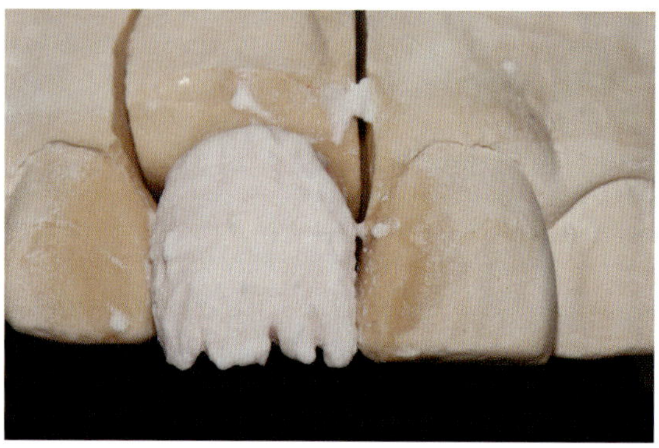

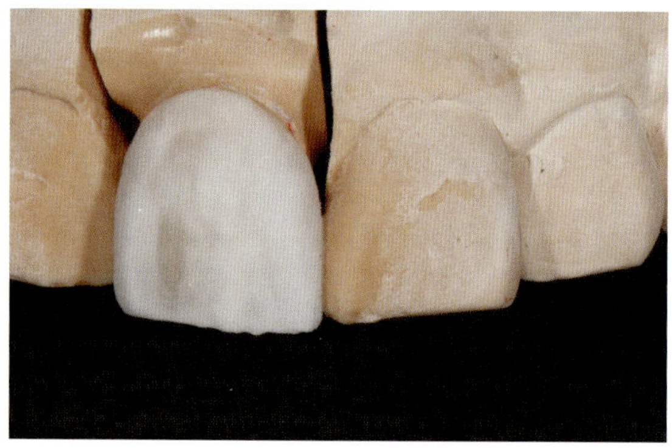

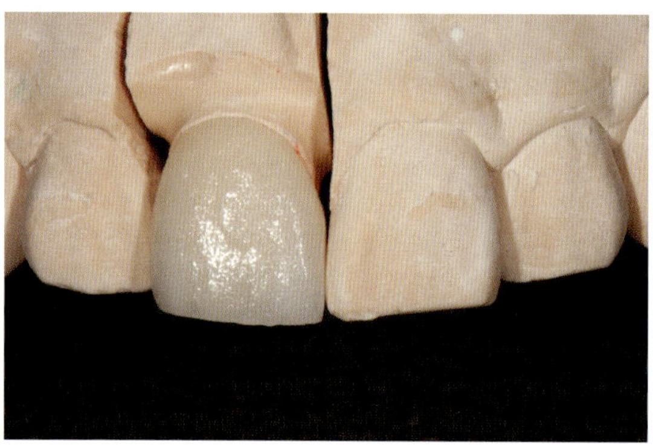

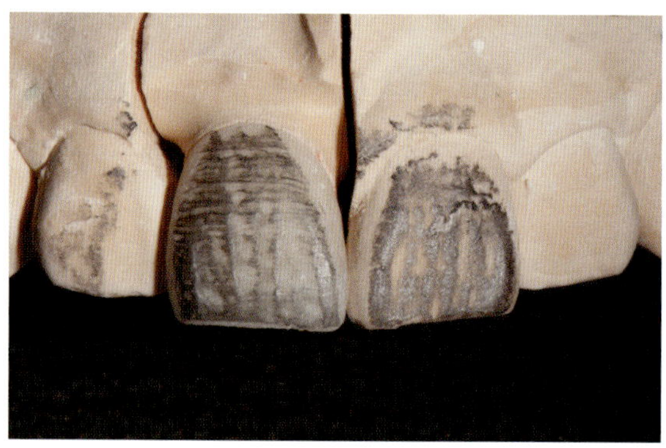

기공 과정

색상과 형태를 자연치아와 어울리게 만드는 도재 작업은 높은 숙련도가 필요한 기공 과정이다.

치아 형태는 순면이 결정한다.

검정색 연필로 칠한 부위가 순면이며 시각적 형태를 좌우하는 부위이다.

근심과 원심 line angle를 설정하는 위치에 따라 치아가 넓거나 길어 보인다.

치과기공사는 많은 시간 축적된 경험과 노력을 바탕으로 전치부 심미보철 기공 작업을 진행한다.

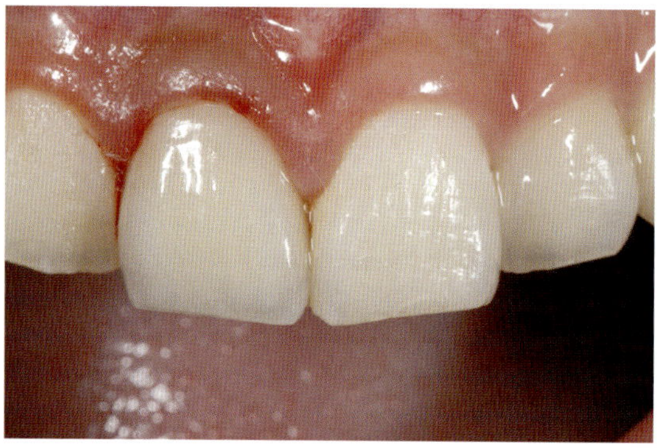

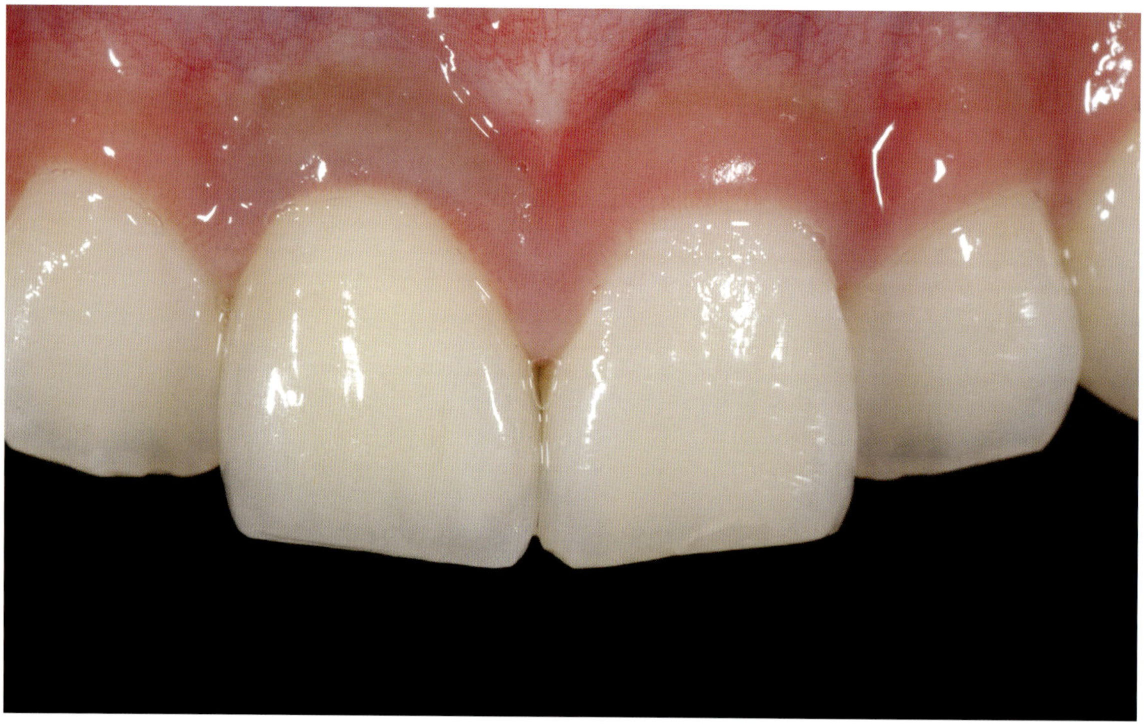

촬영 장비/Ceramist
Kodak DCS pro 14N
Nikon R1C1 twin flash
1:1.2 배율
이안비기공소 박남현 소장

임상 마무리하기

위 첫 번째 보철물은 너무 명도가 낮다.

수정을 의뢰하였다.

아래 두 번째 보철물은 색상과 형태 그리고 표면 질감이 잘 표현되었다. 투명감을 좀 더 살렸으면 하는 아쉬움이 남는 보철이다.

자체 평가

내부 미백 과정과 보철 장착까지 3개월이 소요되었다.

사춘기 소년과 3개월간 진료실에서 실랑이를 하였다.

협조도가 낮은 사춘기 소년을 대상으로 보철물을 완성하느라 그 과정에서 진료실 스태프, 기공소 선생님들 모두 무척 고생하였다.

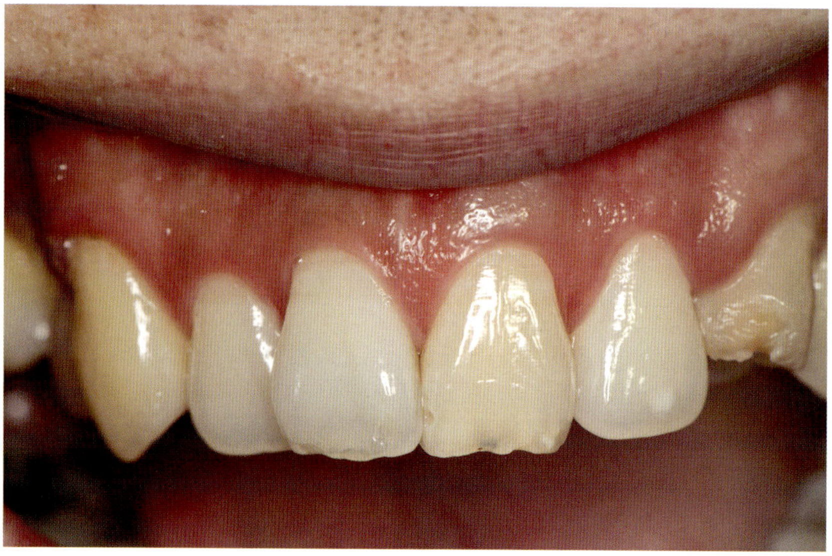

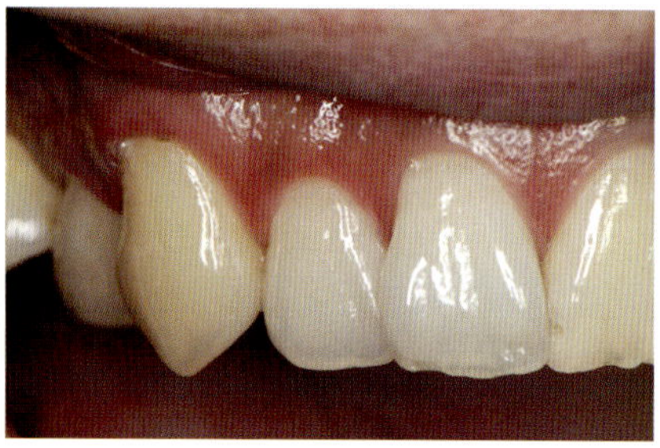

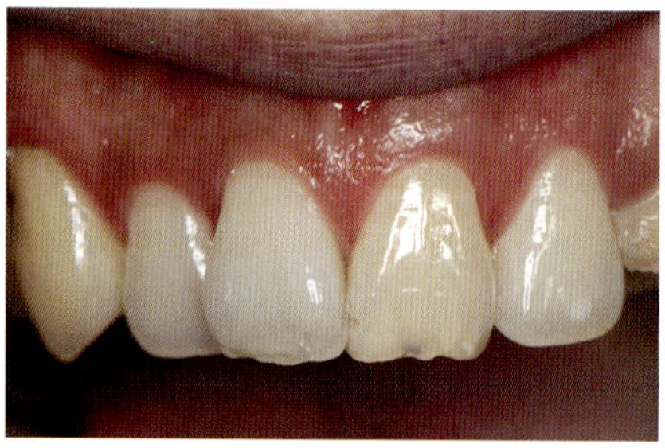

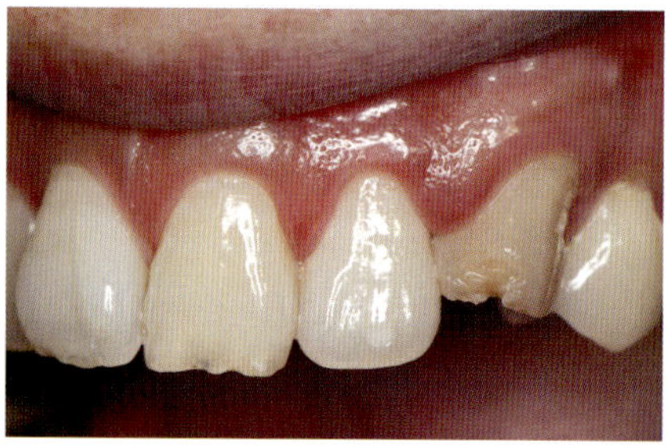

#21, #23 PFM restoration

30대 초반 남성으로 10년 전에 상악 좌측 중절치와 견치 근관치료를 받았다.

상악 치아가 전형적인 근육질의 남성 치아 형태이다.

명도가 높지만 색상 재현은 어렵지 않아 보인다.

건강하고 밝은 잇몸 상태를 보인다.

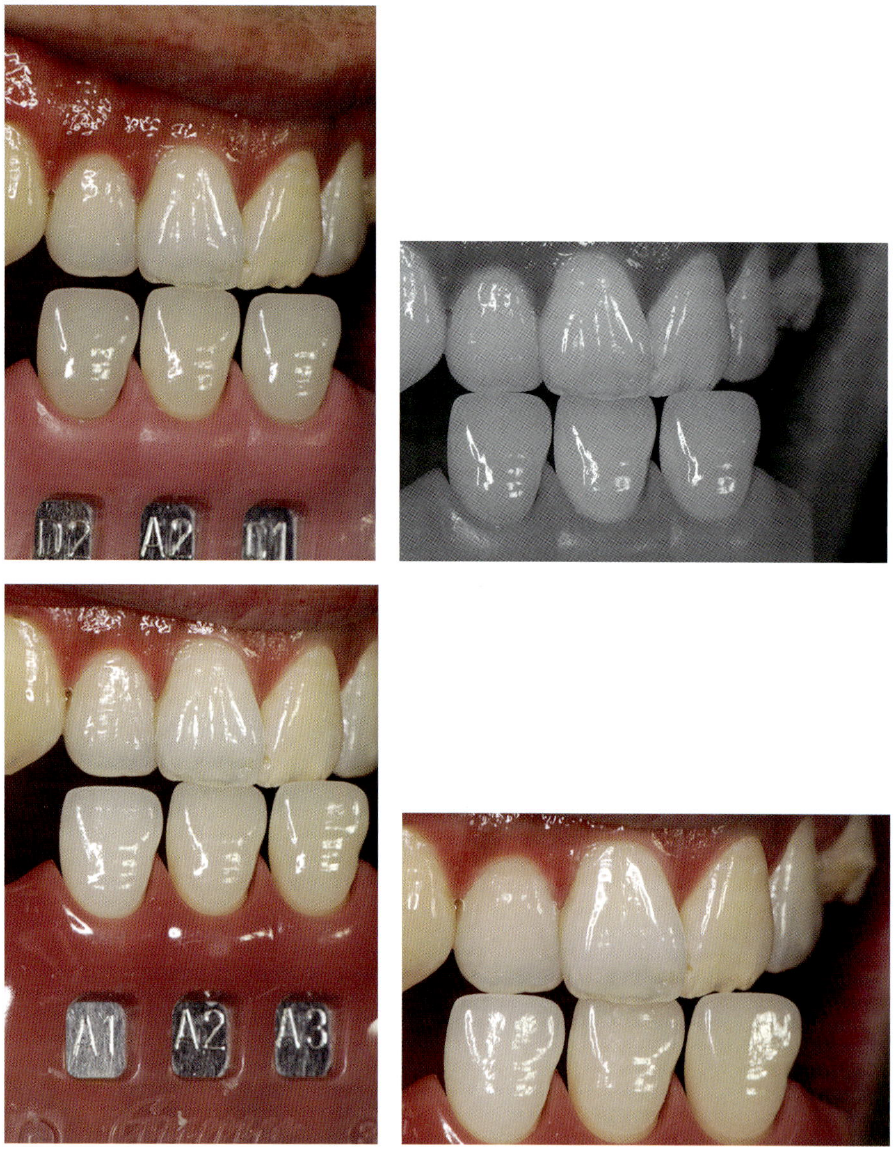
A1 A2 A3

명도(value) 선택

디지털 측색기 DigiEye NCC에서 A2를 기본 색상으로 선택하였다. 명도순으로 정리된 shade guide에서 A2를 중심으로 3단계의 shade tab을 선택하여 사진 촬영을 한다.

채도(chroma) 선택

기본 색상 A2를 중심으로 단계별 채도 변화를 사진으로 기록한다.
치경부는 A2에 가깝고 body는 A1에 가깝다.

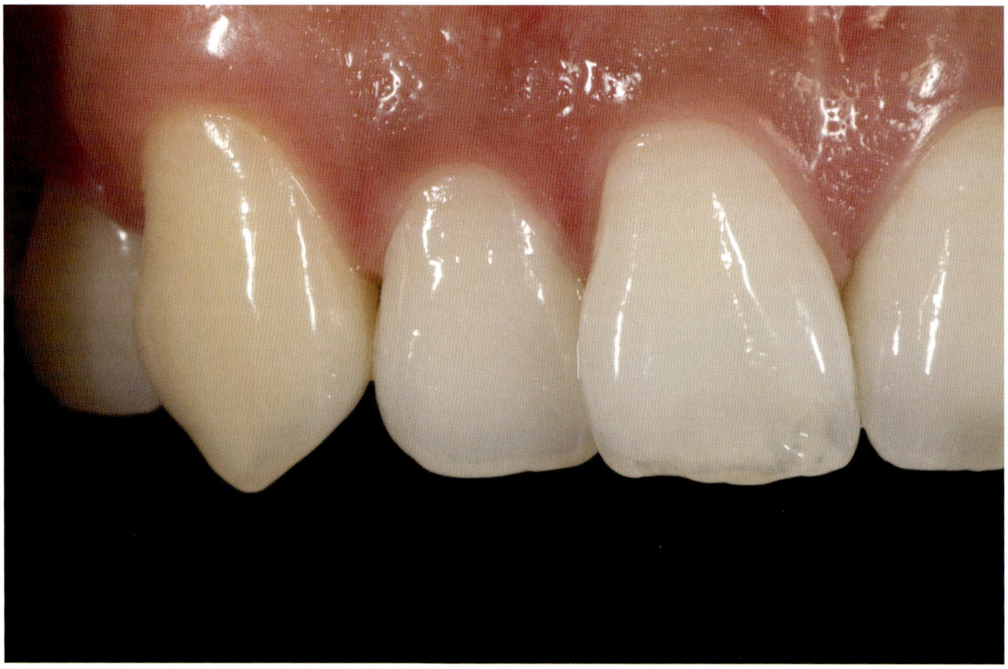

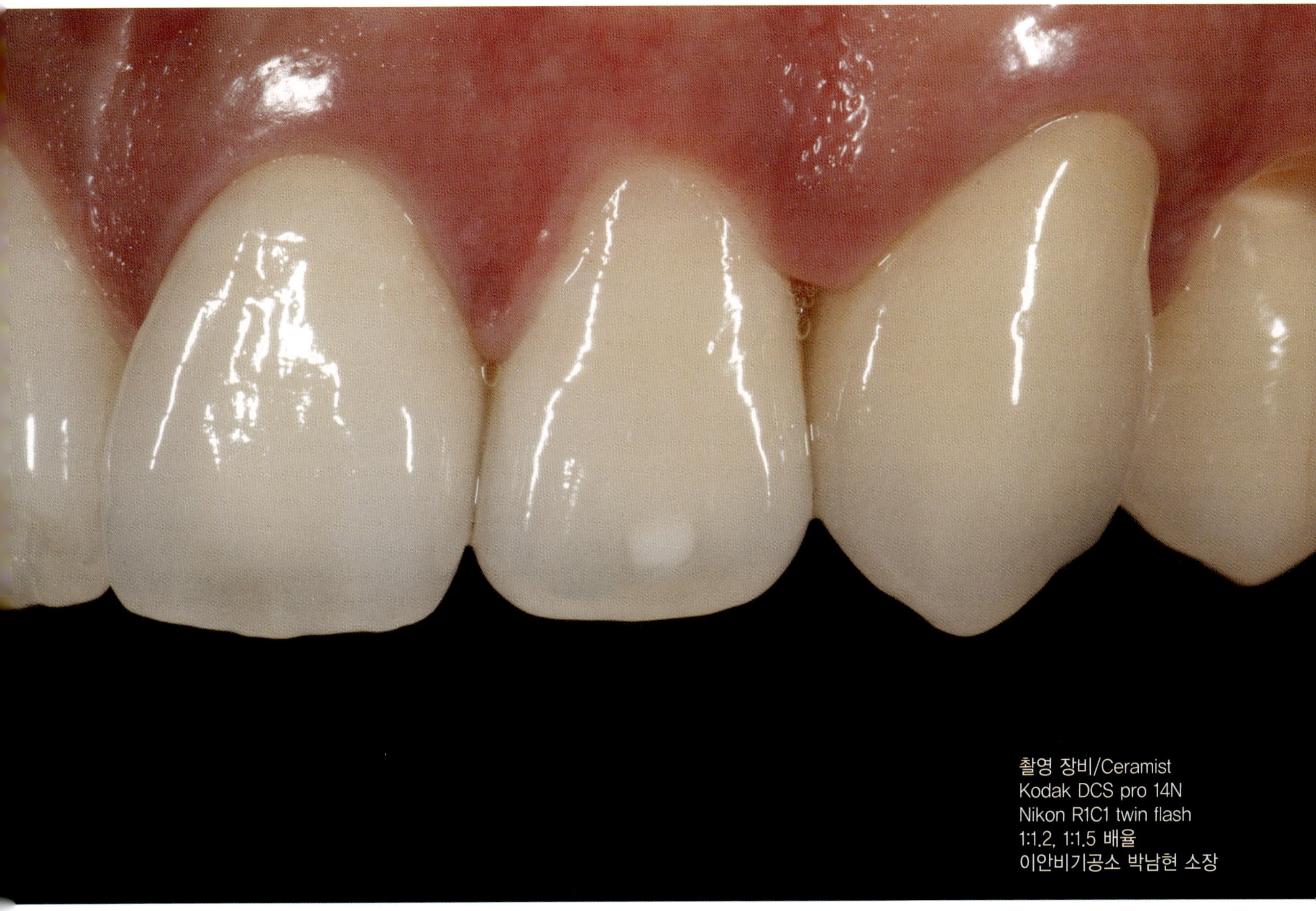

촬영 장비/Ceramist
Kodak DCS pro 14N
Nikon R1C1 twin flash
1:1.2, 1:1.5 배율
이안비기공소 박남현 소장

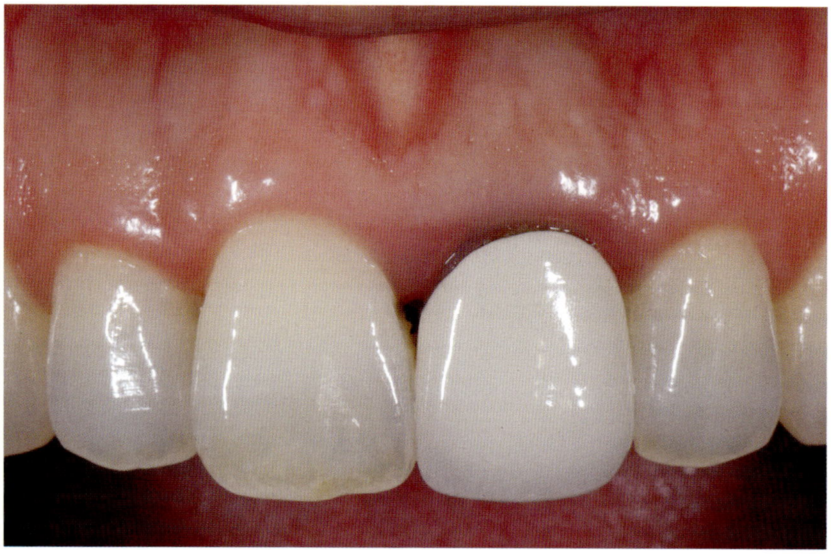

#21 zirconia re-storation

50대 중반 여성으로 십수 년 전에 제작된 보철을 다시 하려고 내원하였다.

상대 치아 절단면에 갈색 띠 침착이 심하고 다양한 색상을 지닌 어려운 증례이다.

상대 치아는 건강하고 밝은 잇몸 상태를 보인다.

반대로 좌측 중절치는 PFM 금속에 오염되어 치근 변색이 심하다.

치아 내부 미백이 필요하다.

헨드피스를 잡는 마음이 무겁다.

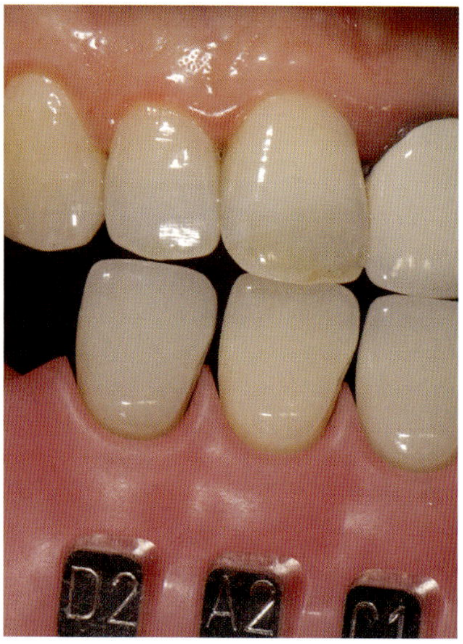
D2
A2

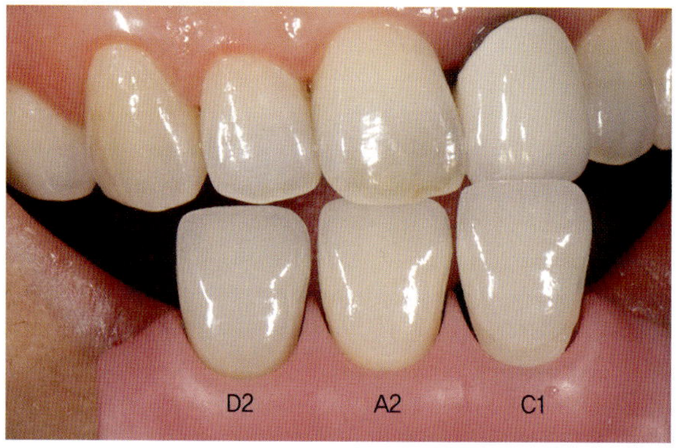
D2
A2
C1

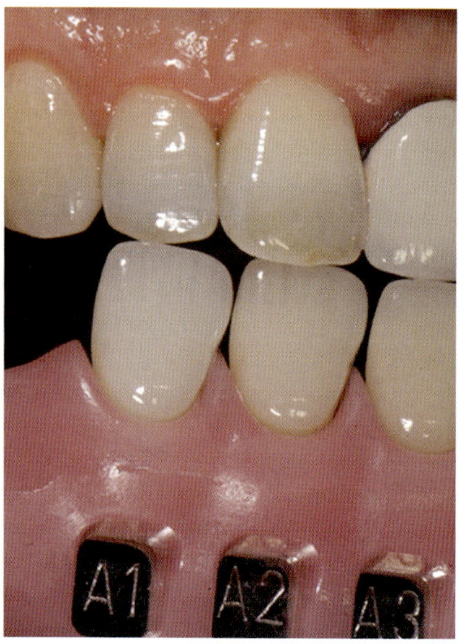
A1
A2

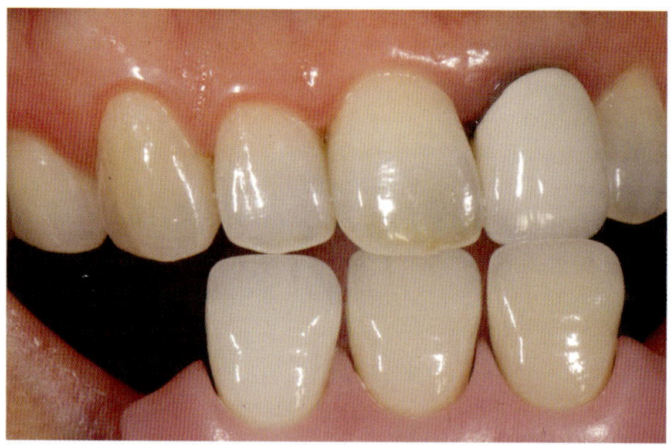

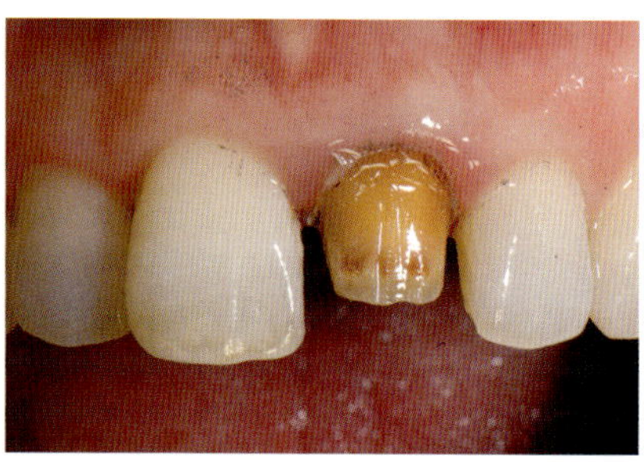

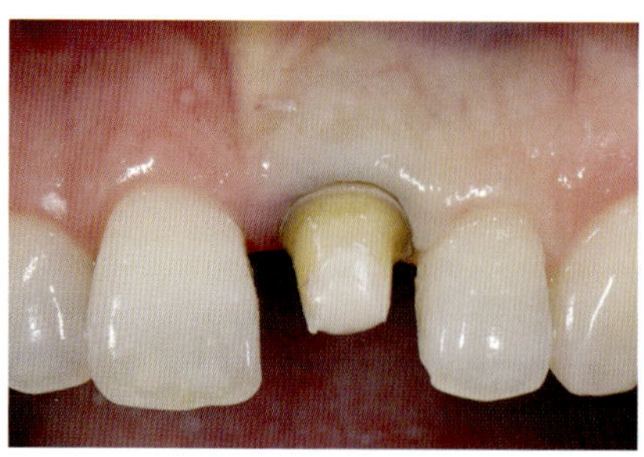

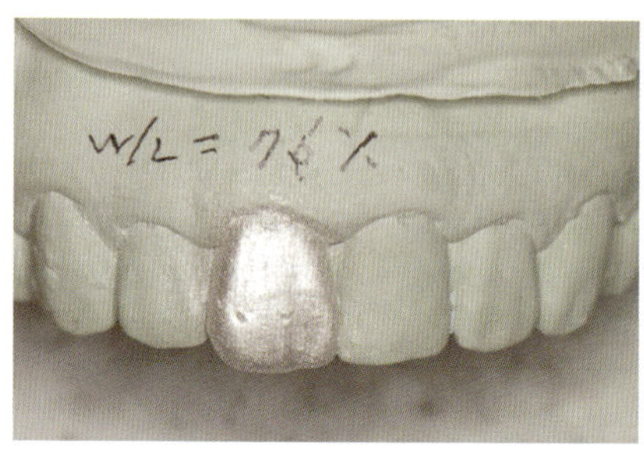

색상(hue) 선택

디지털 측색기 DigiEye NCC에서 A2를 기저색으로 선택하였다.

명도(value) 선택

명도순으로 정리된 shade guide에서 A2를 중심으로 3단계의 shade tab을 선택하여 사진 촬영을 한다.

채도(chroma) 선택

디지털 측색기 DigiEye에서 A계열 A2를 기본 채도로 선택하였다.

색상 A2를 중심으로 단계별 채도 변화를 사진으로 기록한다.

치경부와 절단면은 A3에 가깝다.

치아 내부 미백

2개월에 걸쳐 내부 미백을 시행하였다.

표면 질감과 W/L ratio

은박 파우더를 사용하여 상대 치아 표면 질감을 확인하였다.

W/L ratio는 76%이다.

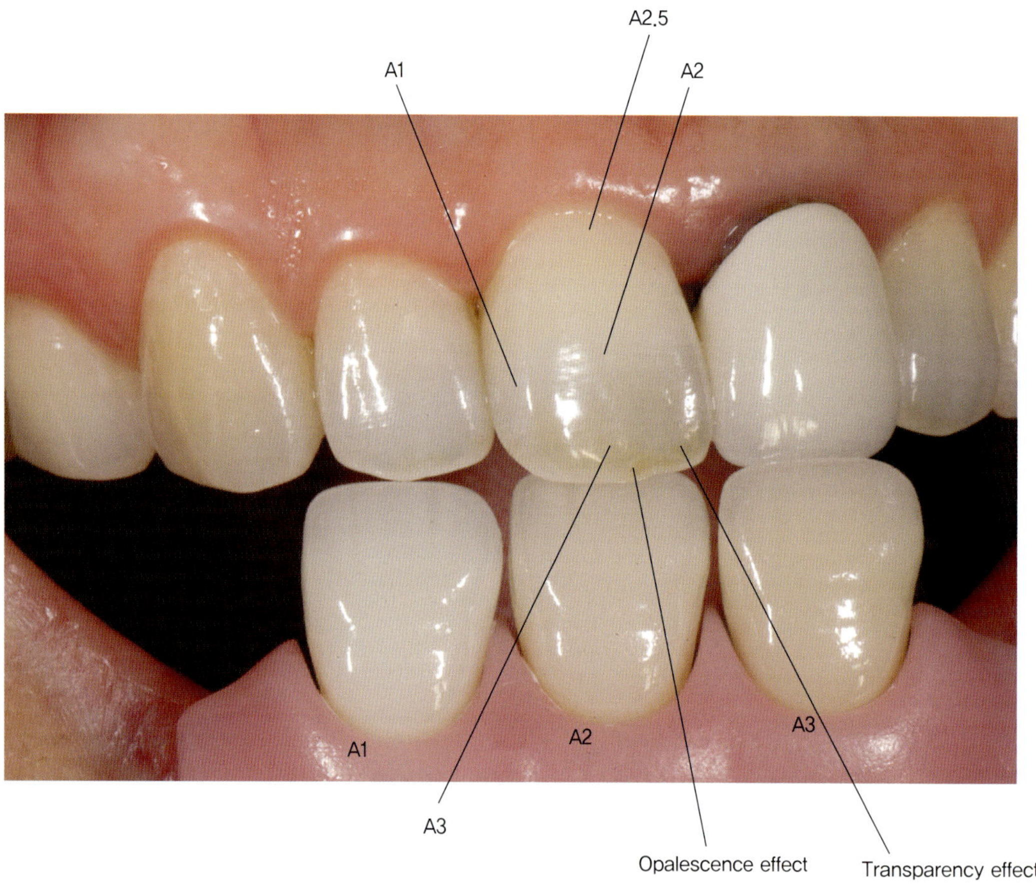
A2.5
A1
A2
A1
A2
A3
A3
Opalescence effect
Transparency effect

기저색으로 선택한 shade tab과 함께 인접한 tab을 선택하는 이유

자연치아는 법랑질이 지닌 광학적 다양성과 법랑질에 스며든 착색 그리고 마모 등으로 표면에서 다양한 색상과 모습을 띠게 된다.

법랑질 두께가 다른 치경부, 중앙부, 절단 부위에 따라서 다른 색상을 나타낸다.

절단 부위 법랑질이 직접광에서 푸른색을 띠는 것은 transparency effect이다.

간접광에서는 오렌지색을 띠는 opalescence effect가 나타난다.

이 증례에서 기준 치아인 우측 중절치에 들어 있는 색상 다양성은 올바른 shade tab 선택과 사진 촬영이 매우 중요하다.

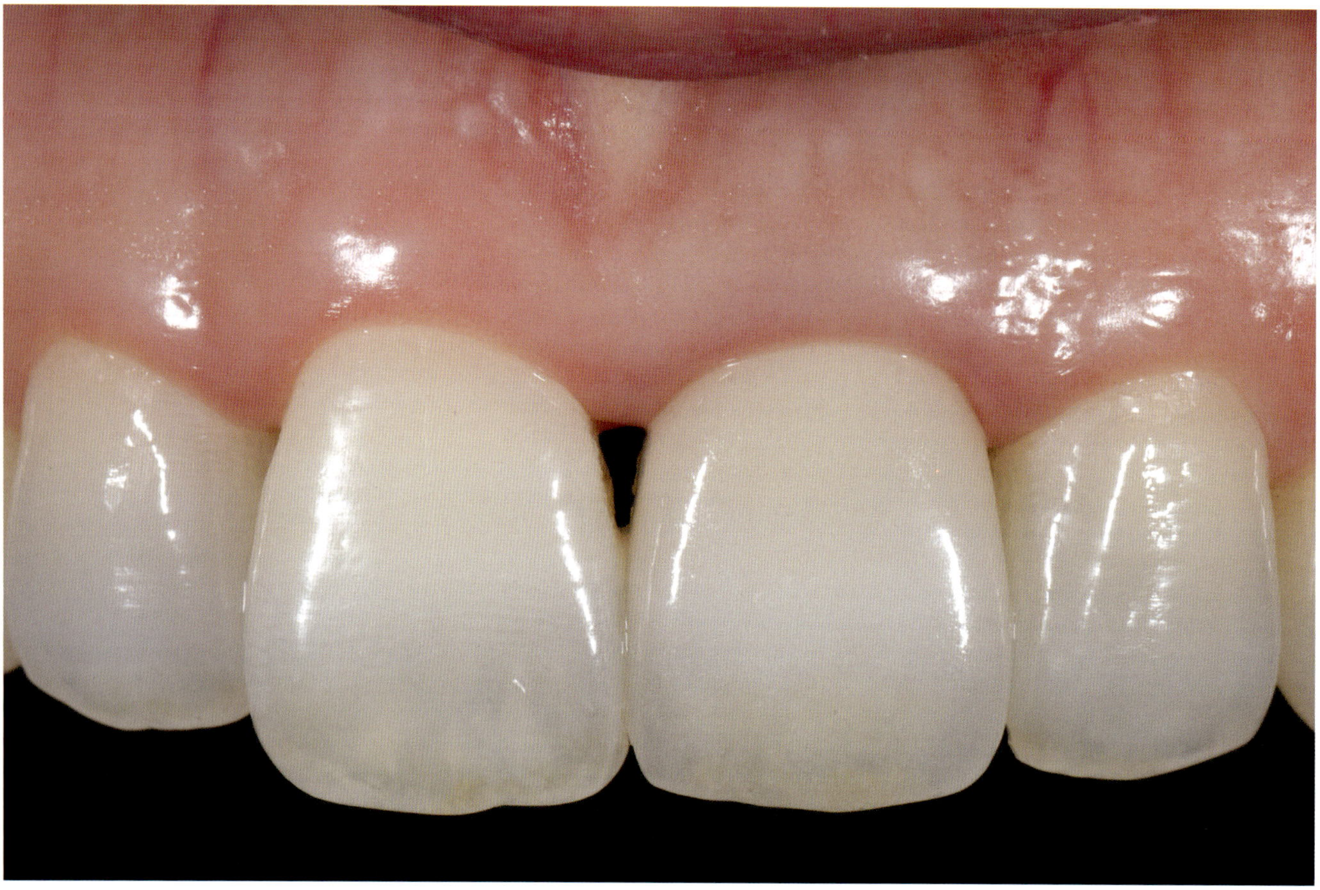

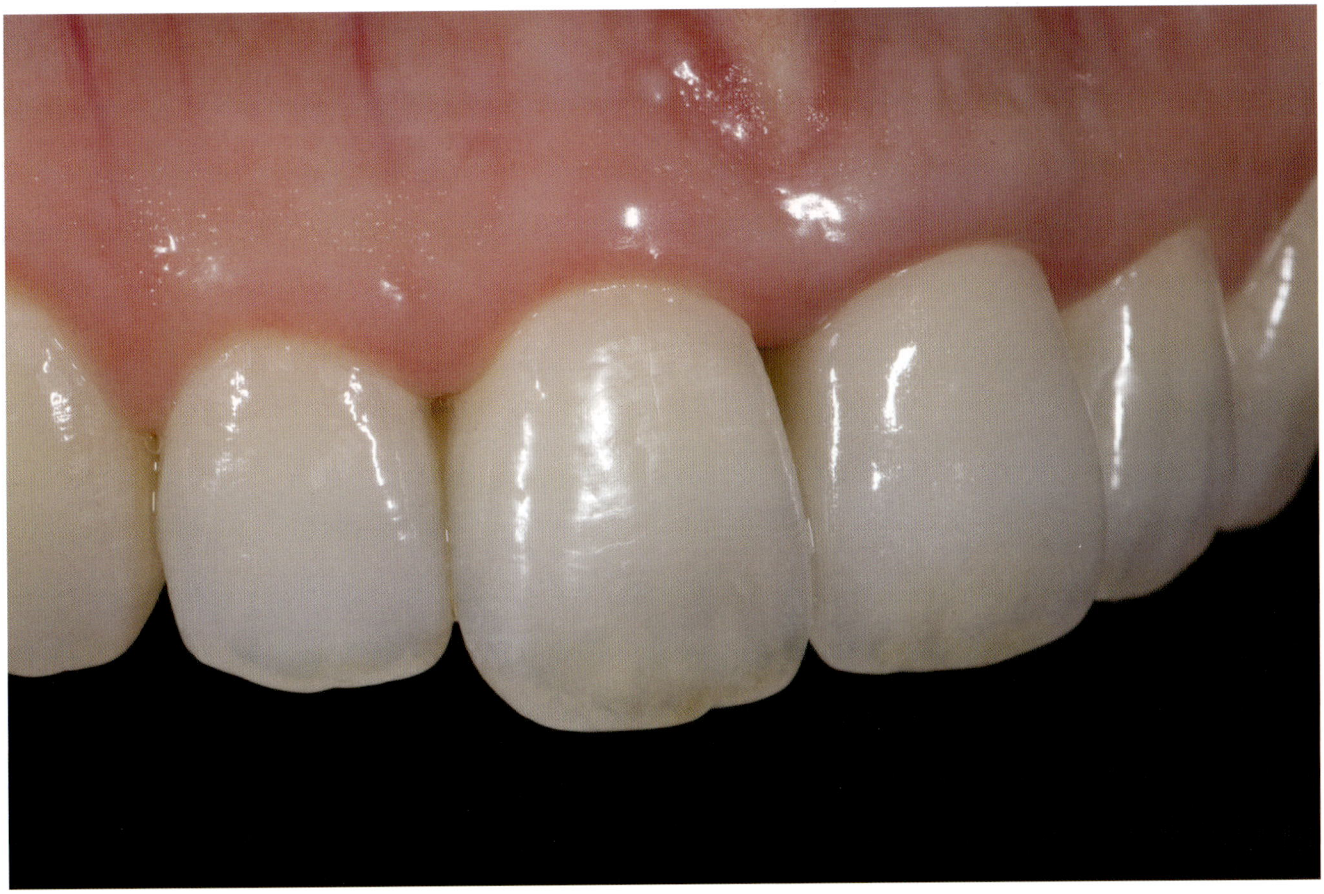

촬영 장비/Ceramist
Kodak DCS pro 14N
Nikon R1C1 twin flash
1:1.2, 1:1.5 배율
이안비기공소 박남현 소장

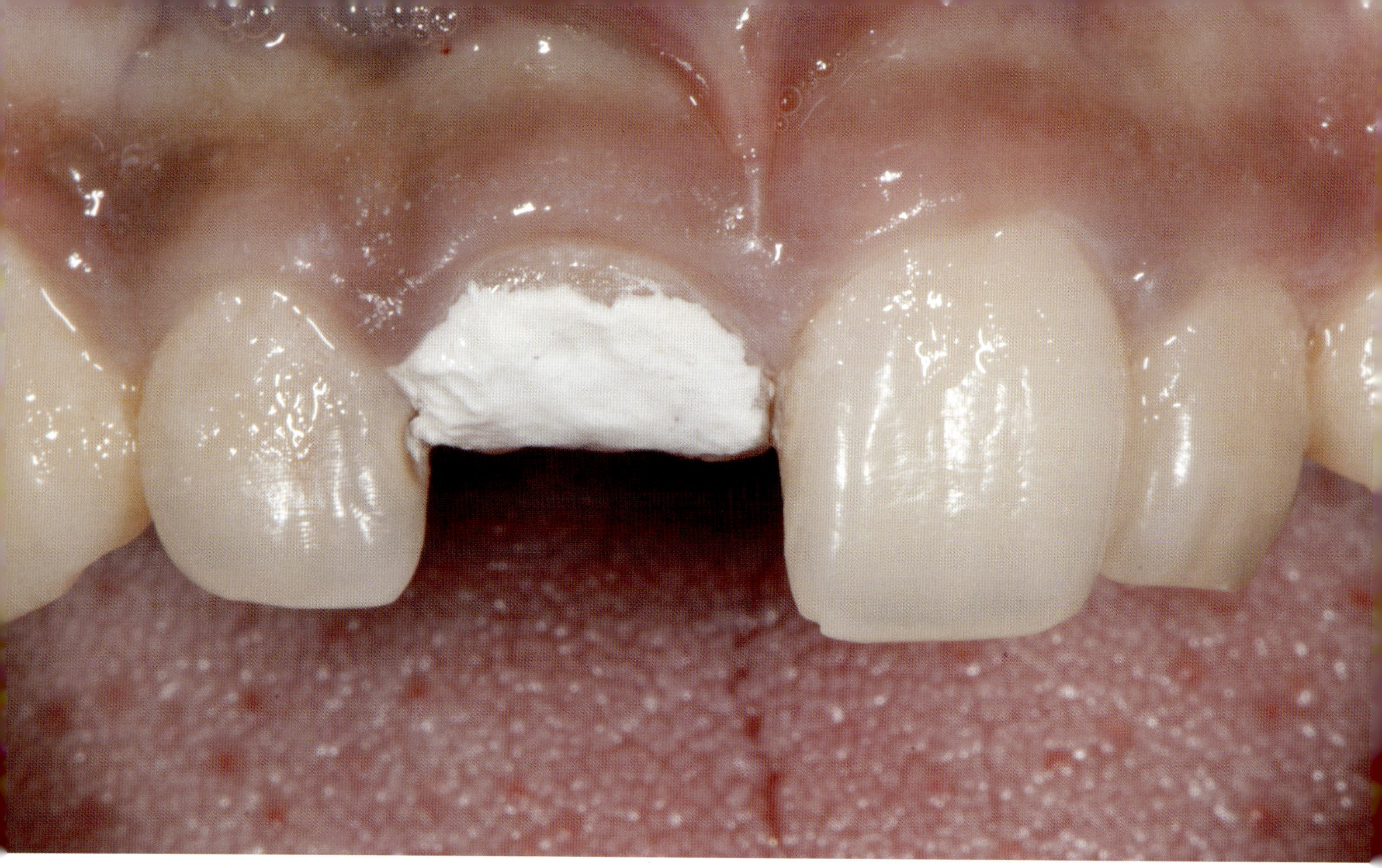

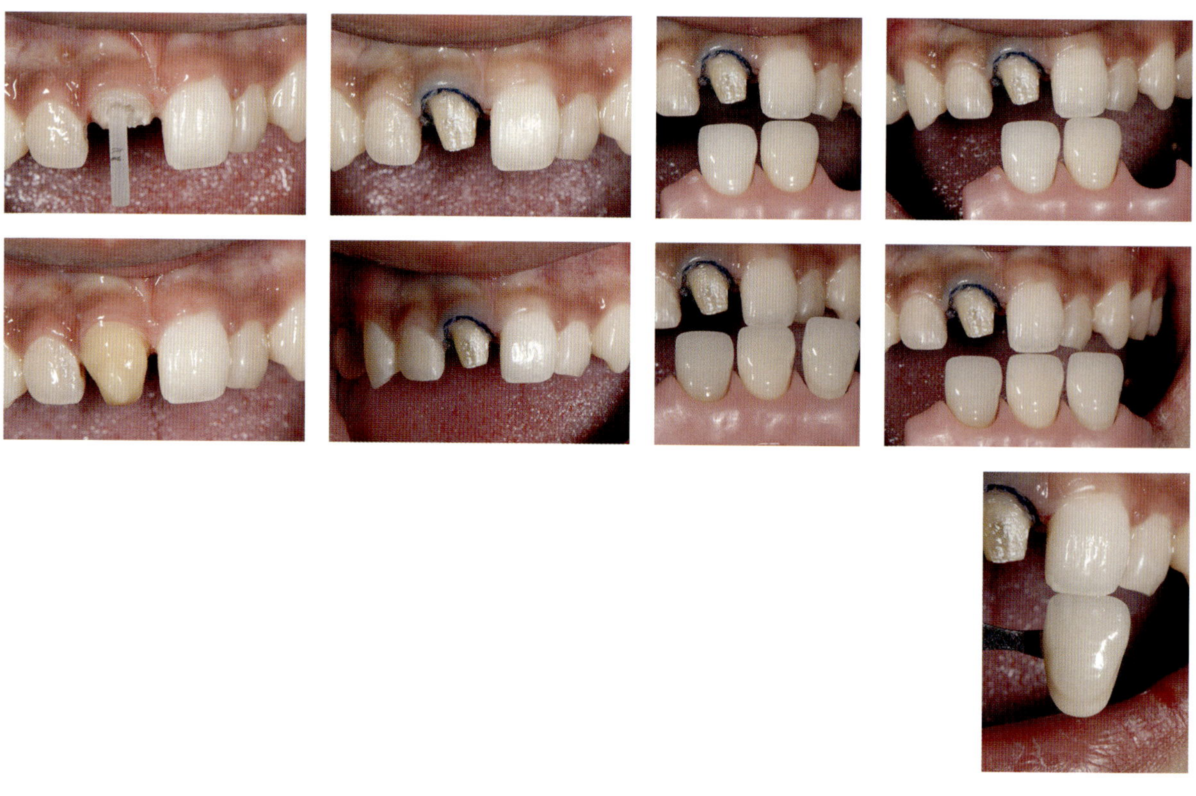

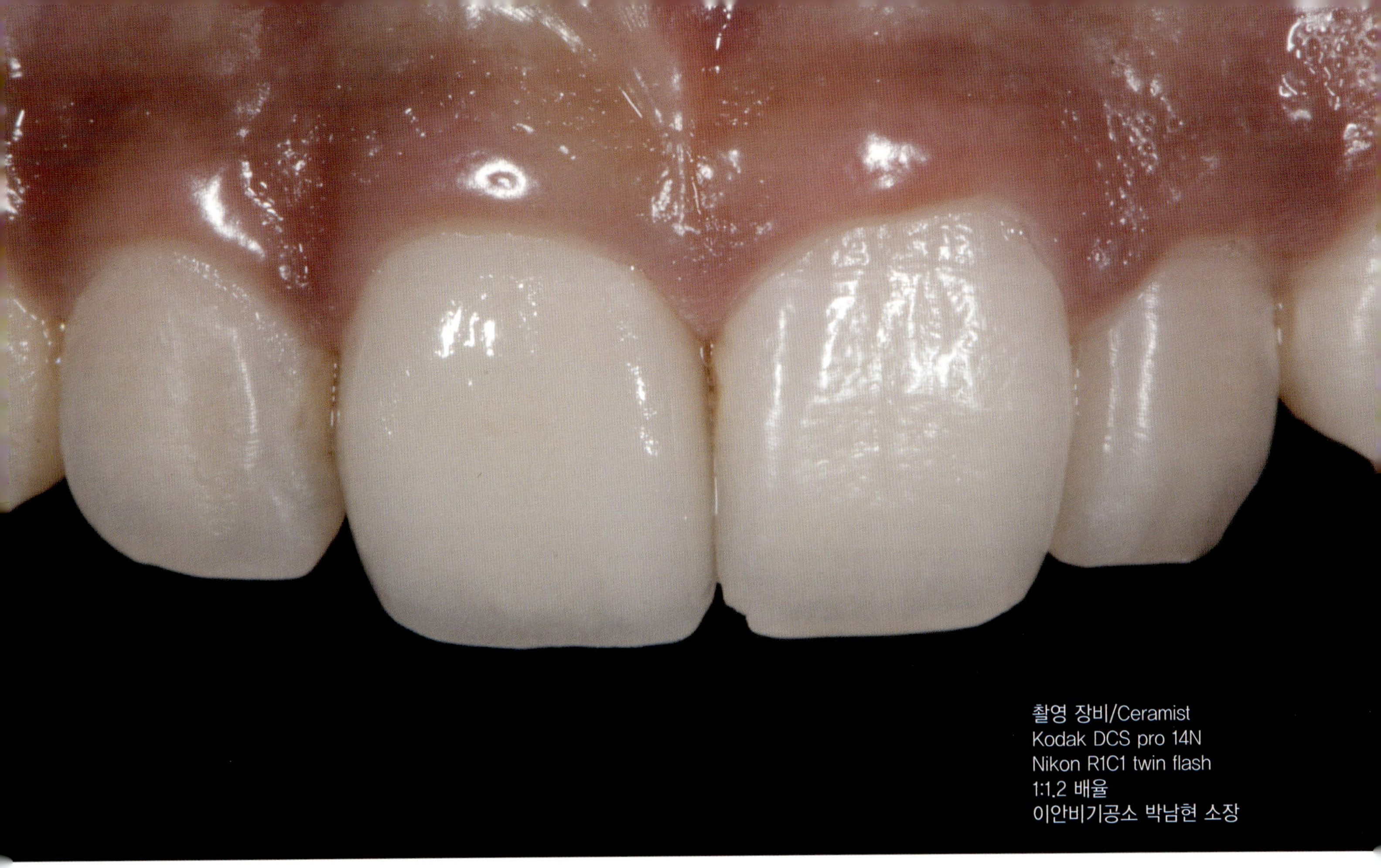

#11 zirconia restoration with fiber post, core-resin

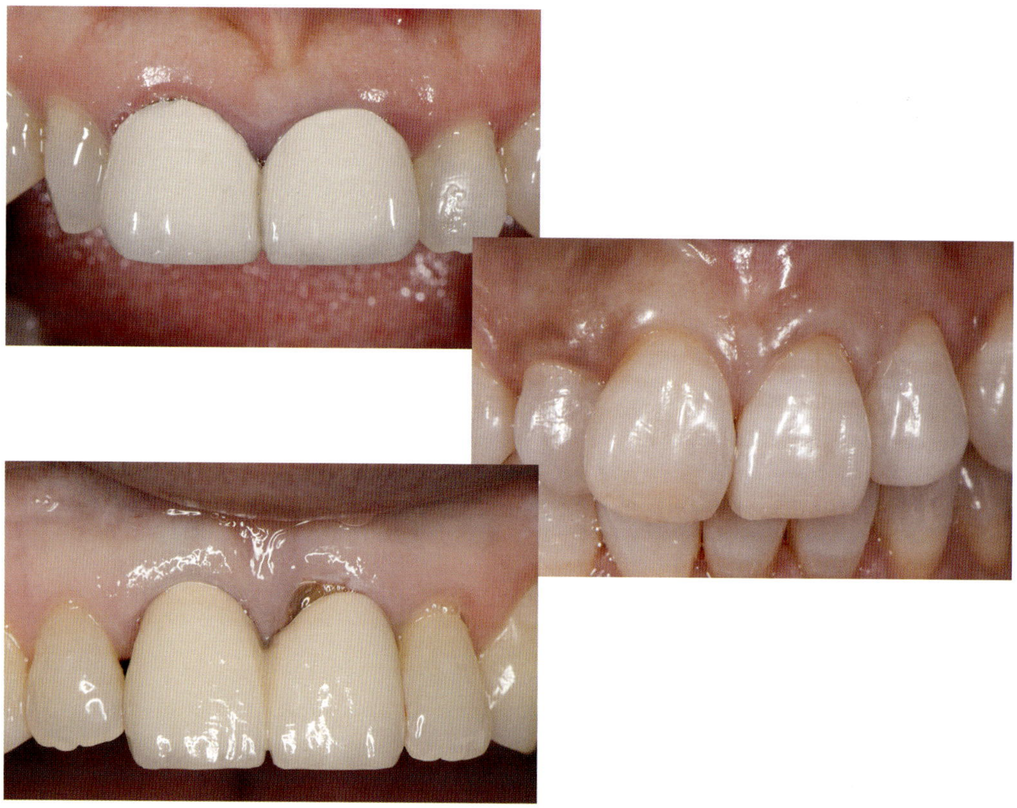

Width/Length ratio(Two restorations)

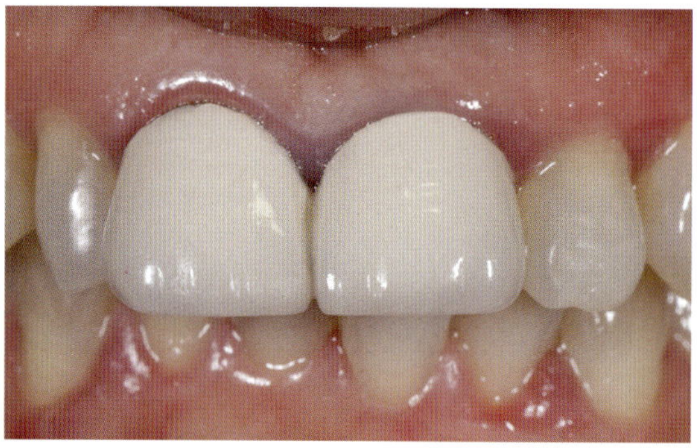

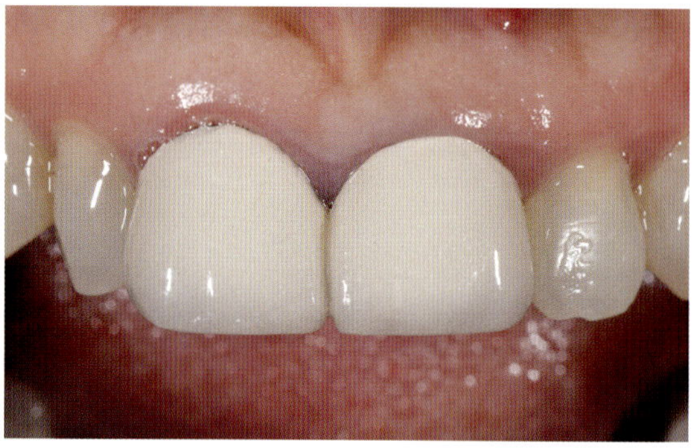

#11, #21 zirconia restoration

30대 여성으로 1달 전부터 좌측 중절치 치근 부위 잇몸에 고름이 나서 치과를 찾았다.
10년 전에 했던 보철물에 문제가 생겨 치근단염증이 발생하였다.
본인은 현재 보철에 큰 불만이 없어 보이는데, 함께 온 시어머니가 재발 며느리 앞니를 예쁘게 해달라고 간곡하게 부탁하였다.

이 증례에서는 치관 비율 W/L ratio가 보철물 제작에 중요한 기준이다.

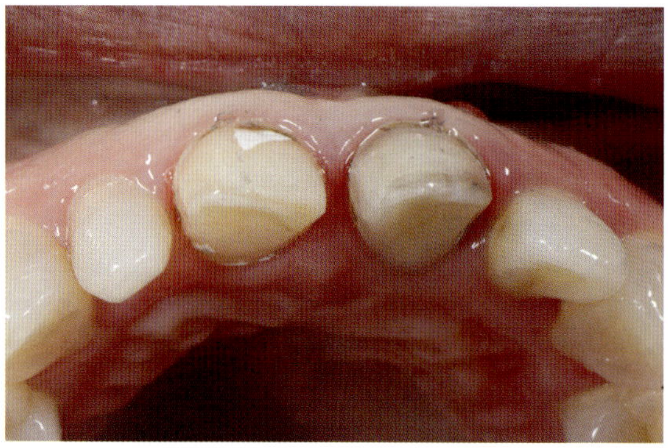

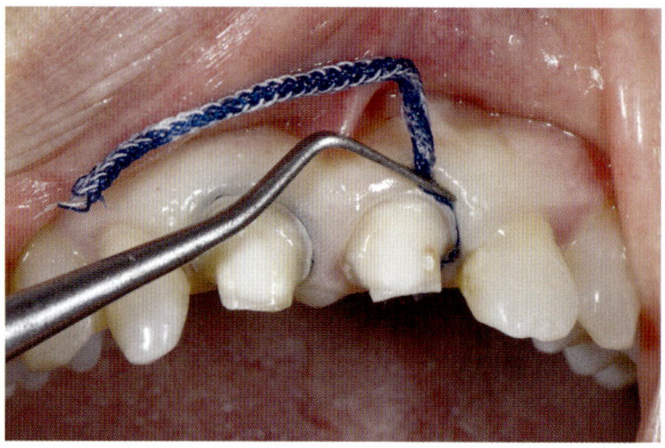

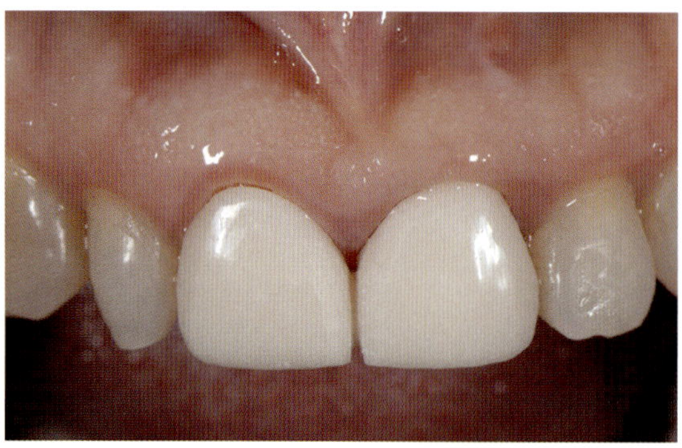

Teeth preparation과 provisional restoration

임시치아를 부착하기 위한 치아 삭제 시 gingival retraction cord를 삽입하면 마진 정리를 깔끔하게 할 수 있다.

보철 제작에서 형태가 중요할 때는 provisional restoration을 최종보철물과 비슷하게 만들어야 한다.

필자는 provisional restoration 제작은 기공소에 의뢰한다. 대충 사용하는 임시치아가 아니라 보철물 제작에 필요한 많은 형태 정보를 지니고 있다.

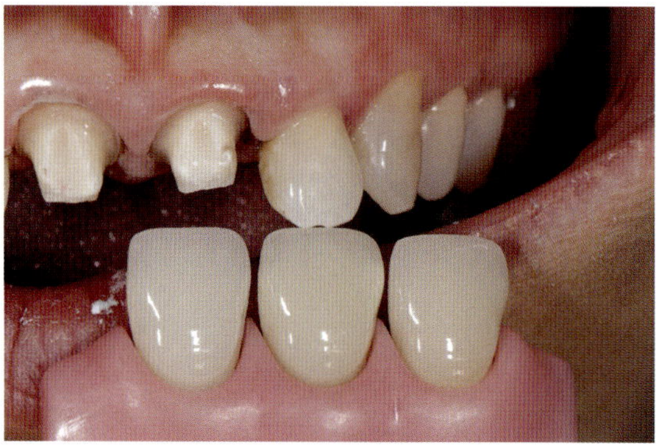

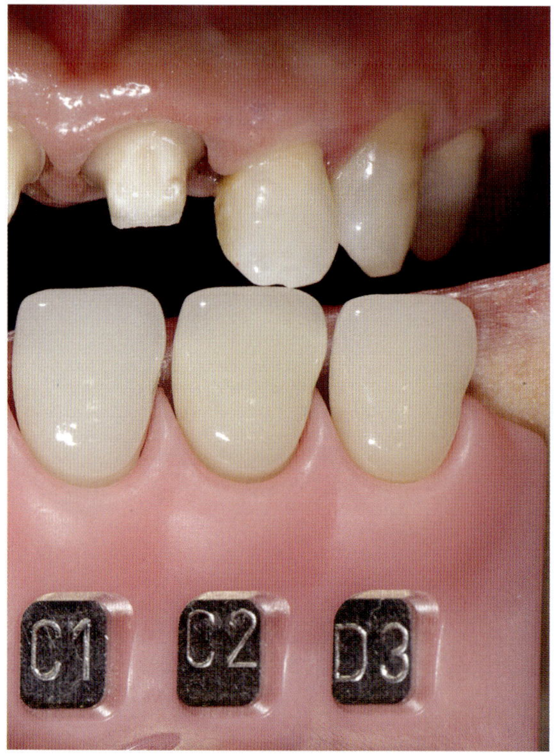
C1
C2
D3

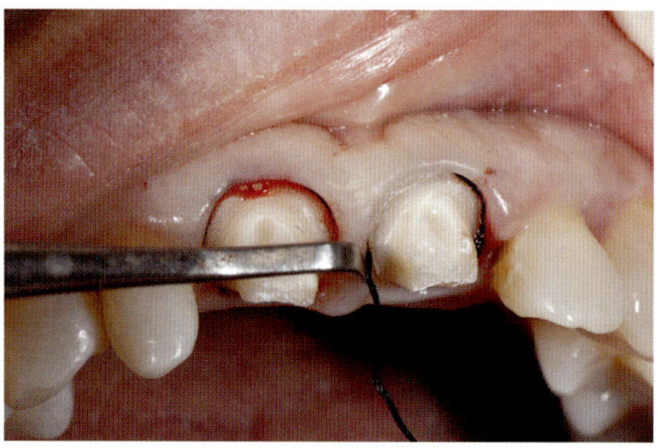

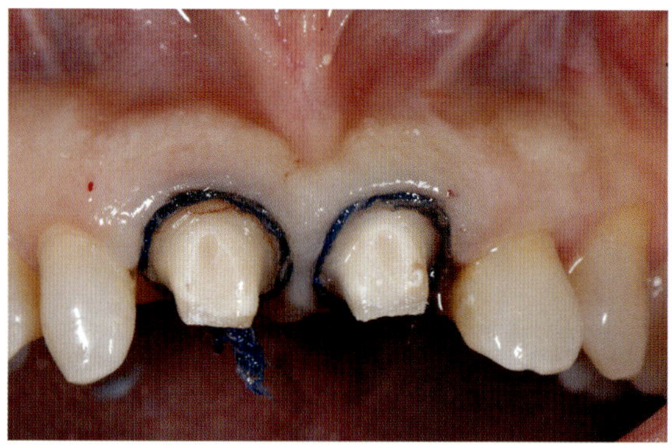

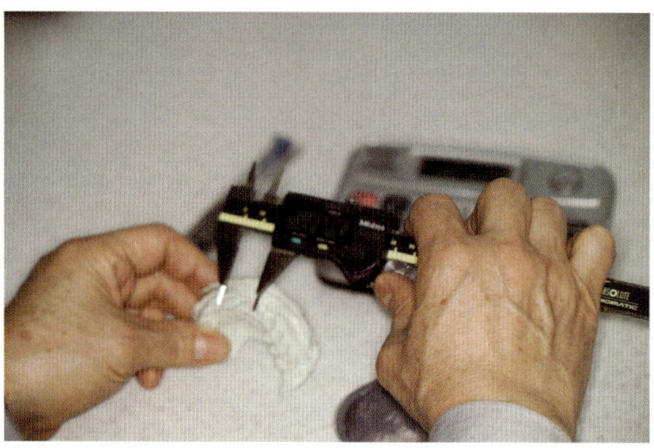

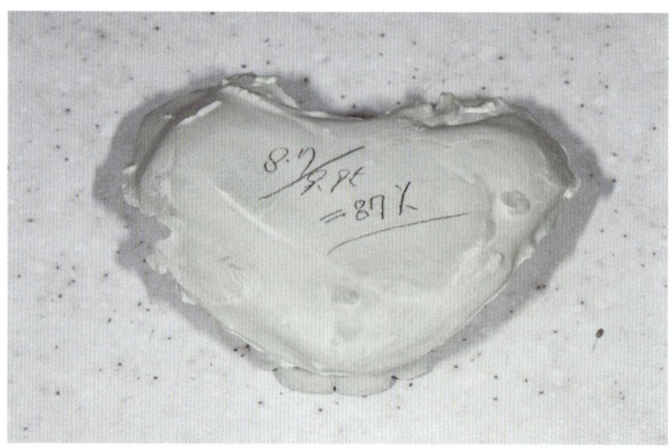

사진 촬영, impression, W/L ratio 평가

치과의사는 ceramic artist이다.

치아색과 치아 형태에 관한 모든 정보를 모으고 펼쳐서 재창조하는 예술이다.

치과의사는 도재 작업을 하는 치과기공사에게 가능한 한 많은 치아 관련 정보를 제공해야 한다.

도재 작업을 할 수 있는 충분한 공간을 얻기 위해 치아 삭제를 원칙대로 하고 치아 삭제 마진을 온전하게 재현한 인상체를 만든다.

양쪽 중절치를 포함하여 2개 이상의 치아를 수복할 때는 W/L ratio에 대한 정보를 파악해서 기공소에 전달한다.

W/L ratio가 87%면 상당히 넓게 보이는 치아 형태이다.

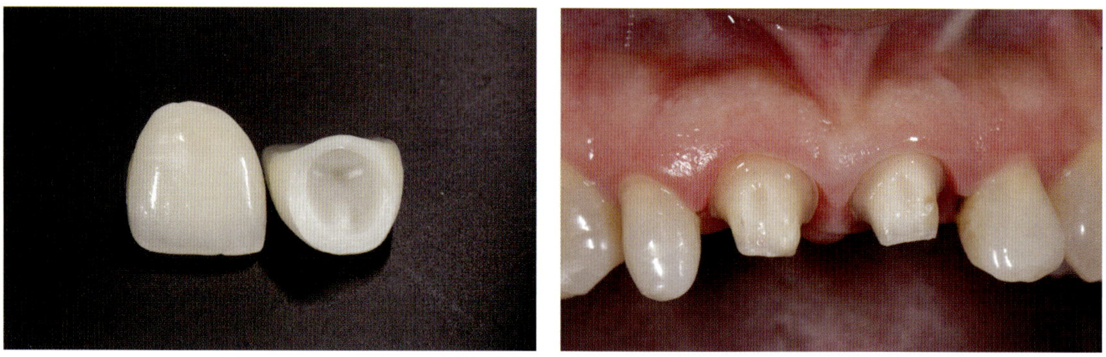

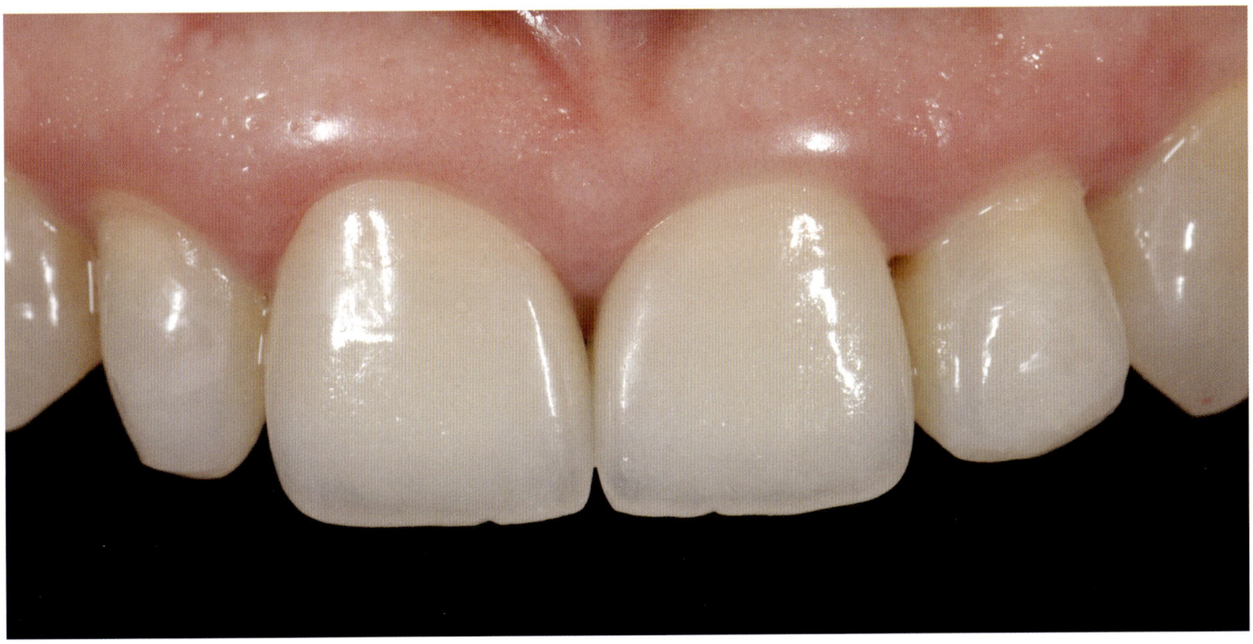

촬영 장비/Ceramist
Kodak DCS pro 14N
Nikon R1C1 twin flash
1:1.2, 1:1.5 배율
이안비기공소 박남현 소장

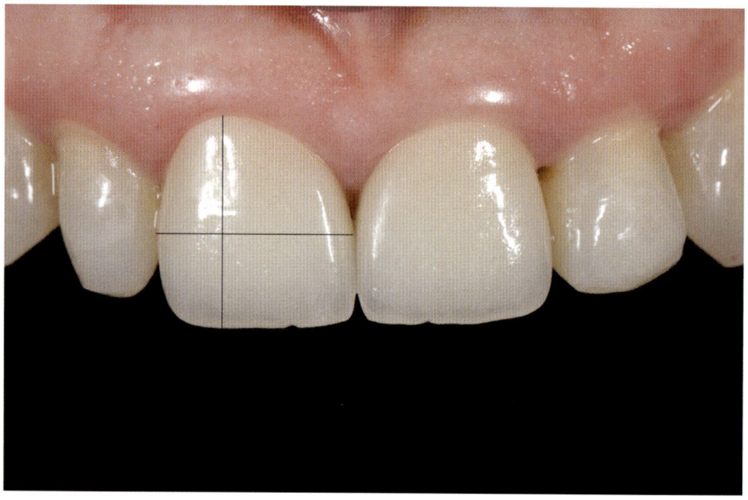

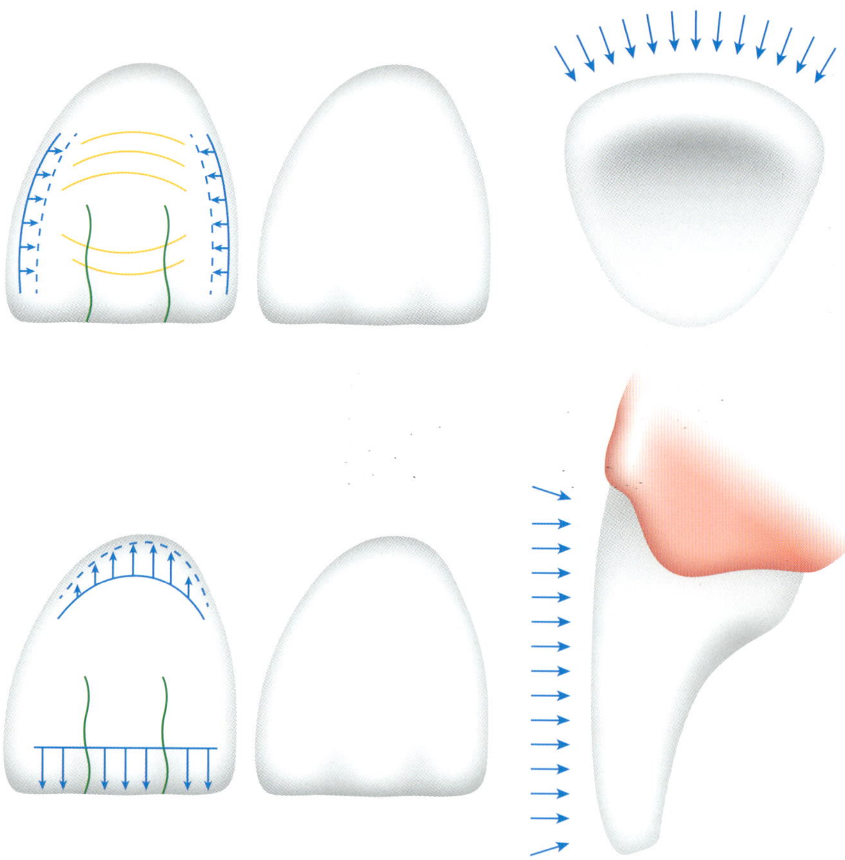

W/L ratio 85% 이상인 치아에 필요한 착시 효과 구성

상악 중절치는 전치부에서 중심이 되는 치아이다.

상악 중절치가 보여 주는 폭과 길이의 비율은 치아의 형태를 결정하는 중요한 요소이다.

한국인에게 어울리는 W/L ratio는 80~85% 정도이다.

80% 이하면 중절치가 너무 길어 보이고 85% 이상이면 중절치가 너무 넓어 보인다.

W/L ratio가 85% 이상인 치아로, 즉 치아가 넓고 짧다.

- **폭을 좁아 보이게 하는 착시 유도**
  –협측 이행선각을 치아 중앙으로 이동시킨다.
  –근원심 방향으로 순면의 볼록함을 증가시킨다.

- **길이를 길어 보이게 하는 착시 유도**
  –수직적인 융선과 구를 강조해 준다.
  –순면의 치아 장축 방향에서 평탄하게 한다.

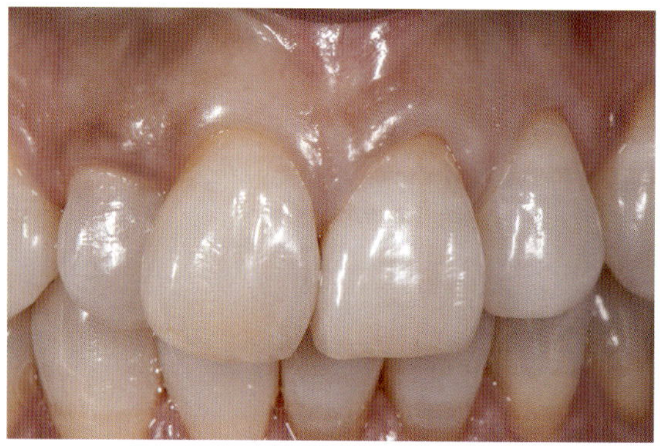

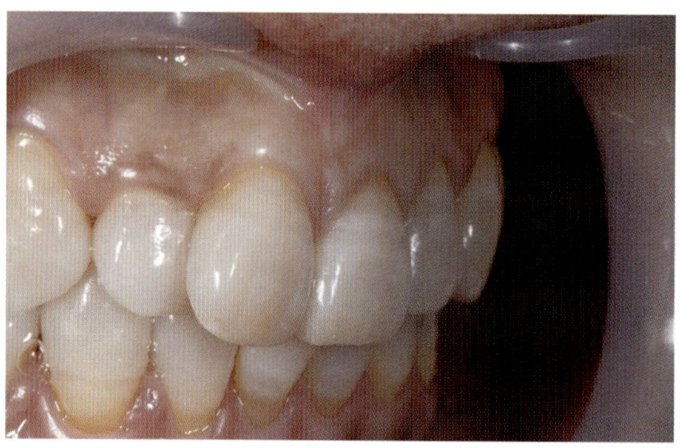

#11, #21 zirconia restoration

30세 여성으로 치아 콤플렉스 때문에 크게 웃지 못한다는 주소를 가지고 내원하였다.

형태가 바르고 예쁜 치아를 만들고 싶다고 간곡히 부탁하였다.

기저 색상이 C계열이면 도재 작업이 어렵다.

환자가 원하는 색상과 형태 재현이 쉽지 않은 증례이다.

Provisional restoration 제작을 정확하게 해서 장축으로 치아 형태를 바르게 수정한다.

이 증례에서는 정확한 색상 파악과 치관 비율 W/L ratio가 보철물 제작에 중요한 기준이다.

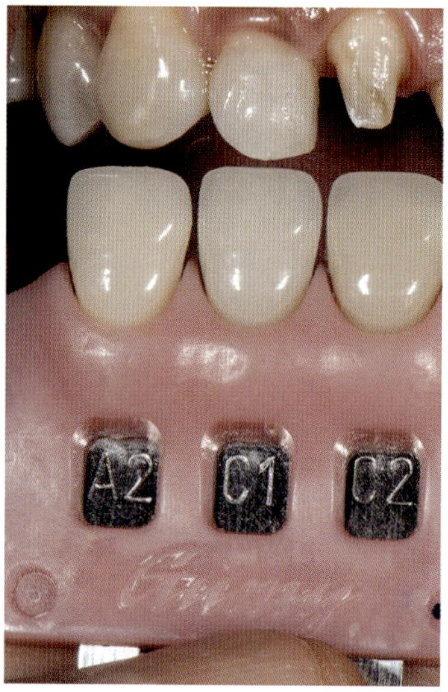
A2
C1
C2

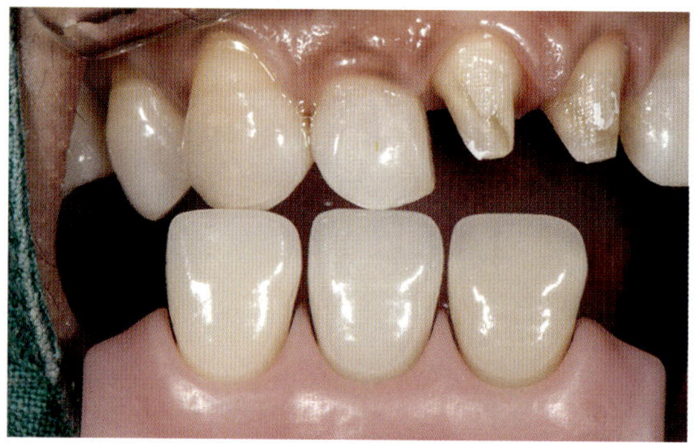

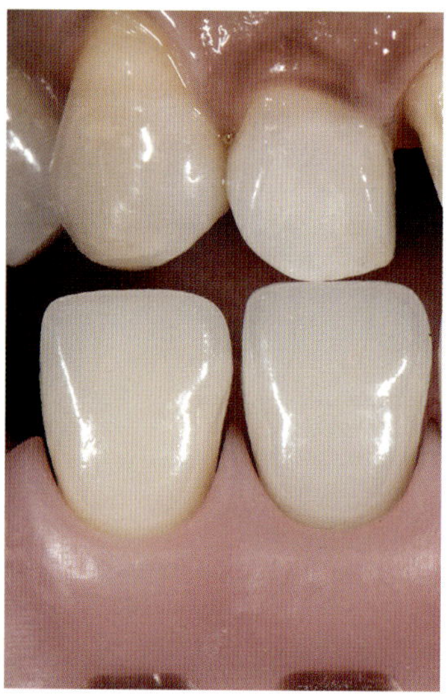

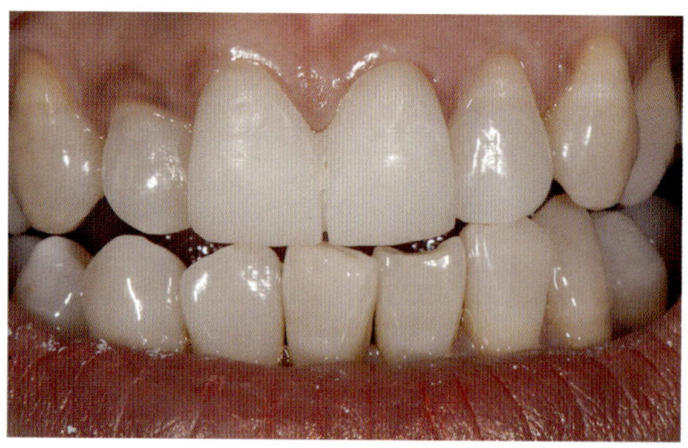

사진 촬영, Impression, W/L ratio 평가

인접 치아 #12 치아의 기저색이 C1이다. #12 치아에 관한 많은 색상정보를 얻기 위해 1:1 근접촬영 하였다.

Provisional restoration

형태 개선이 중요한 보철 목표일 때는 provisional restoration을 최종보철물과 비슷하게 만들어야 한다. 완성도 높은 provisional restoration이 제작되었다.

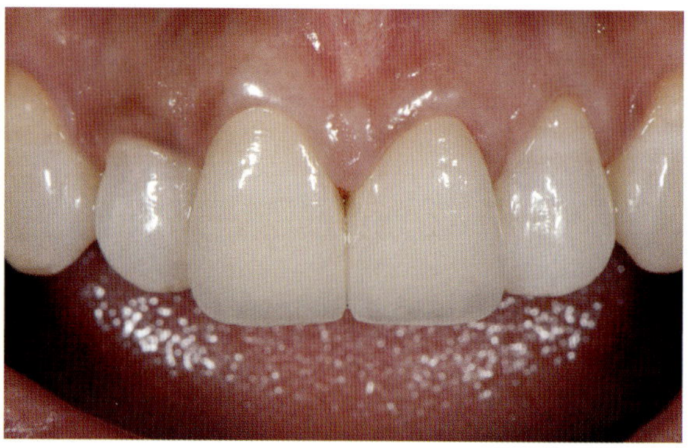

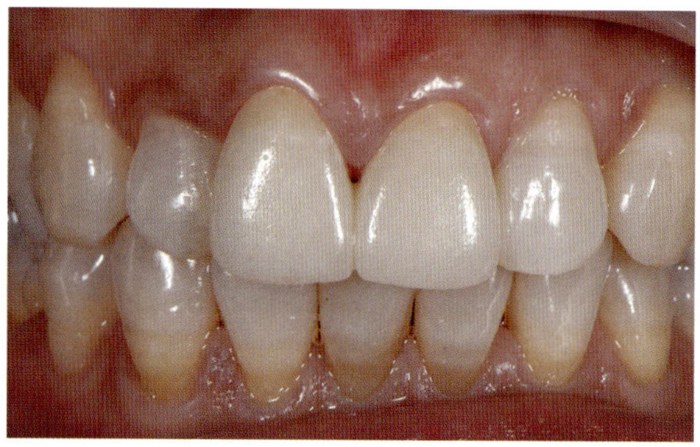

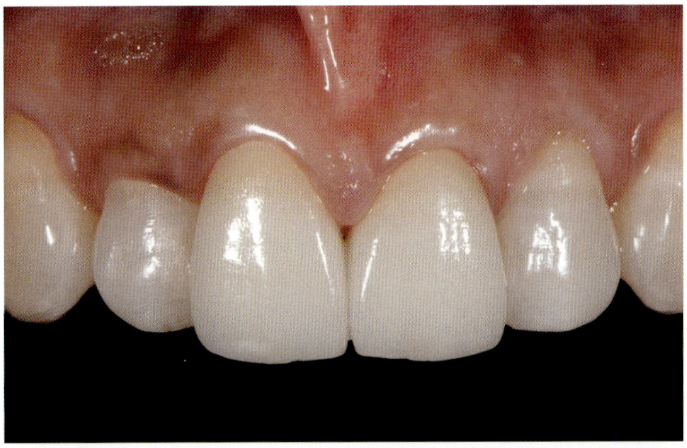

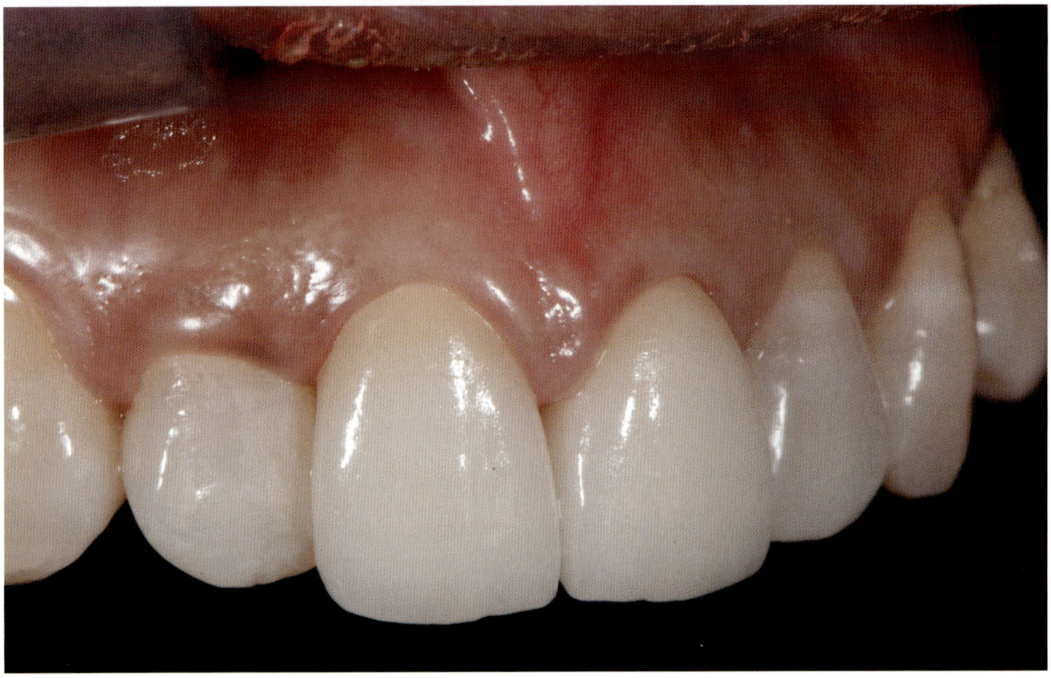

촬영 장비/Ceramist
Kodak DCS pro 14N
Nikon R1C1 twin flash
1:1.2, 1:1.5 배율
이안비기공소 박남현 소장

임상 마무리하기

좌측 첫 번째 보철물은 어둡다. 즉, 명도가 낮다. 색상 수정을 의뢰하였다.

좌측 두 번째 보철물은 표면이 거칠고 미세한 기포가 보인다.

두 번의 수정을 거친 후 색상과 형태가 개선되었다.

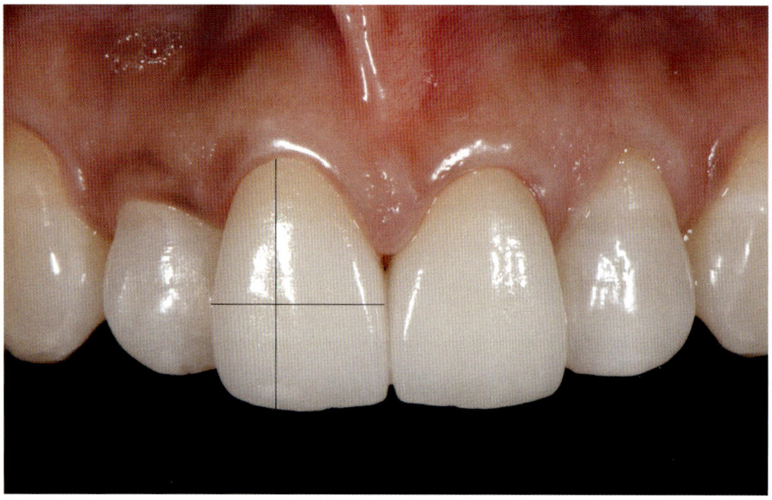

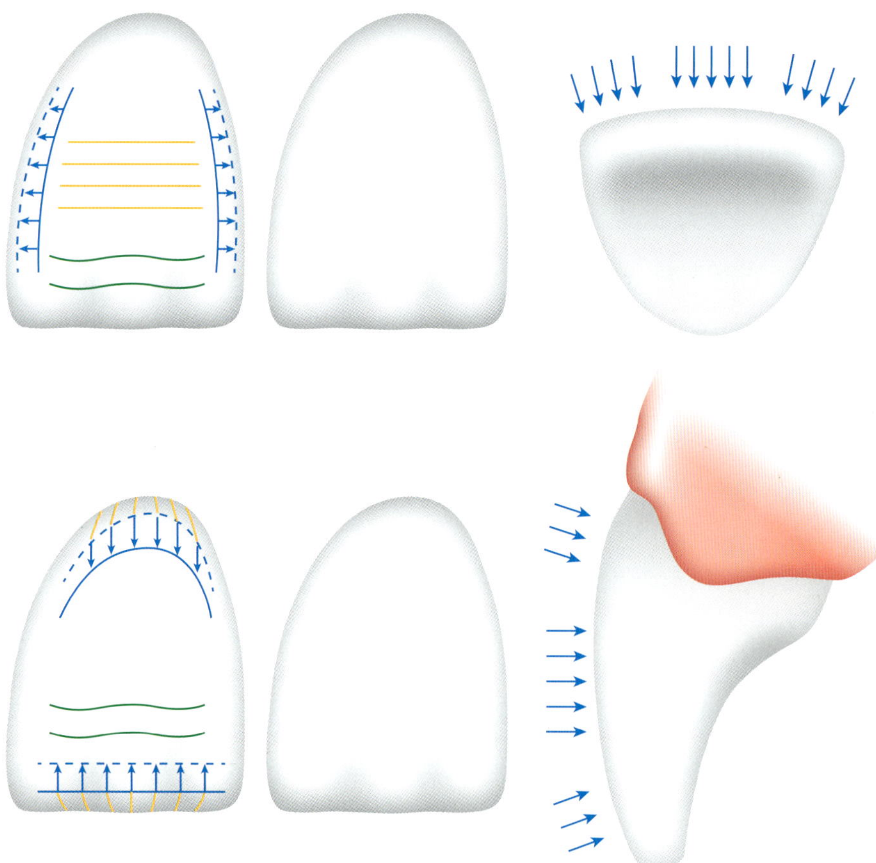

W/L ratio 75% 이하인 치아에 필요한 착시효과 구성

W/L ratio가 75% 이하인 치아로, 즉 치아 폭이 좁고 길다.

- **폭을 넓어 보이게 하는 착시 유도**
  - 협측 이행선각을 바깥쪽으로 이동한다.
  - 순면 근원심 방향으로 평탄하게 해 준다.

- **길이를 짧아 보이게 하는 착시 유도**
  - 수평적인 융선과 구를 강조해 준다.
  - 순면의 치아 장축 방향에서 세 평면으로 구성하여 볼록하게 한다.
  - 절단부 1/3부위를 설측으로 경사지게 한다.

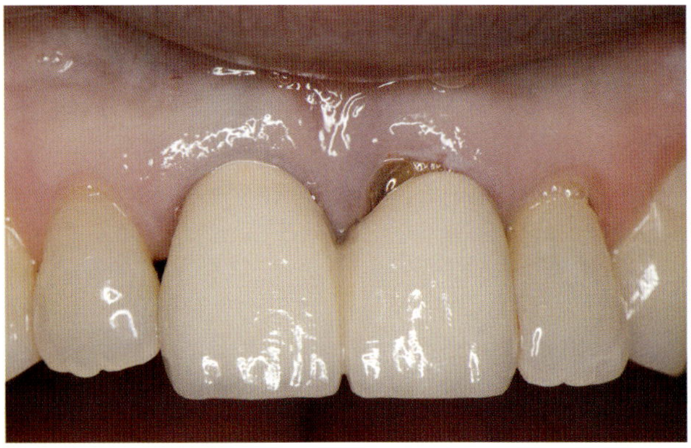

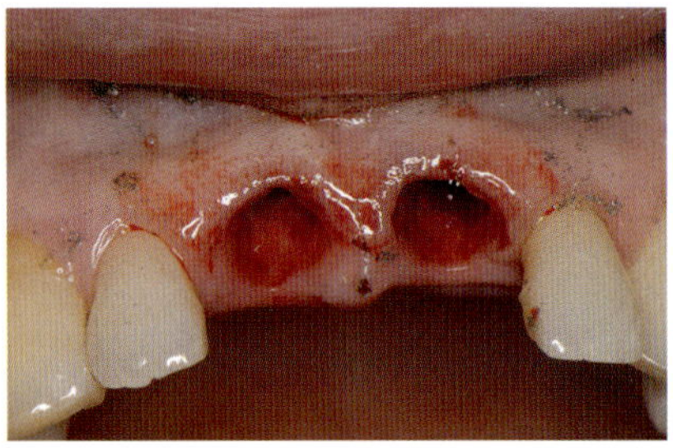

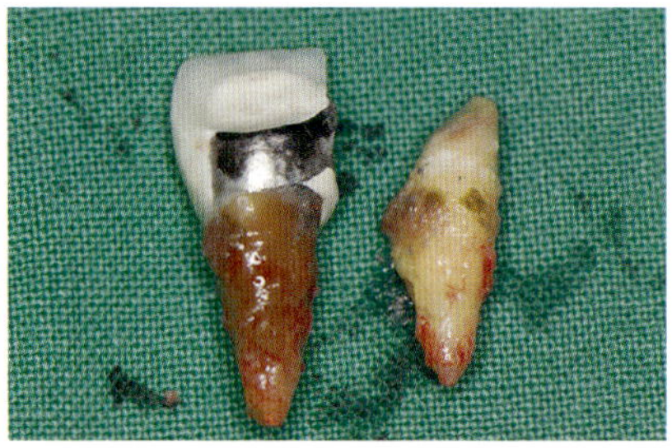

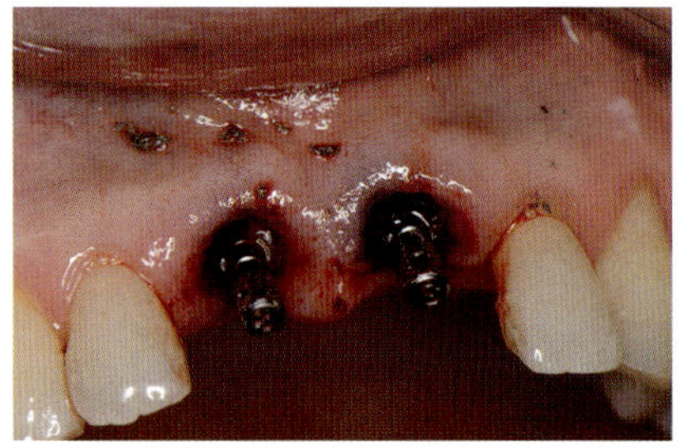

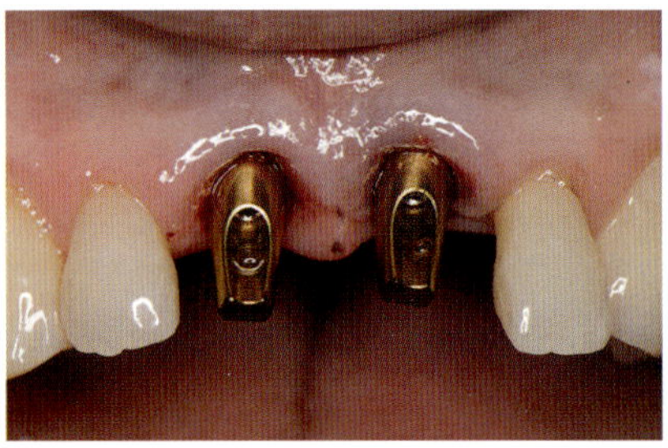

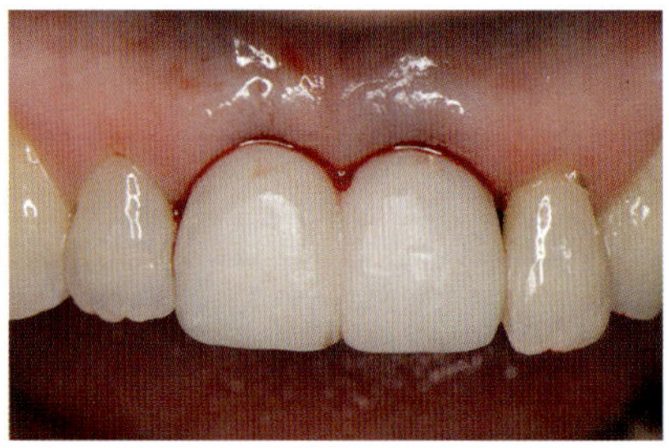

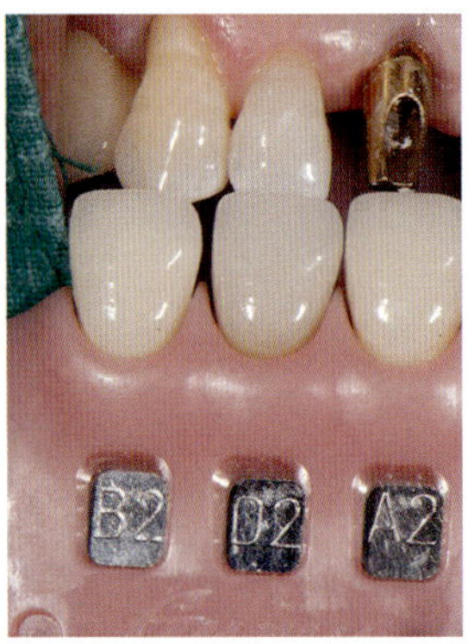
B2
D2
A2

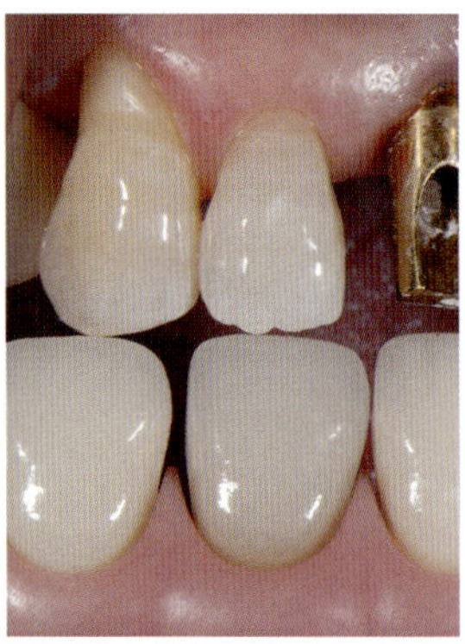

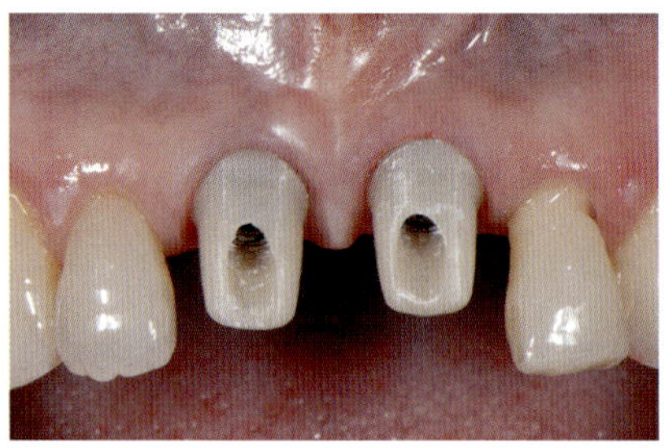

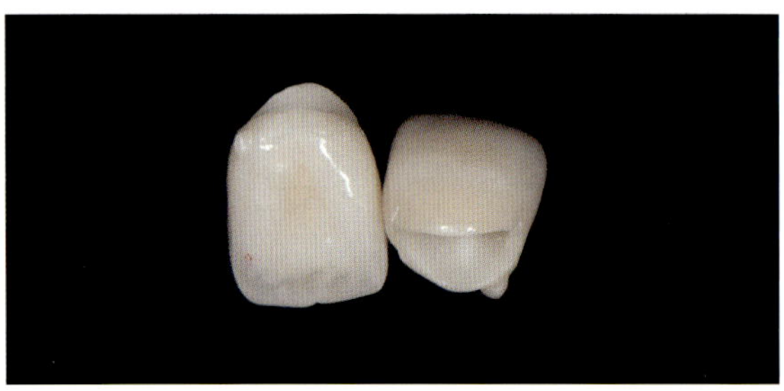

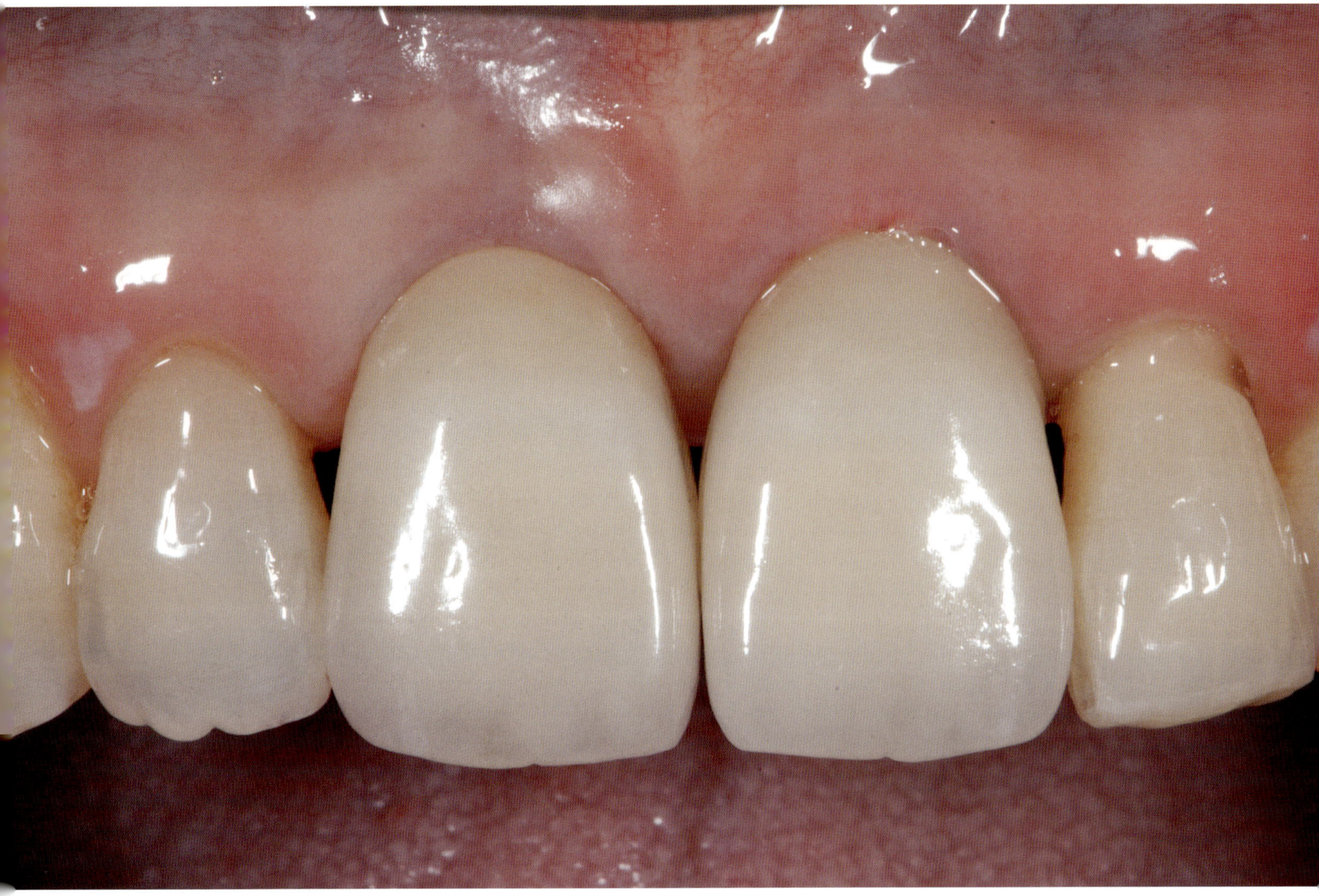

촬영 장비/Ceramist
Kodak DCS pro 14N
Nikon R1C1 twin flash
1:1.2 배율
이안비기공소 박남현 소장

#11, #21 implant with zirconia restoration

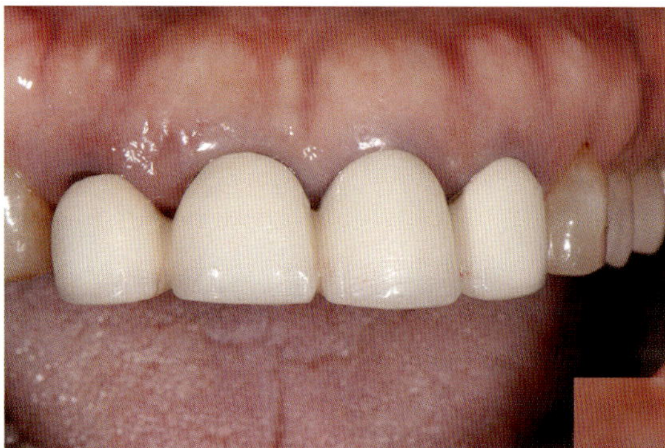

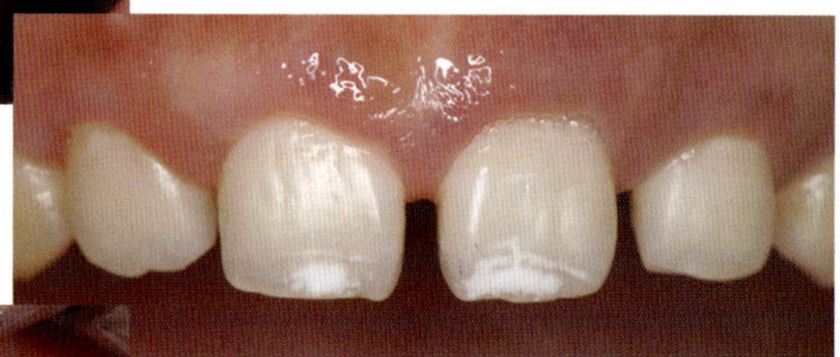

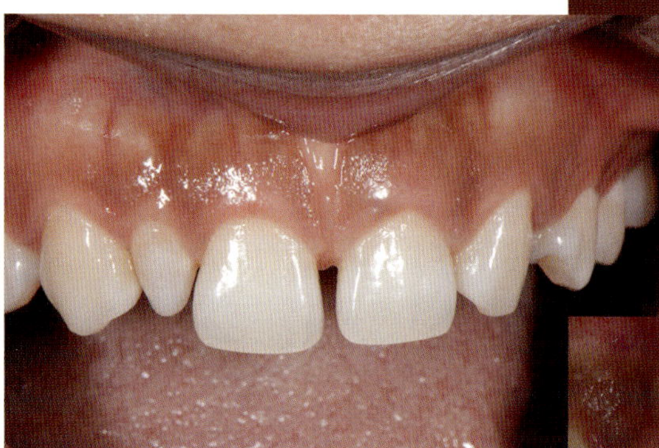

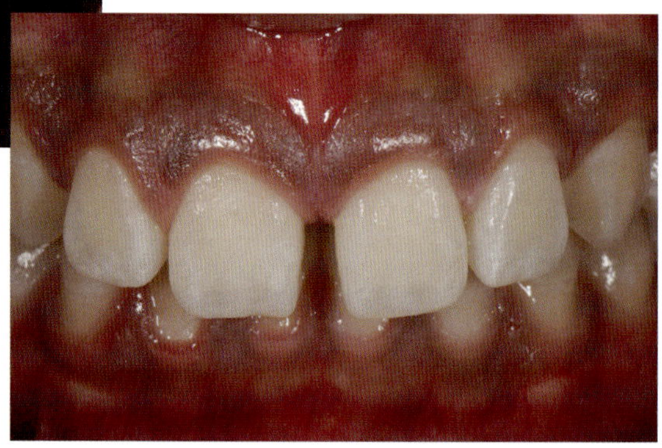

Golden proportions(Four restorations)

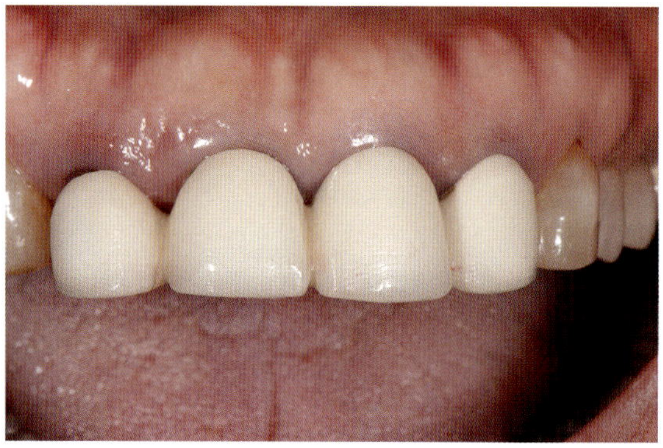

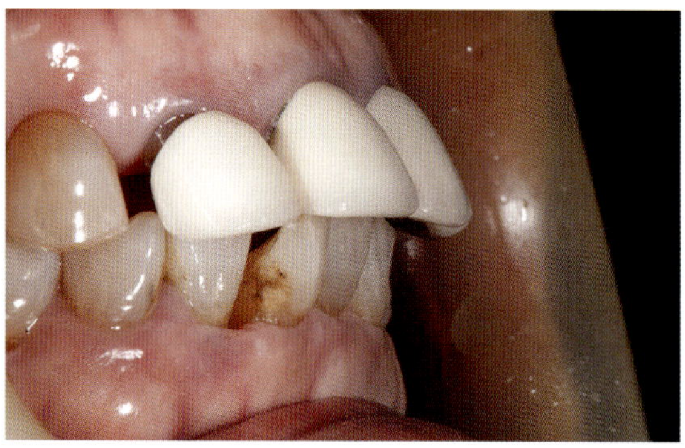

#12-#22 zirconia re-restoration

환자는 60대 중반 여성으로, 10년 전에 보철한 치아가 예쁘지 않아 크게 웃지 못한다는 주소를 가지고 내원하였다.
형태가 바르고 예쁜 치아를 다시 만들고 싶다고 간곡히 부탁하였다.

이 증례는 일명 '뻐드렁니'를 개선하는 과정이다.

#13 치아와 #12 치아 사이 공간은 #13 치아 mesial side에 레진 충전으로 공간을 처리할 계획이다.
좌측에 있는 공간도 동일한 방식으로 처리할 계획이다.

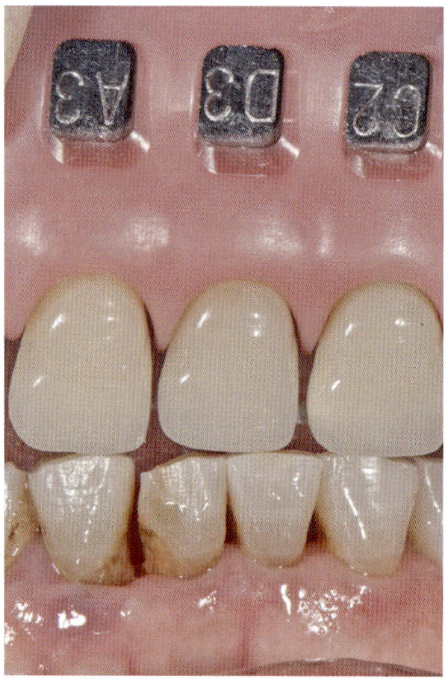

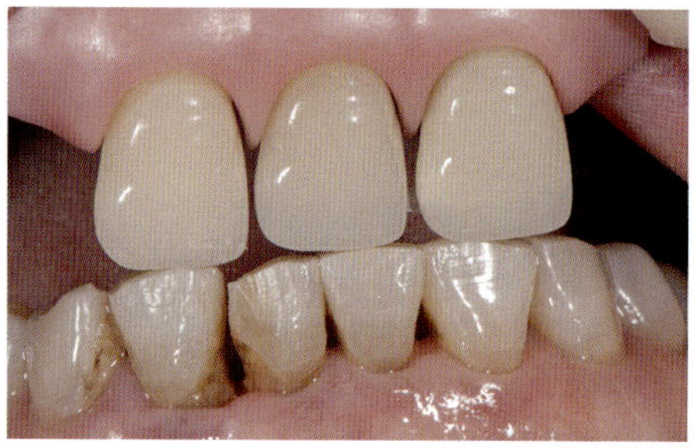

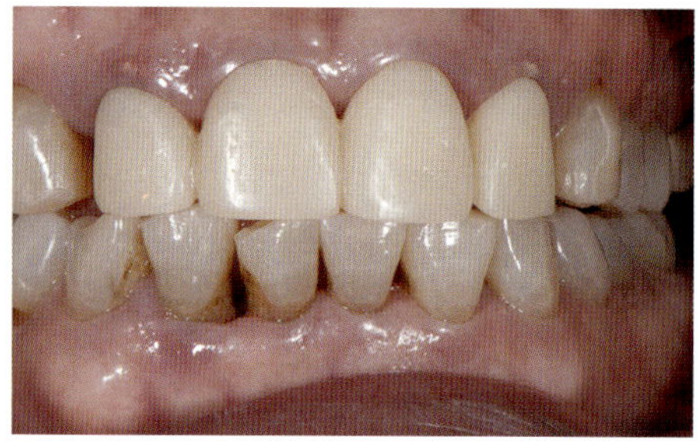

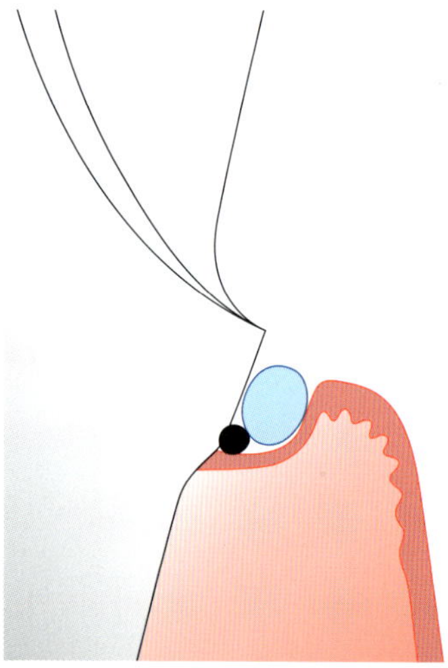

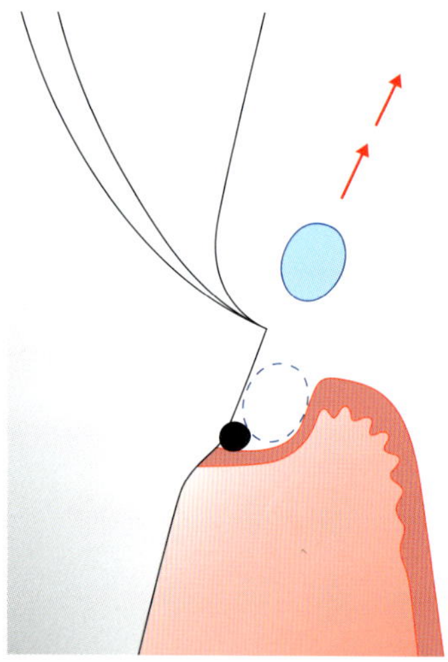

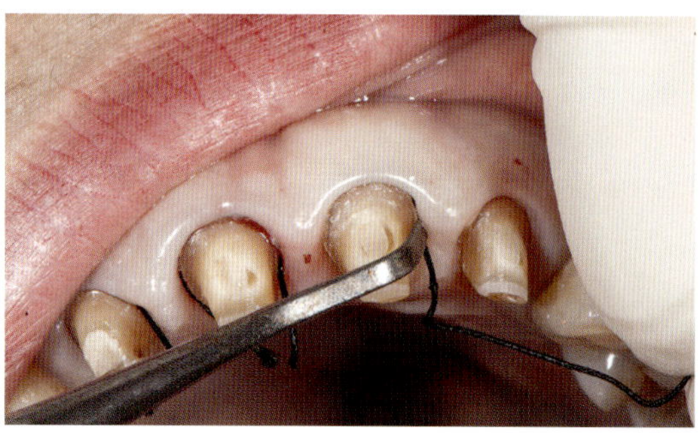

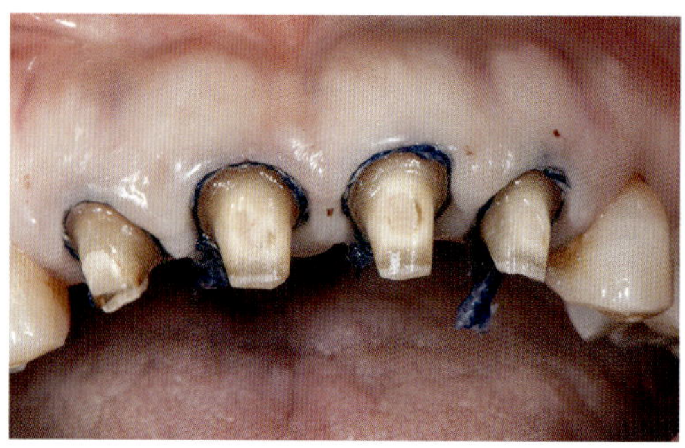

색상 선택

하악 전치부에서 기저색 D3를 선택하였다. 명도순으로 C2, D3, A3 shade tab을 선택하여 사진 촬영을 하였다.

Provisional restoration

#13–#12 치아와 #22–#23 치아 사이에 형성된 공간이 있다. 이 공간은 최종보철물을 setting 후 견치 mesial side에서 레진 충전으로 공간을 처리하려고 한다.

Gingival retraction cord

최종보철물 제작을 위해 필수적인 정밀한 인상채득이 필수적이다. 이를 위해 cord를 활용하여 치아 삭제 마진을 주변 치은과 분리한다.

Compression cord는 외과용 suture 2–0를 사용한다. deflection cord는 삽입 후 5분 경과 후 제거와 동시에 인상을 채득한다.

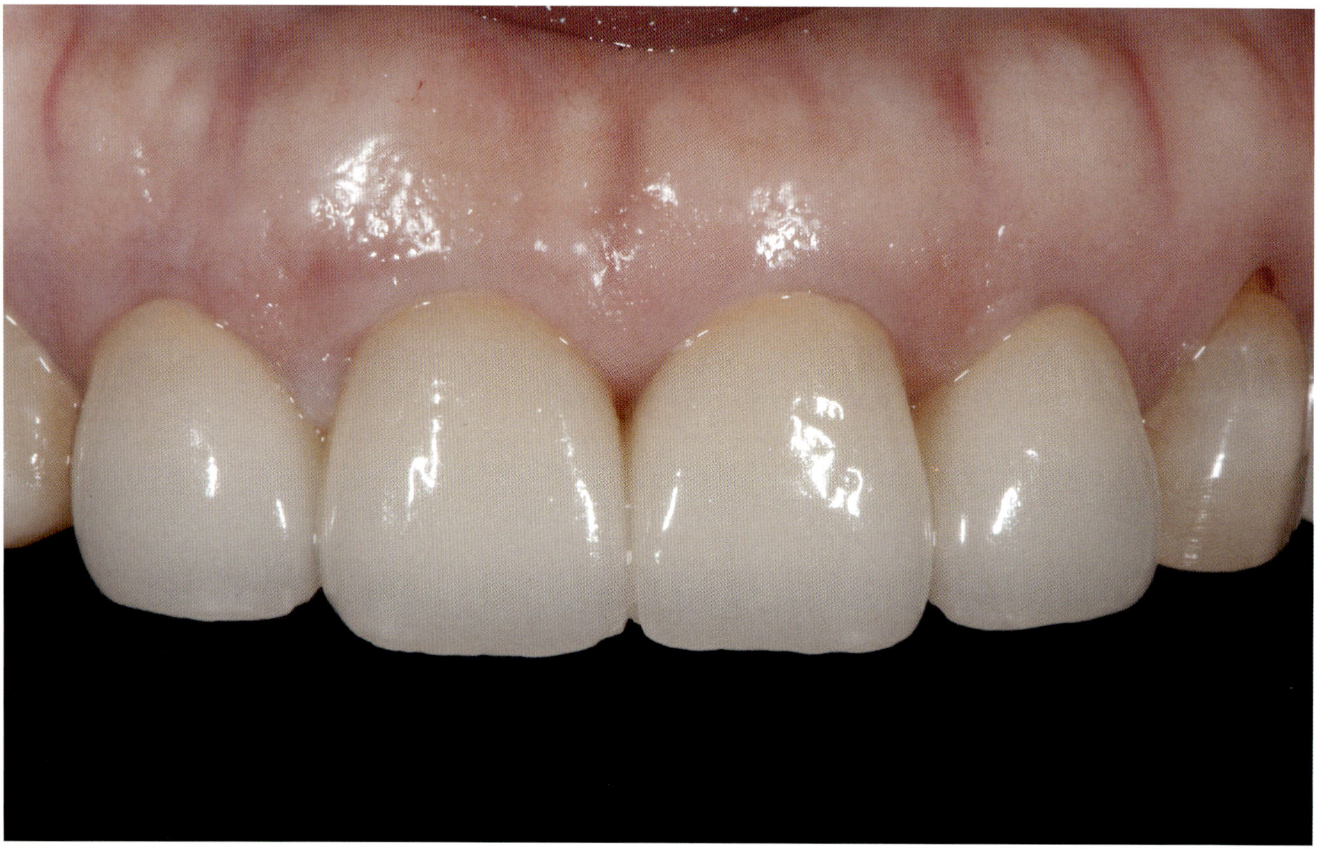

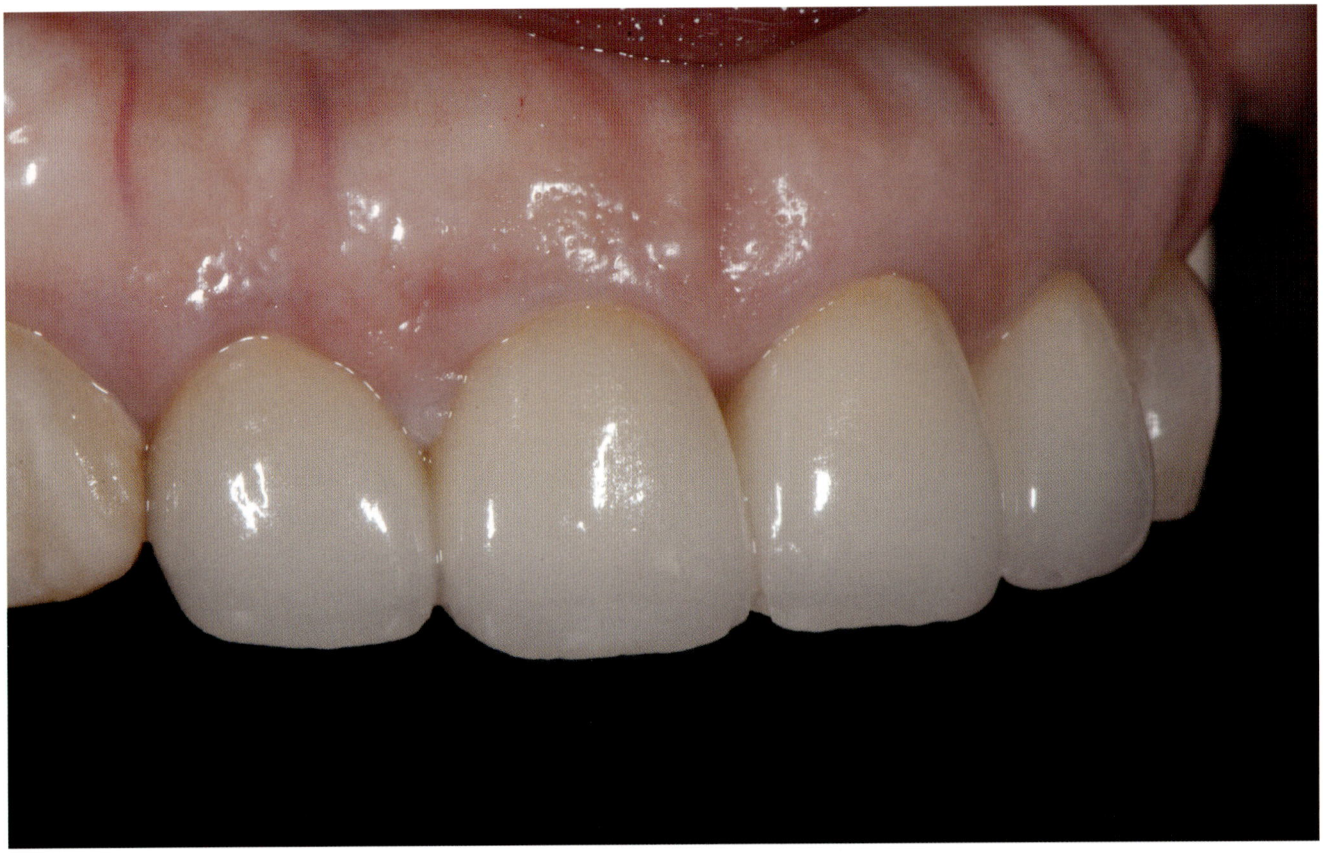

촬영 장비/Ceramist
Kodak DCS pro 14N
Nikon R1C1 twin flash
1:1.2, 1:1.5 배율
이안비기공소 박남현 소장

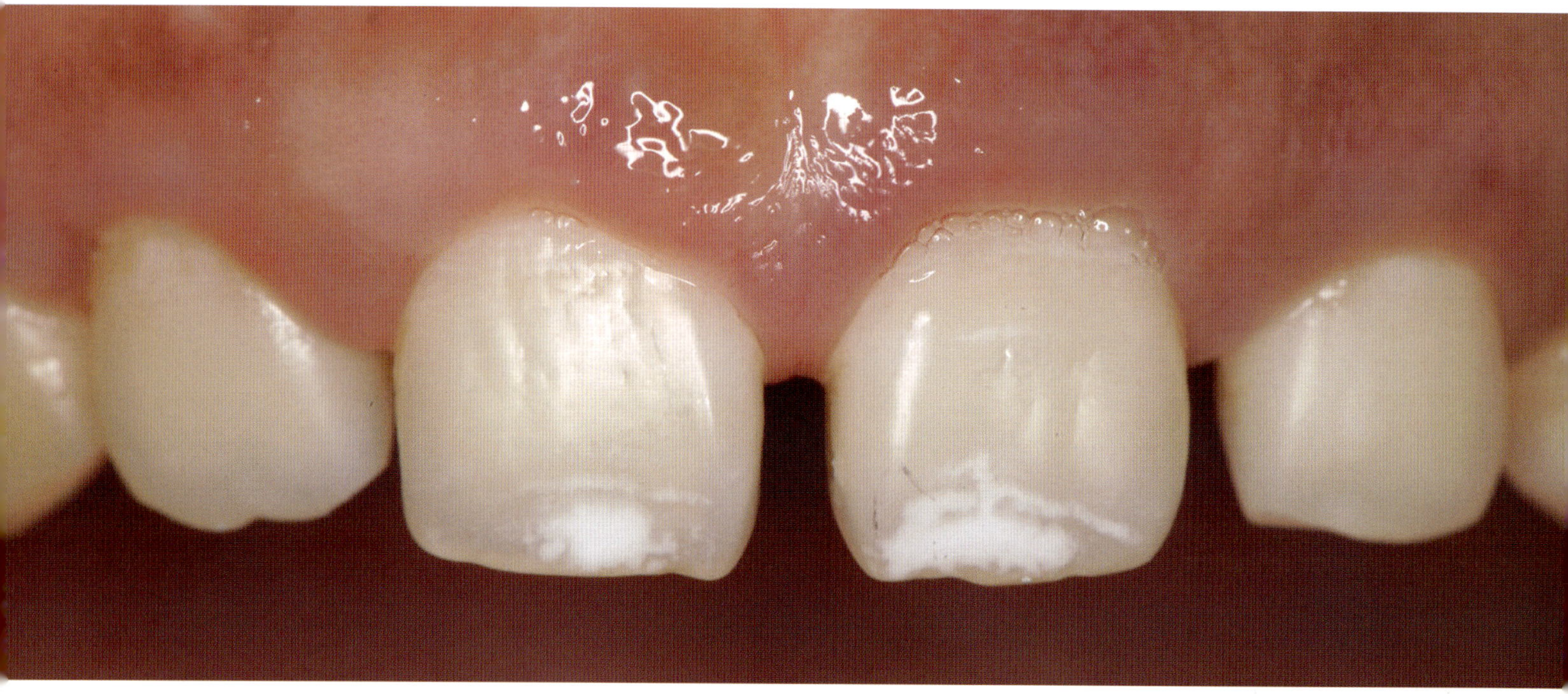

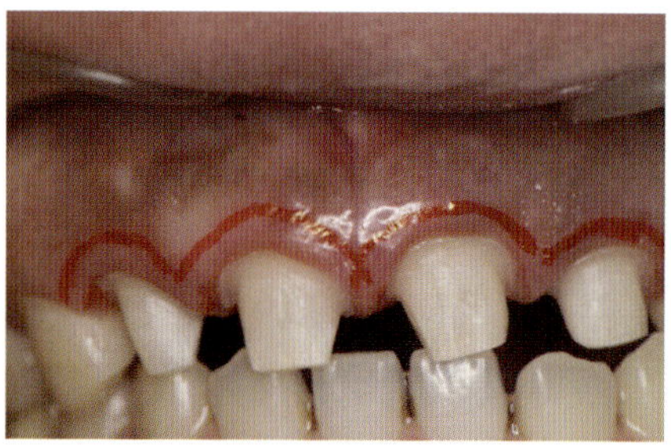

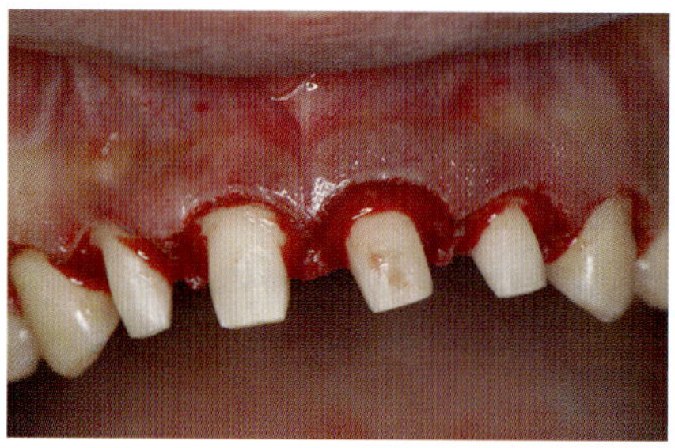

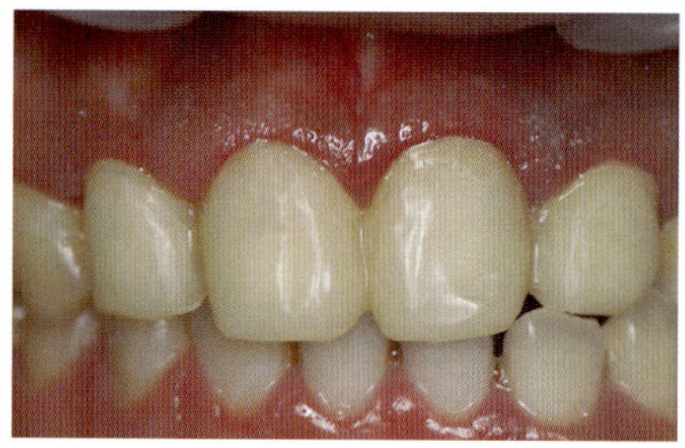

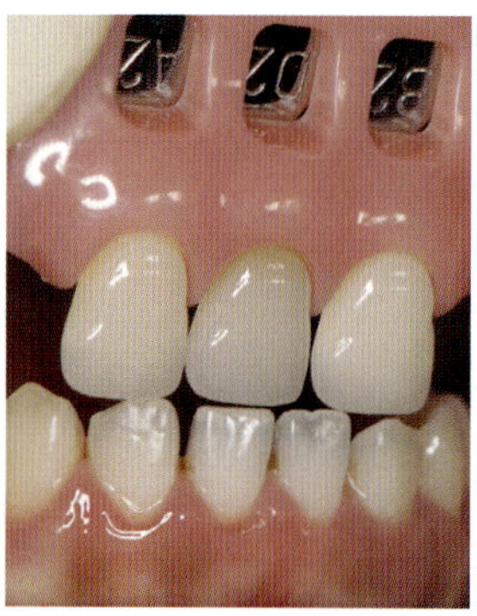

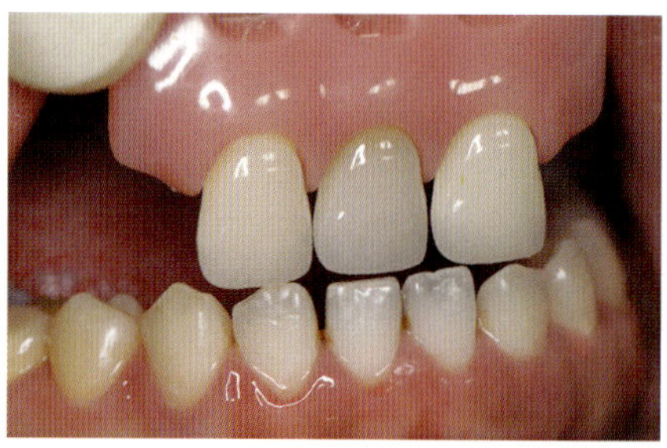

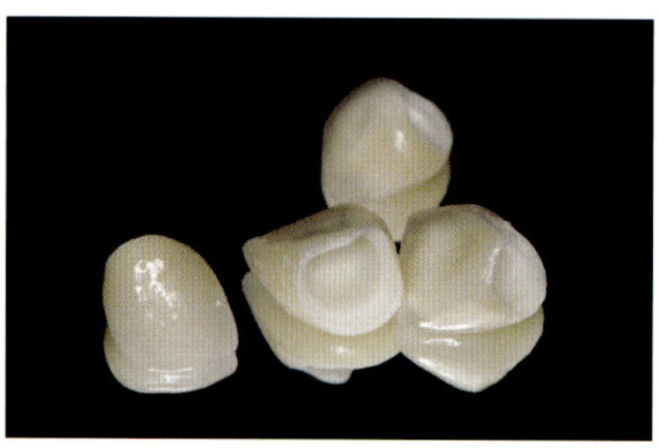

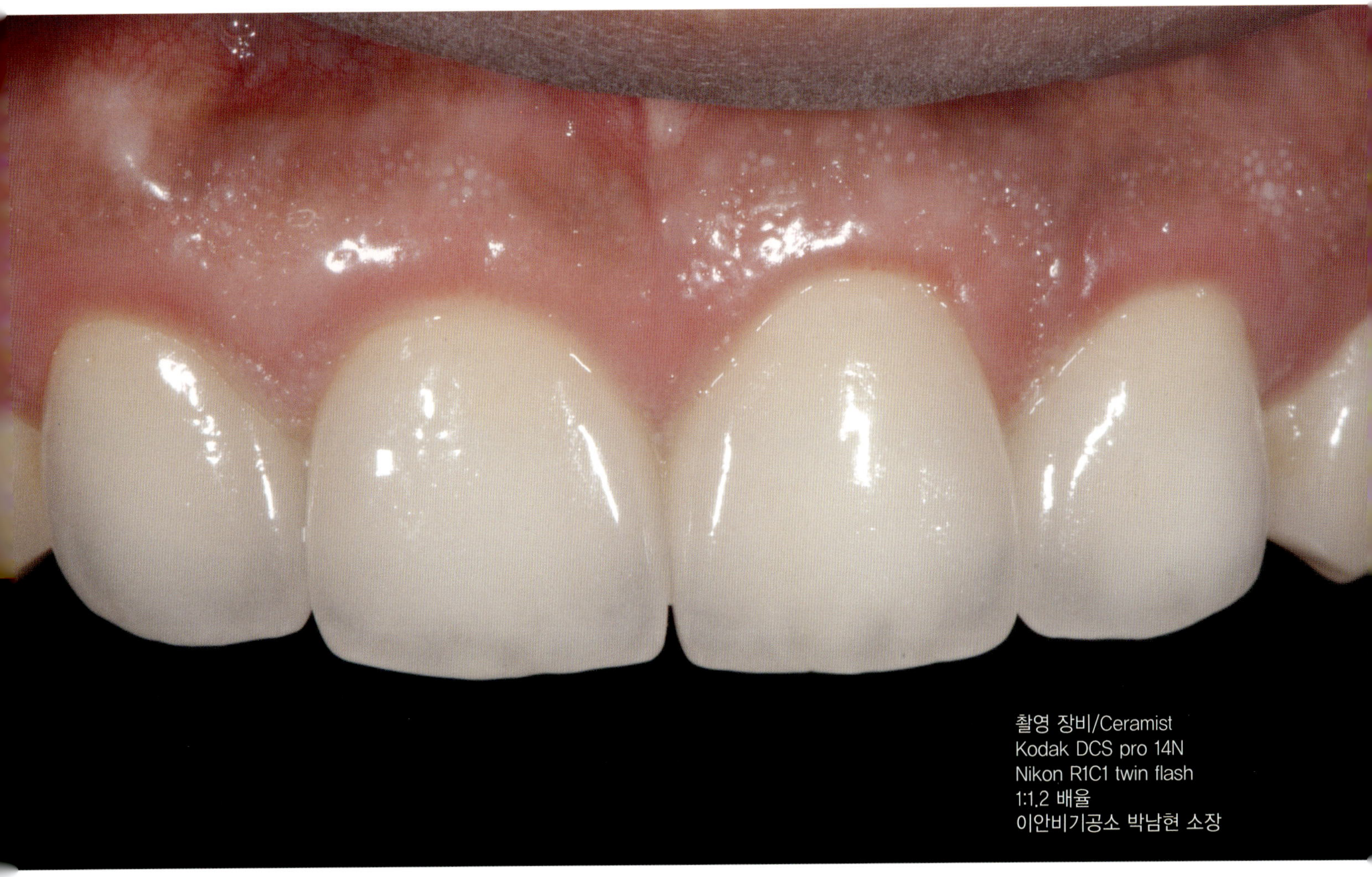

촬영 장비/Ceramist
Kodak DCS pro 14N
Nikon R1C1 twin flash
1:1.2 배율
이안비기공소 박남현 소장

#12–#22 zirconia restoration

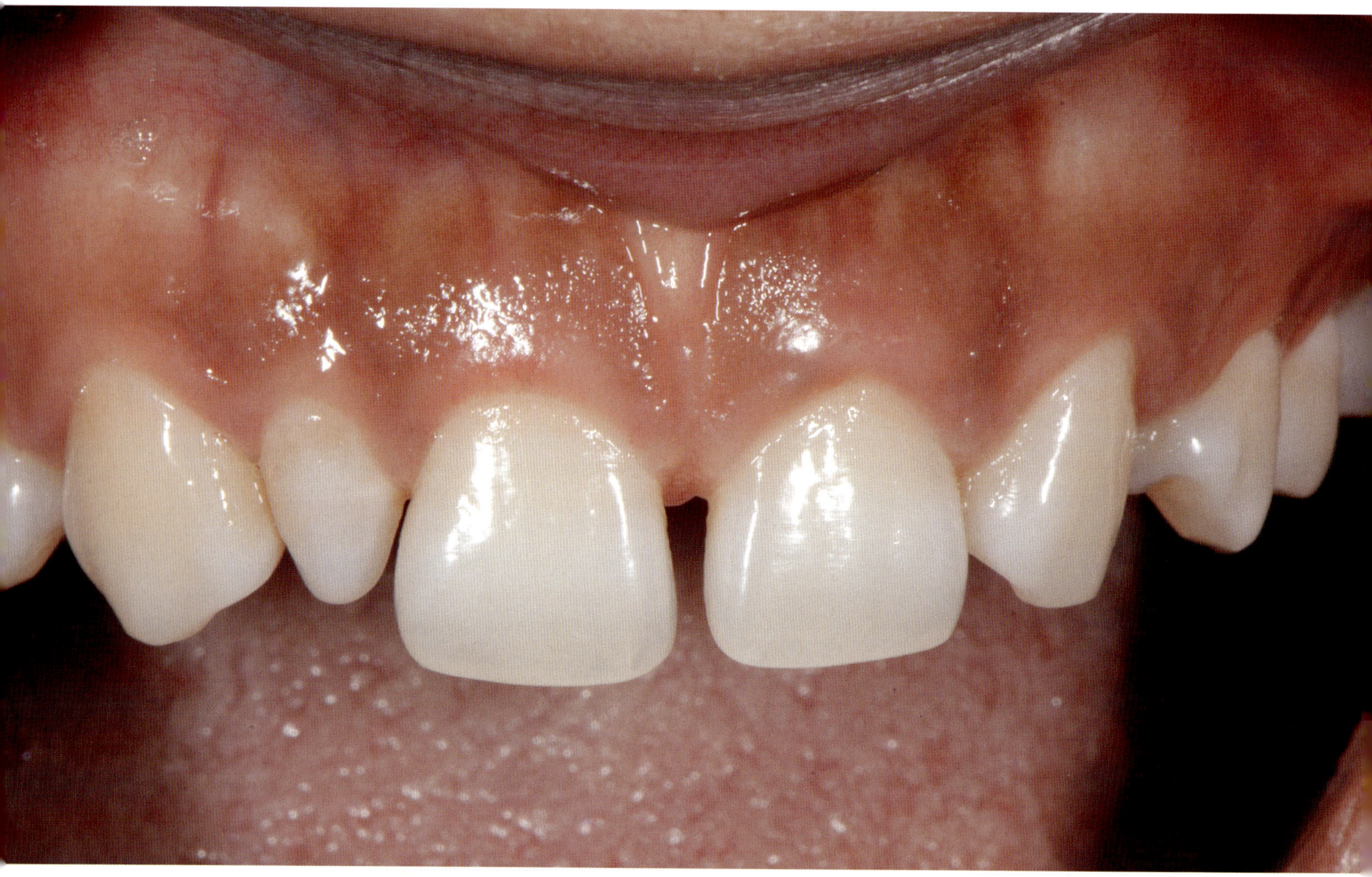

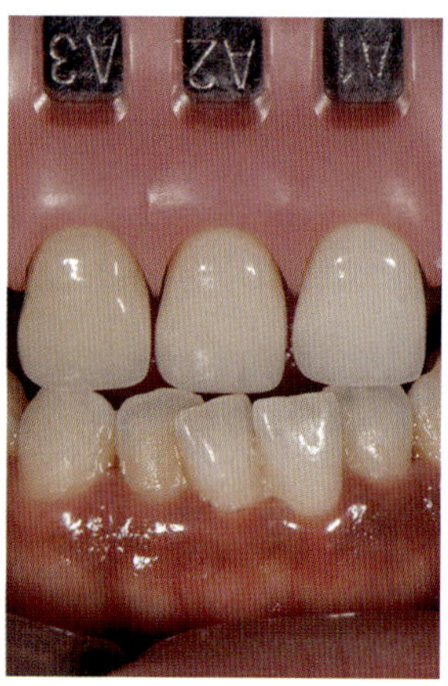
A3
A2
A1

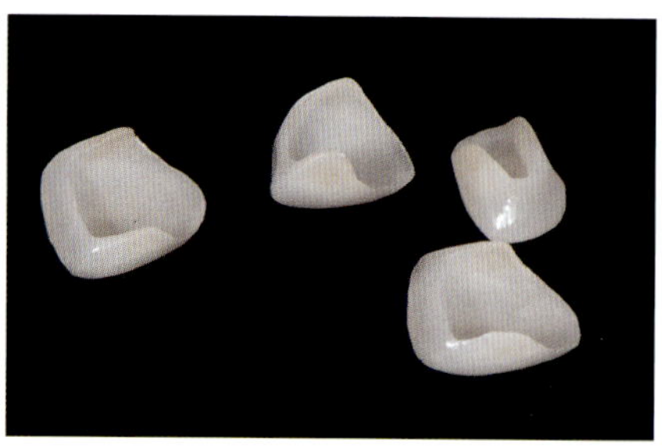

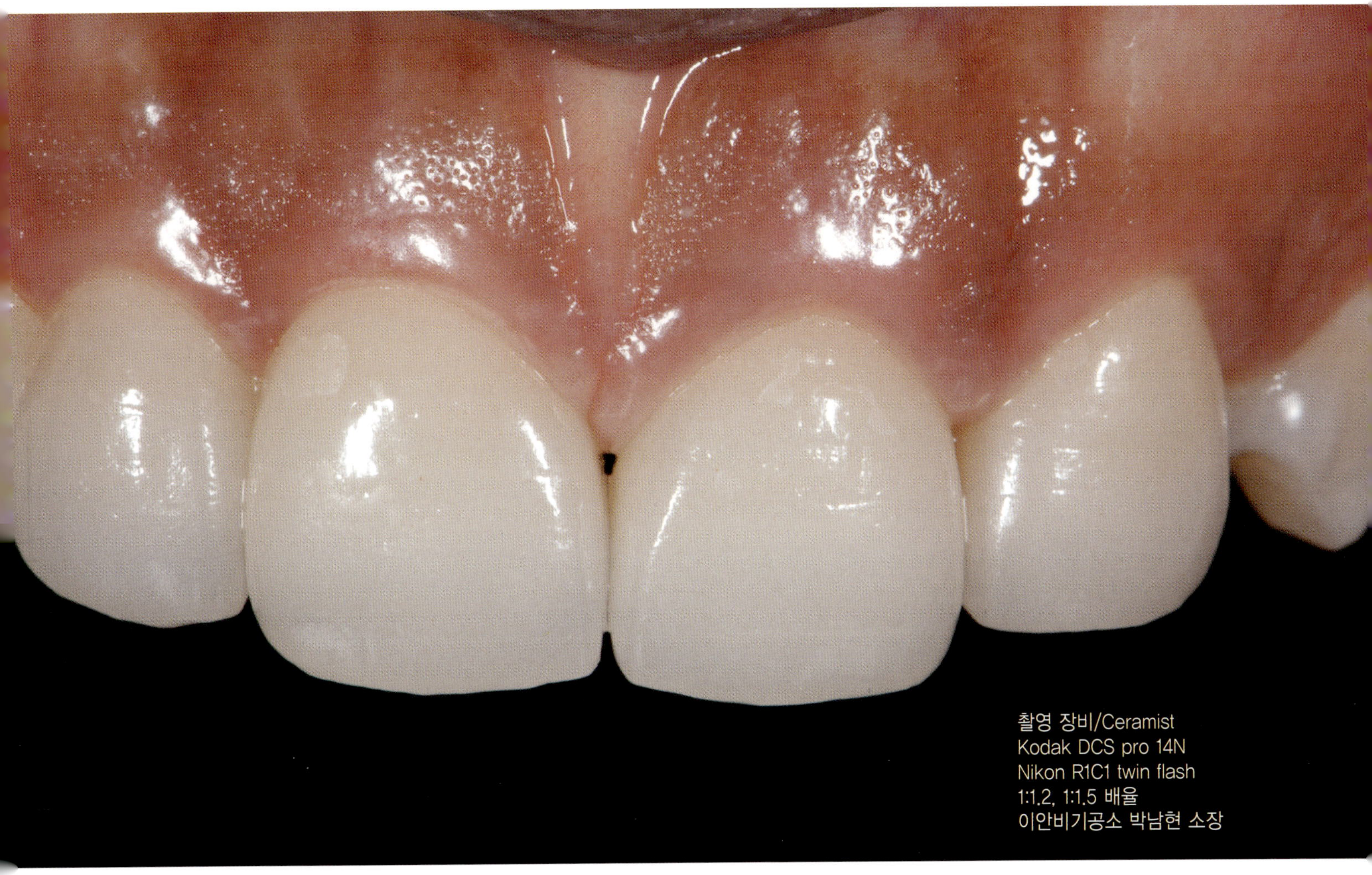

#12–#22 laminate veneer restoration

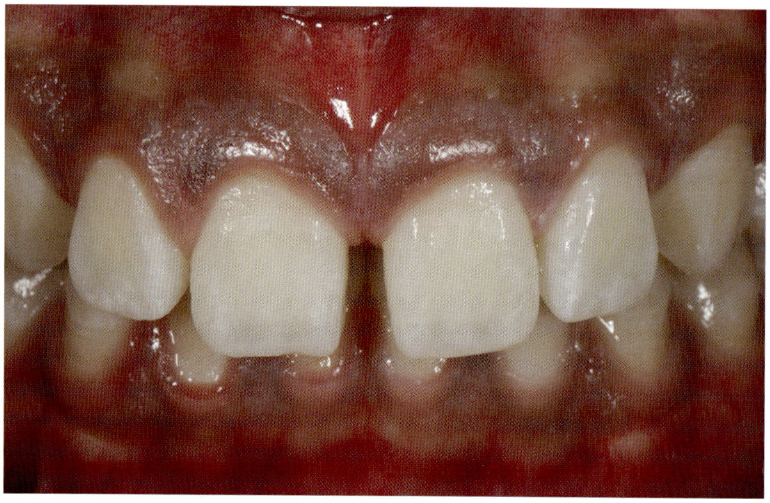

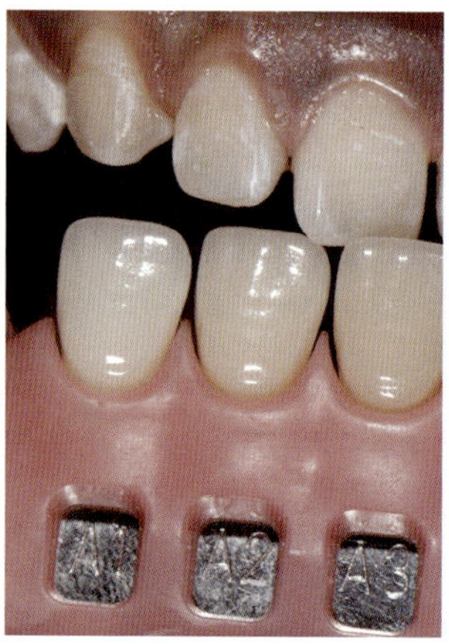

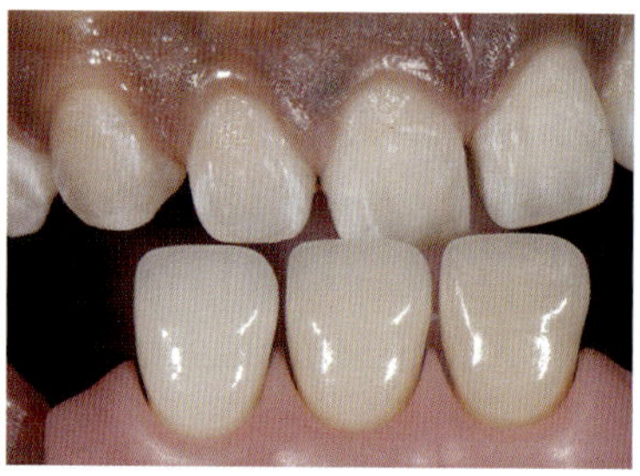

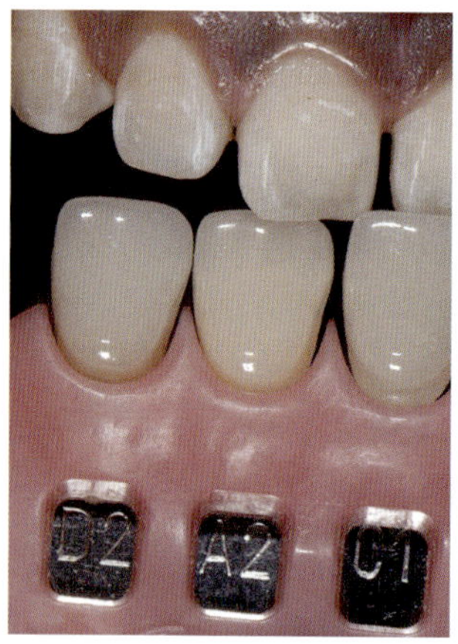
D2
A2
C1

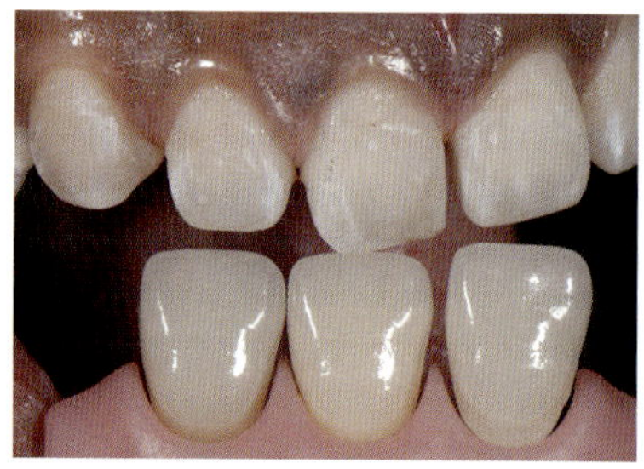

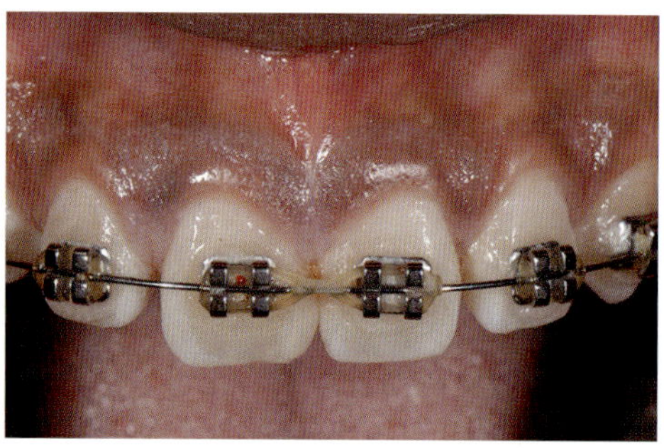

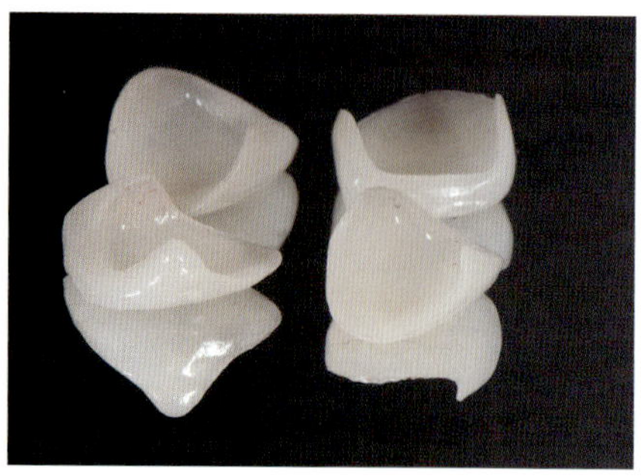

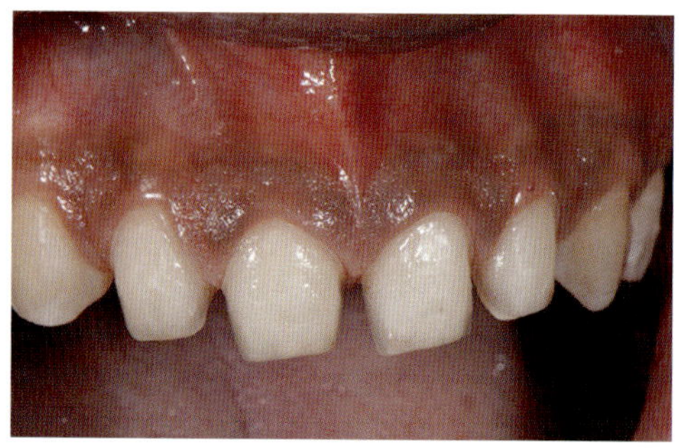

#12-#22 laminate veneer

환자는 20대 체육학과 남학생이다. 앞니를 보기 좋게 하기 위해서 내원하였다.

상악 6 전치 부분교정 후 laminate veneer를 하기로 결정하였다.

보철 종료 후 치은 미백을 추가하였다.

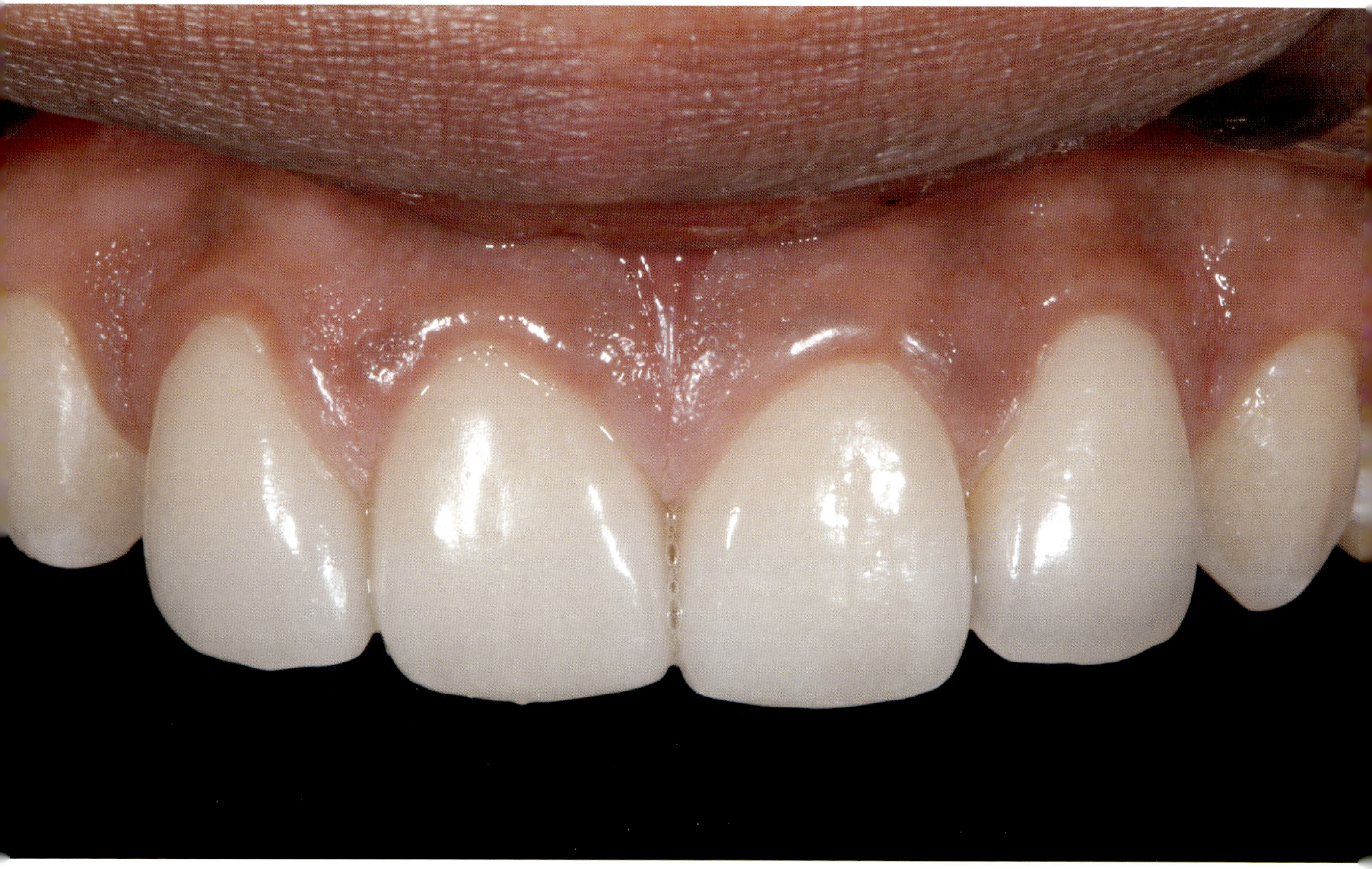

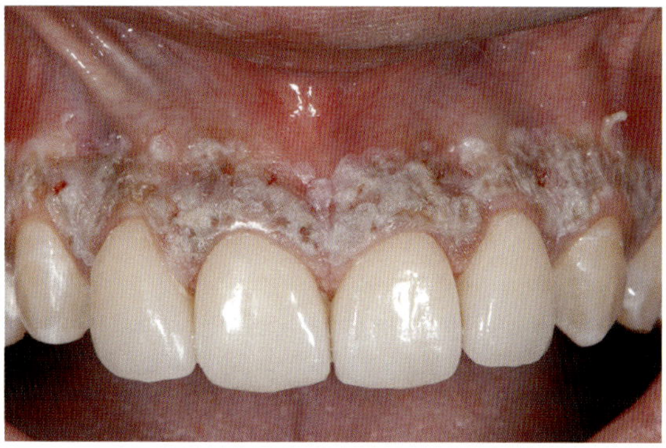

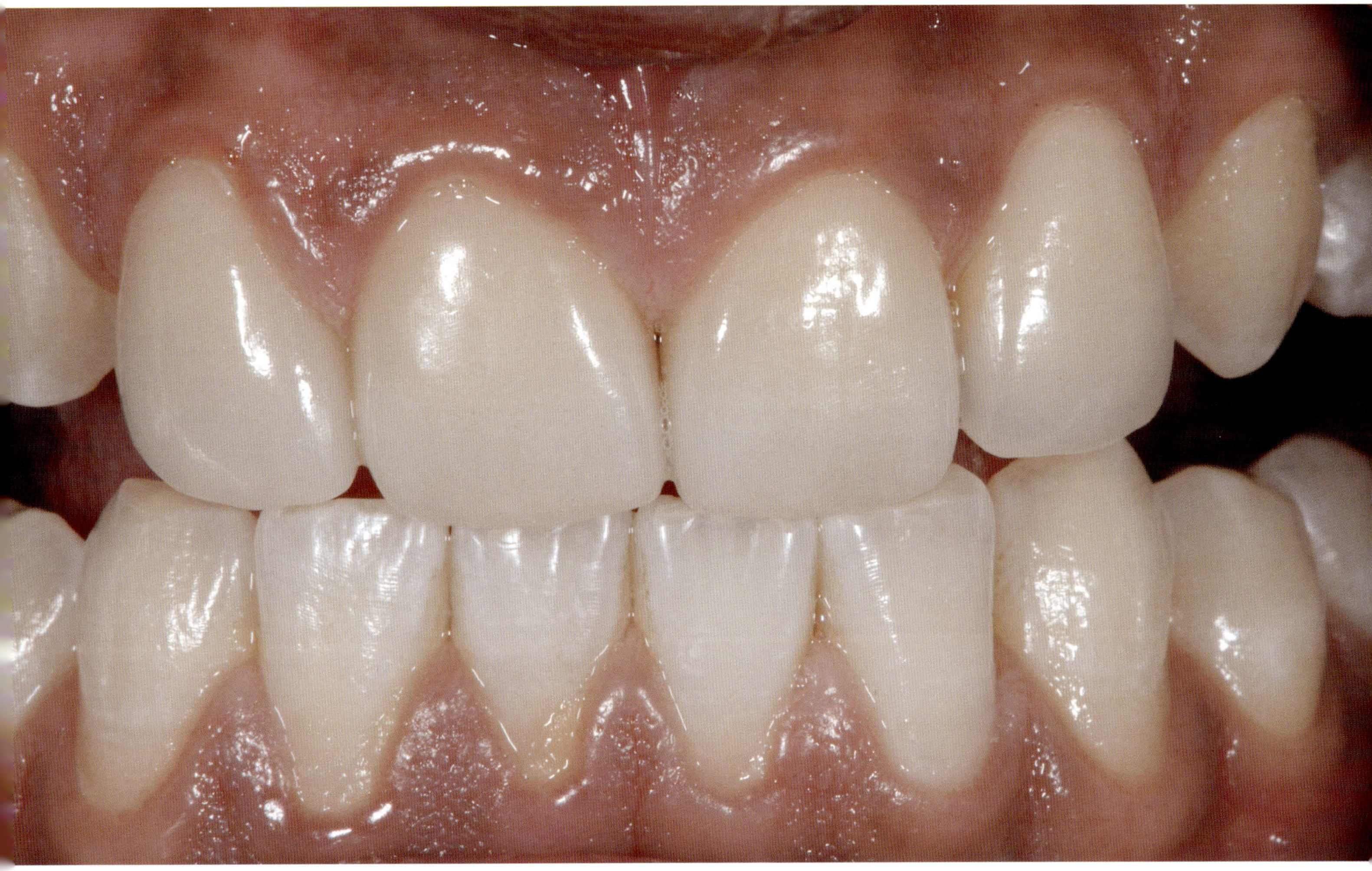

촬영 장비/Ceramist
Kodak DCS pro 14N
Nikon R1C1 twin flash
1:1.2, 1:1.5 배율
이안비기공소 박남현 소장

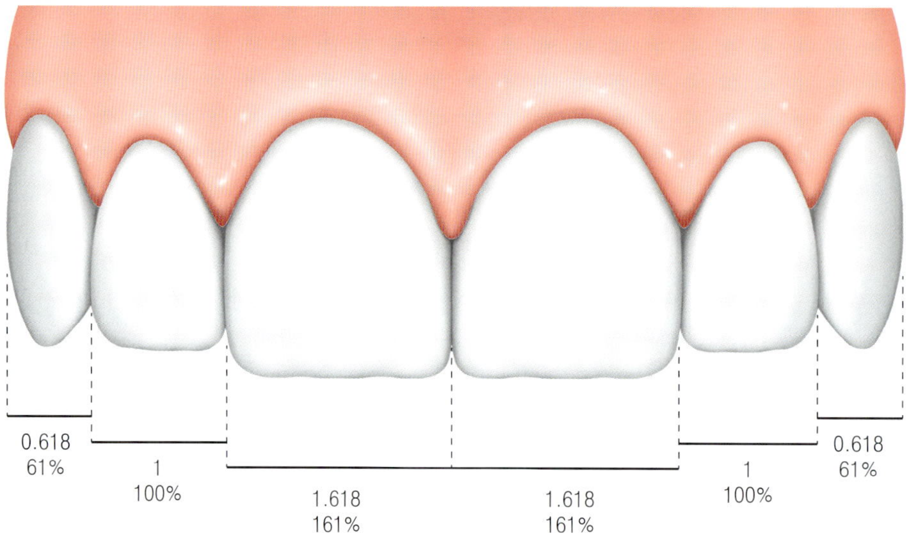
0.618
61%
1
100%
1.618
161%
1.618
161%
1
100%
0.618
61%

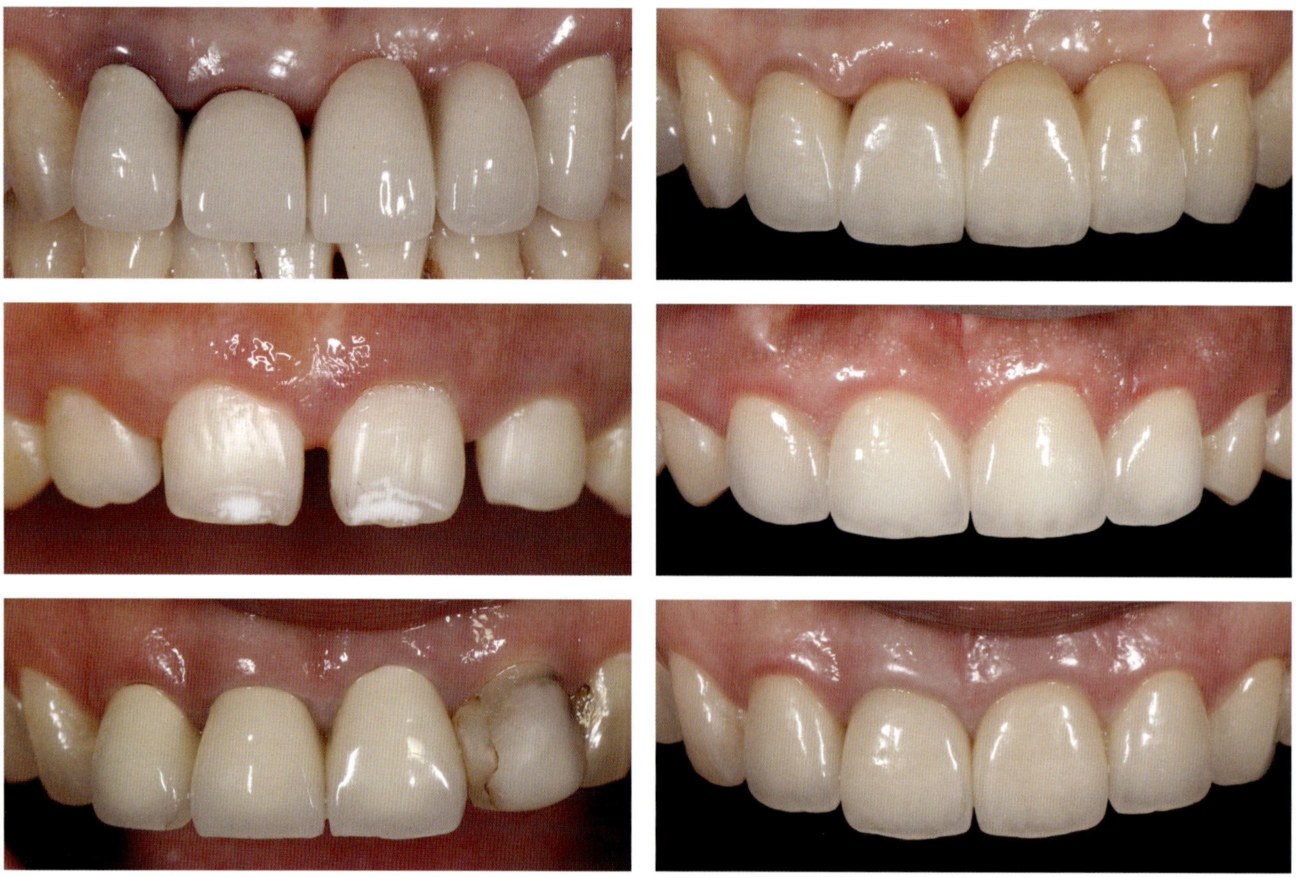

황금비율(golden proportions)

치열의 황금비율은 정면에서 볼 때 시각적으로 가장 아름답게 보이는 치아 간 폭의 비율을 의미한다.
수 세기 동안 예술, 건축, 과학 등에서 널리 적용되어 온 황금비율의 개념이다.
1973년 Lombardi가 치과 분야에서 적용하기 시작했고, 1978년 Levin이 수정 발전시켰다.
모든 치아에 적용이 가능한 것은 아니지만 만족스러운 심미 수복물을 얻기 위해서는 중요한 기준이다.

정면에서 보았을 때 중절치:측절치:견치 폭의 비율이 1.618:1:0.618, 즉 161%:100%:61%가 치아에 적용되는 황금비율이다.

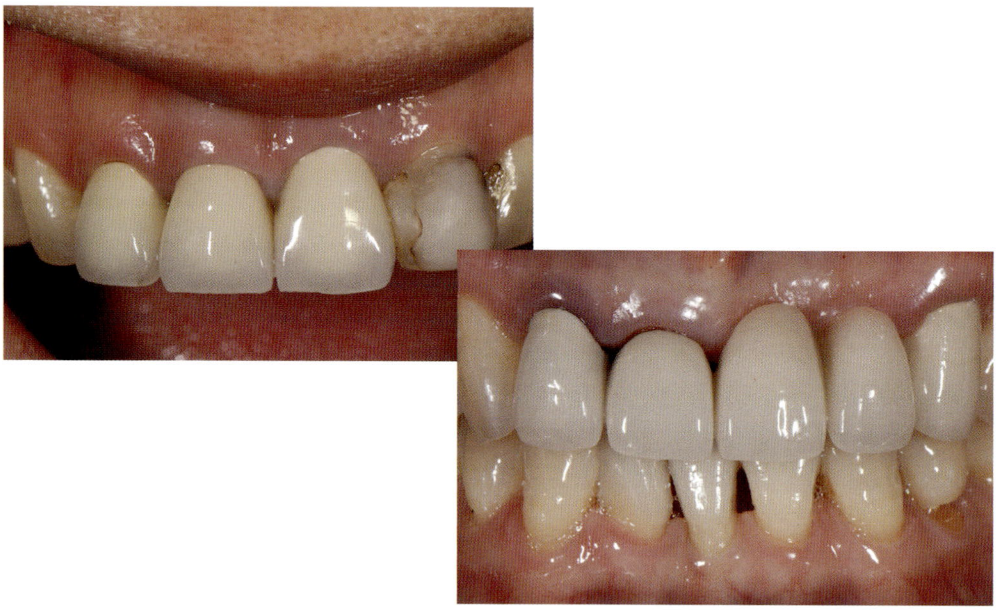

The oral harmony

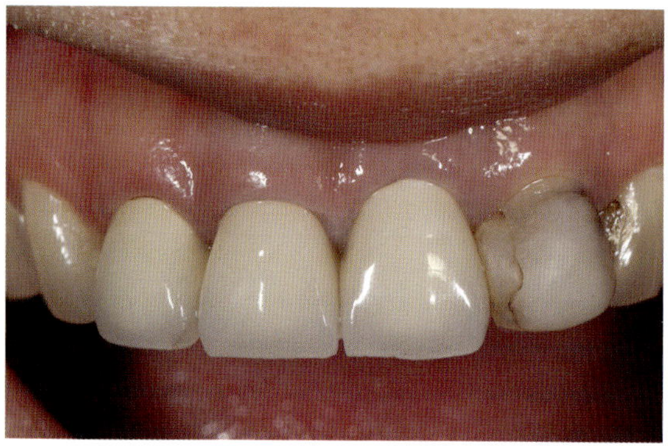

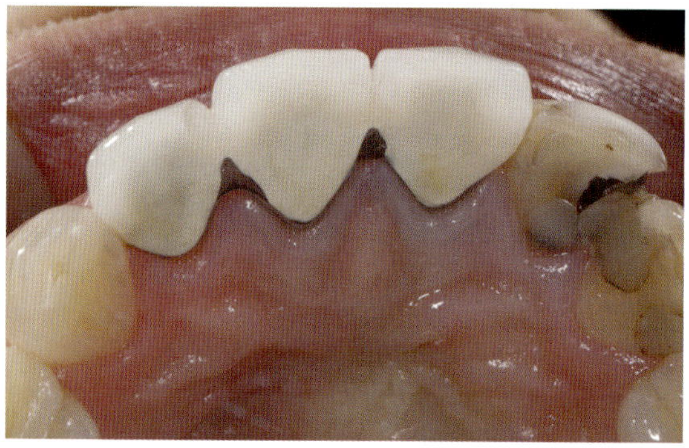

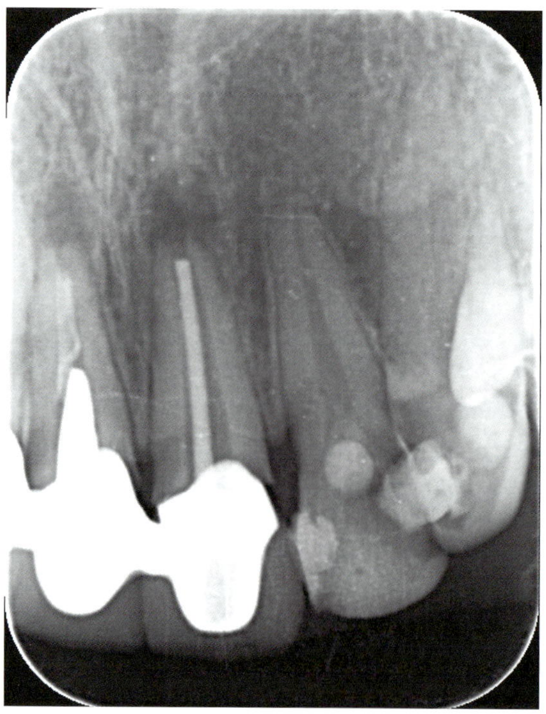

#12 – #23 zirconia restoration

환자는 20대 중반 여성으로, 7년 전 전치부 보철을 하였다. 최근에 앞니 주변 잇몸이 붓고 피가 나서 내원하였다.

진단 결과 근관치료된 치아 치근단에 염증이 생기고 치근단흡수가 진행되고 있었다.

발치보다는 정밀한 재근관치료를 하여 치아를 보존하는 방법을 선택하였다.

우측 중절치는 좌측 중절치 치은 높이에 맞춰서 치관연장술을 계획하였다.

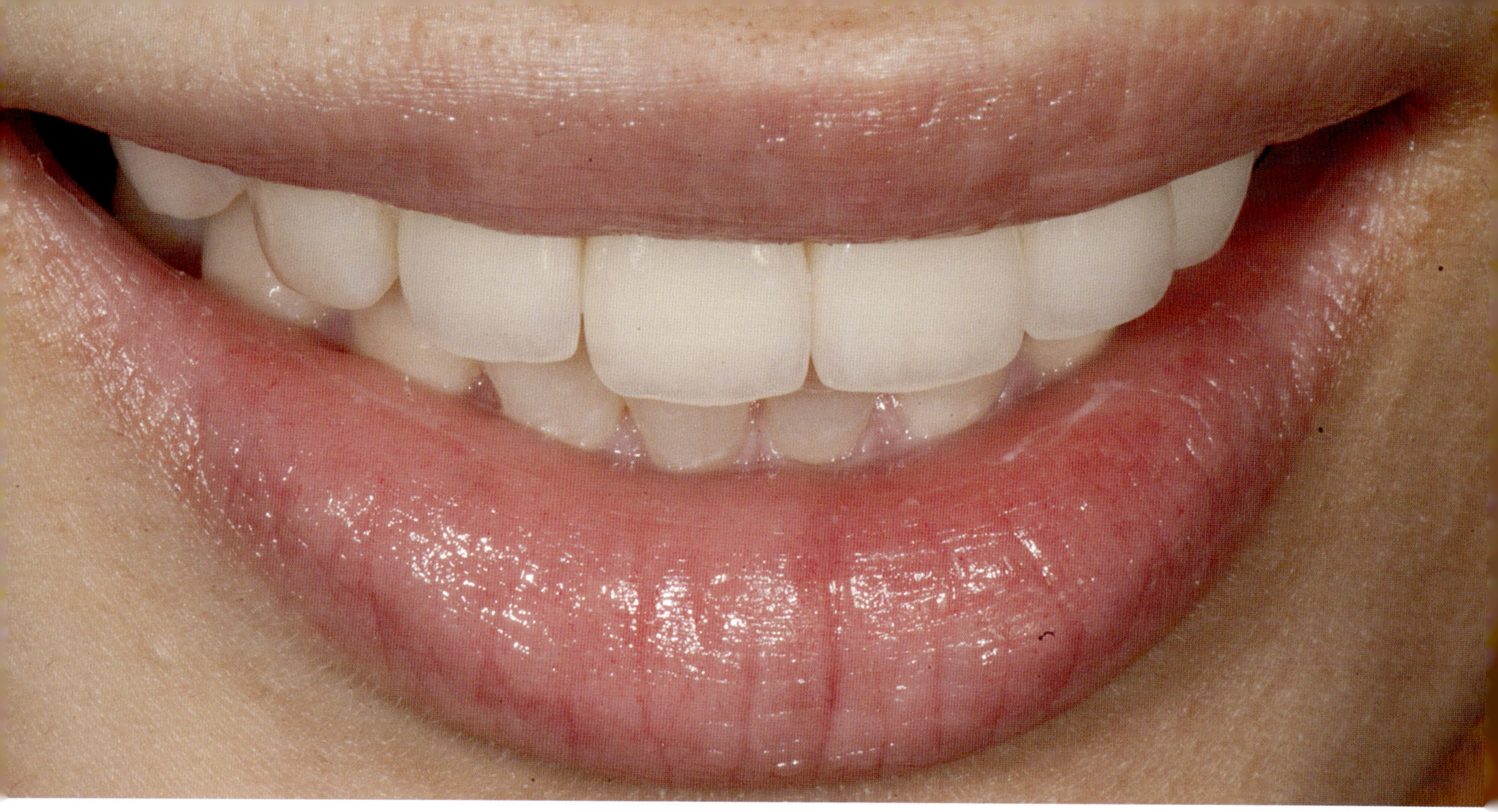

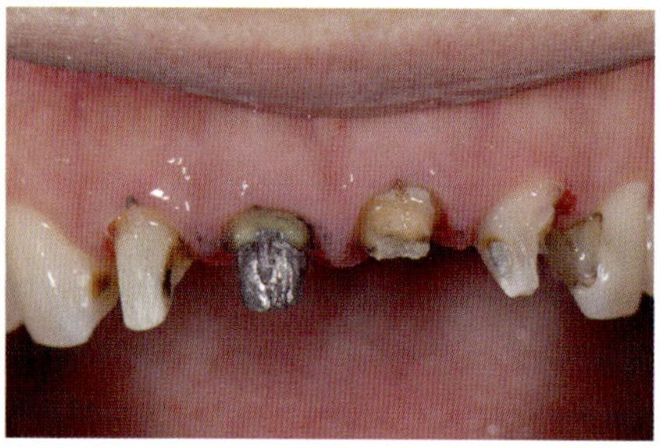

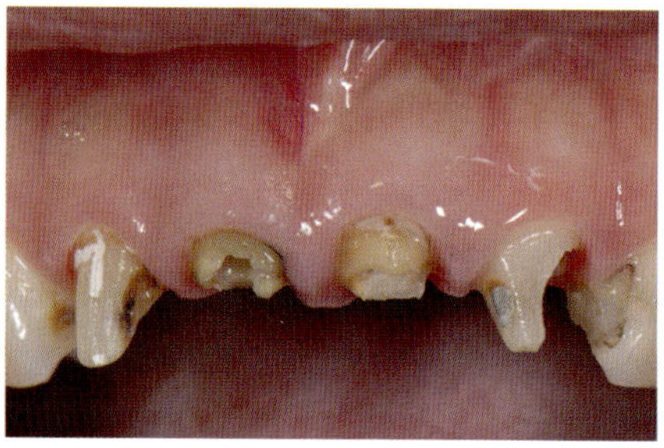

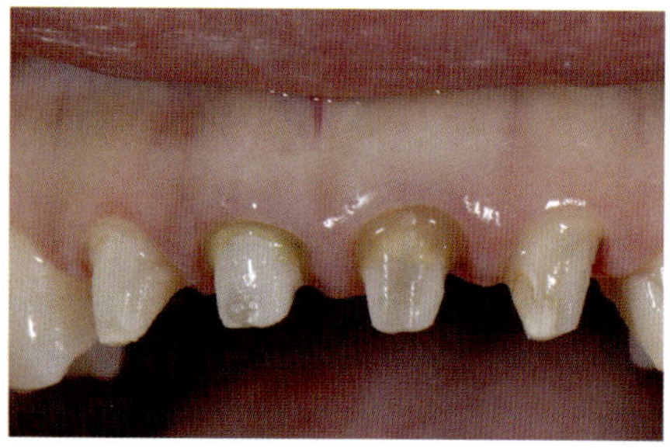

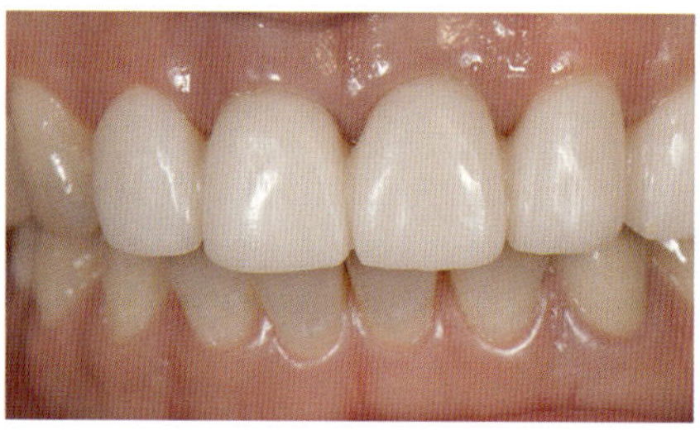

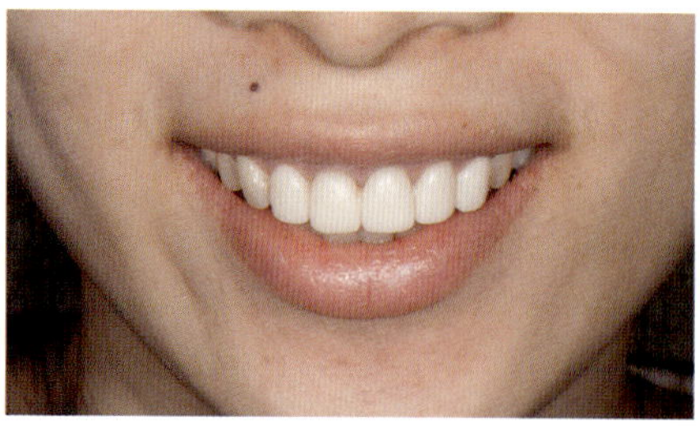

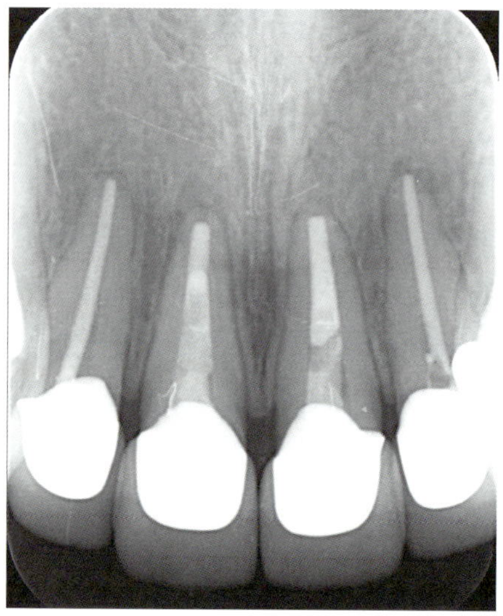

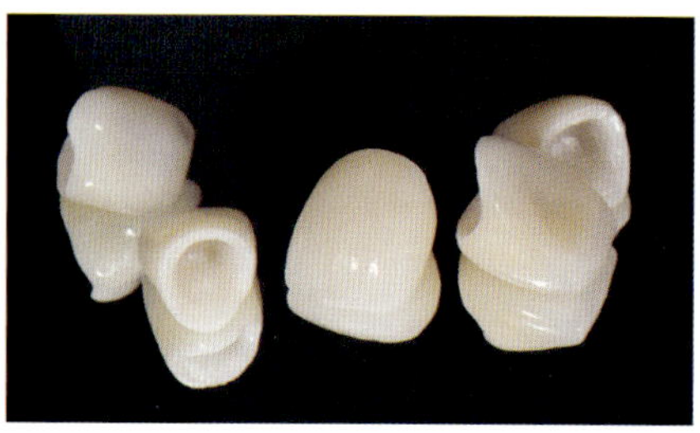

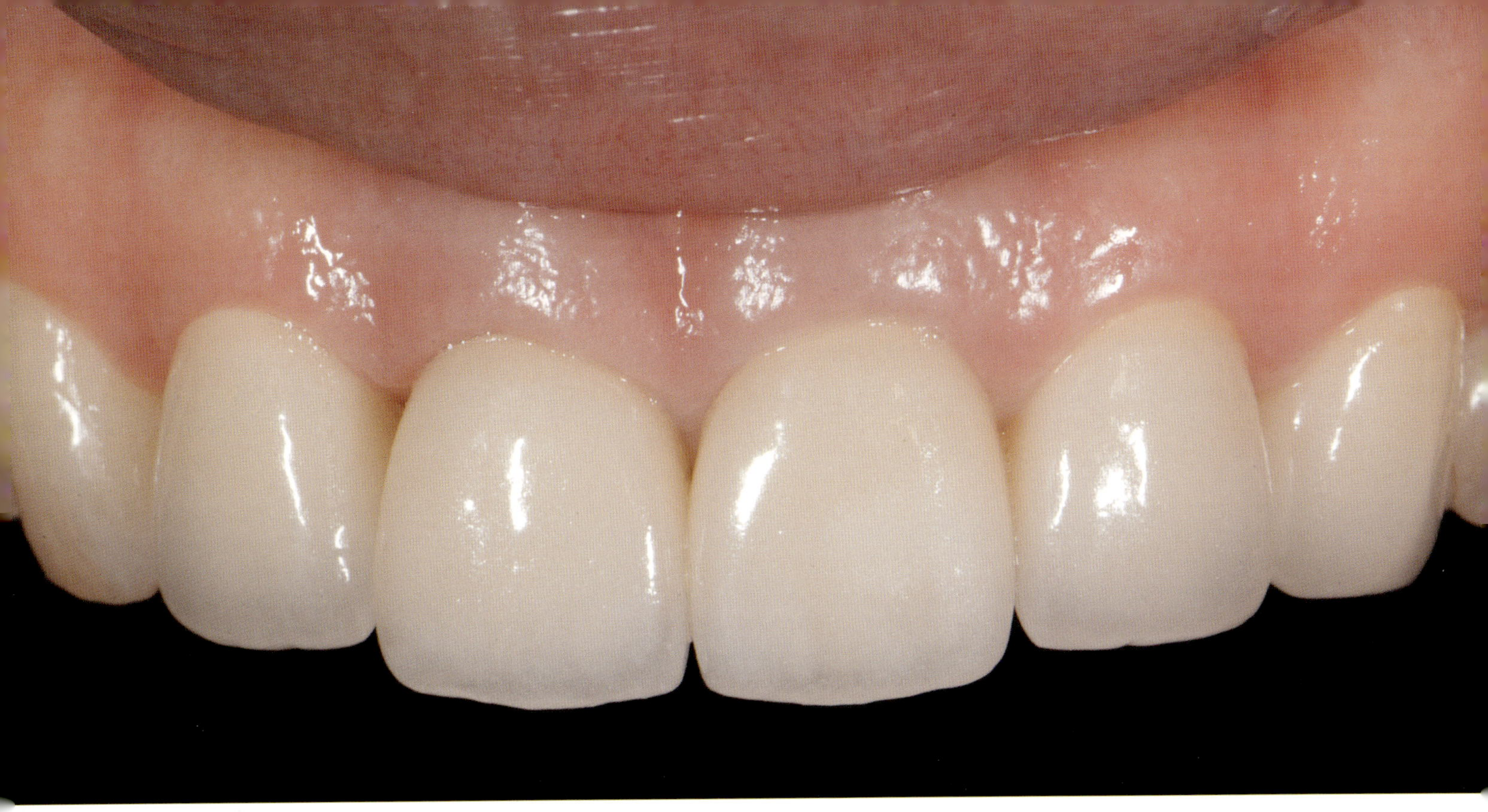

촬영 장비/Ceramist
Kodak DCS pro 14N
Nikon R1C1 twin flash
1:1.2, 1:1.5 배율
이안비기공소 박남현 소장

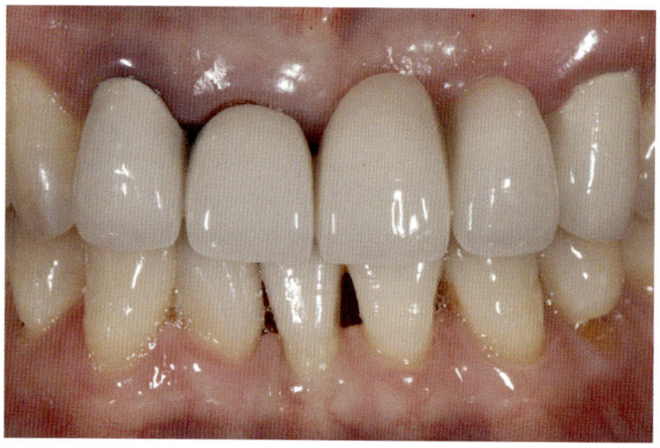

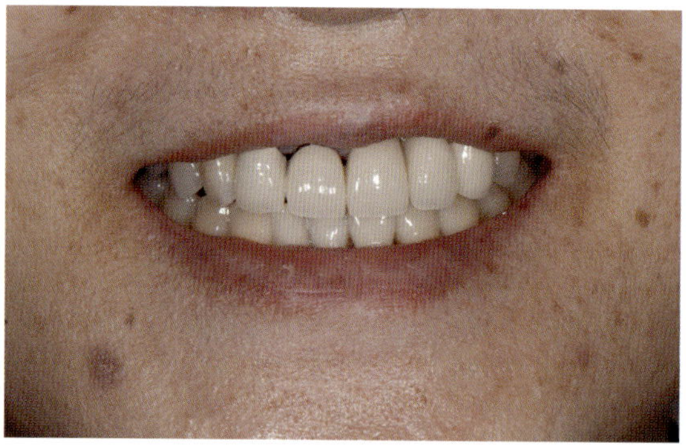

#12–#23 zirconia restoration

환자는 60대 초반 여성으로, 보철한 치아가 길이가 달라서 길이를 똑같이 해달라는 주소를 가지고 내원하였다.

#11 치아에 주변 치아와 동일하게 치관연장술이 필요하다.

황금비율(gold proportions)을 평가하기 위해 diagnostic wax up을 만들고 이를 기준으로 임시치아 제작을 할 계획이다.

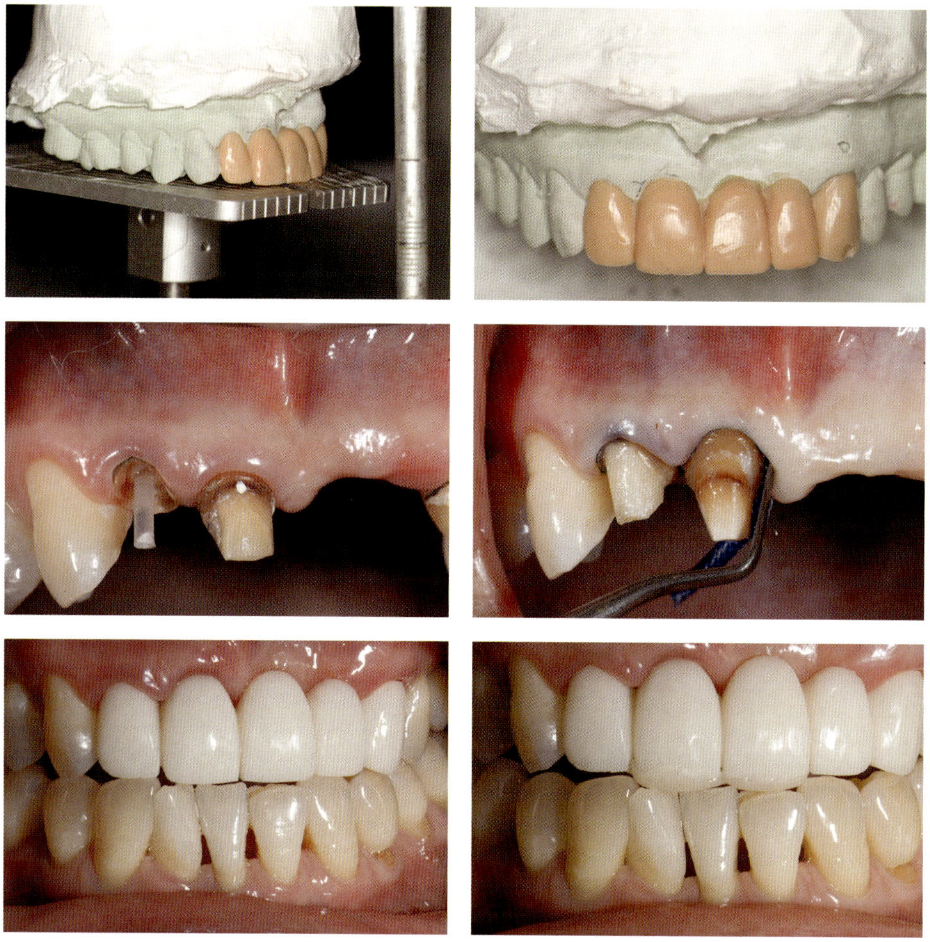

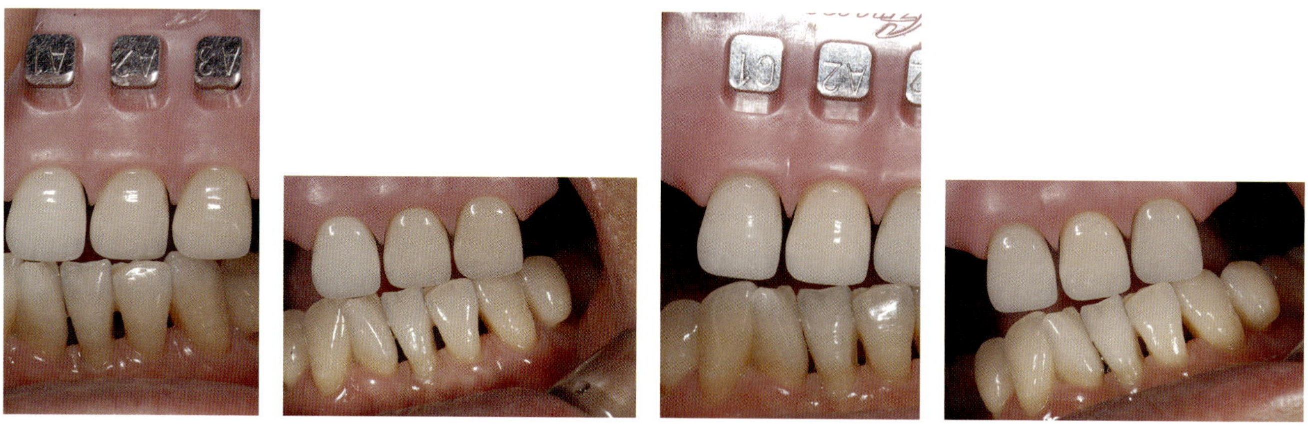
A1
A2
A3
C1
A2

Fiber post with core-resin(#12) and crown lengthening(#11)

Diagnostic wax up

Shilla system상에서 최종보철물 형태를 wax up하였다. 이 wax up을 기준으로 #11 치아 치관연장술을 시행하였다.

Provisional restoration

치관연장술이 회복된 후 diagnostic wax up을 참고로 하여 provisional restoration을 제작하였다.
Anterior guidance를 기준으로 중절치 길이가 1mm 정도 짧다. 하악 전치부를 anterior guidance로 유도했을 때 구치부가 닿지 않아야 한다.
중절치를 길이를 1mm 연장하였다.

색상 선택과 사진 촬영

기저색이 A2이다.
채도와 명도순으로 배열한 shade tab을 사진 촬영하였다.

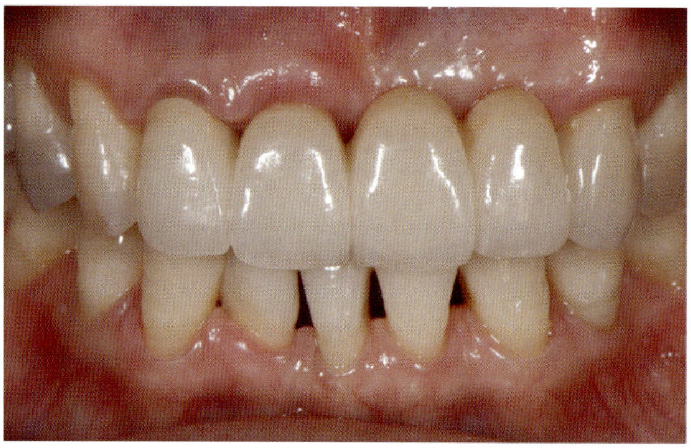

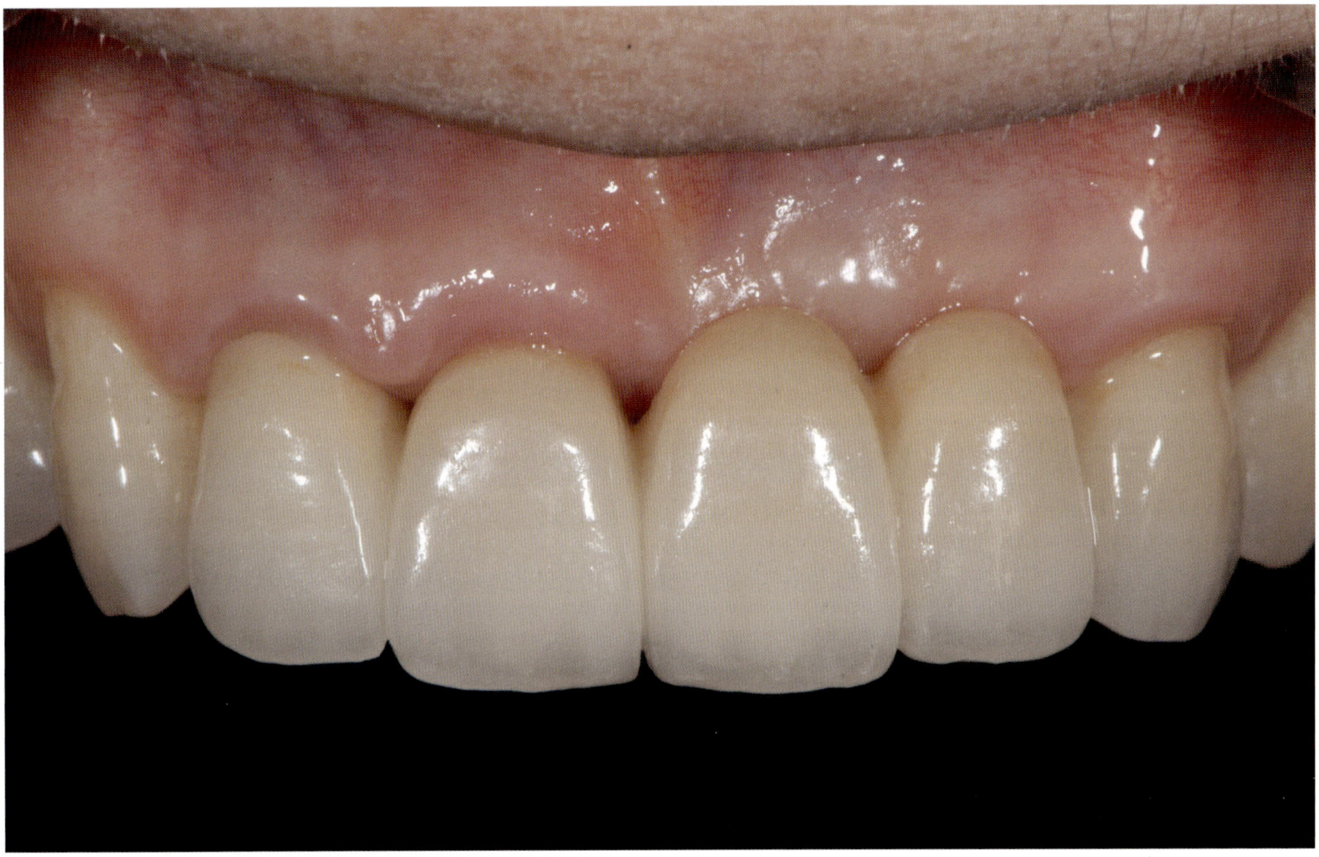

촬영 장비/Ceramist
Kodak DCS pro 14N
Nikon R1C1 twin flash
1:1.2, 1:1.5 배율
이안비기공소 박남현 소장

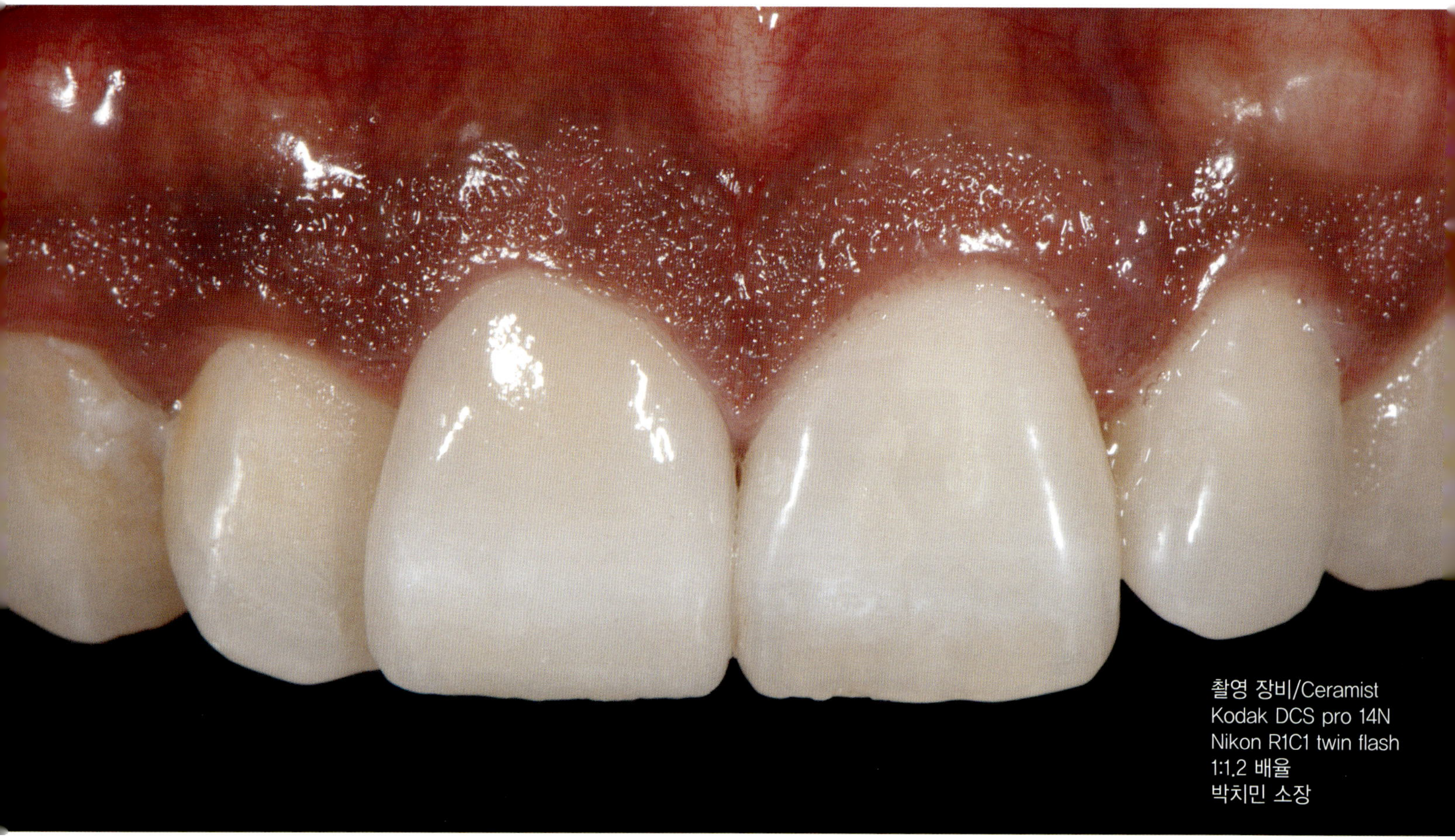

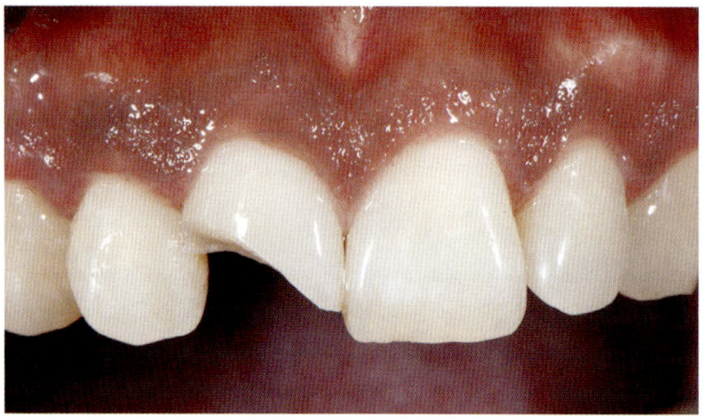

#11 zirconia restoration

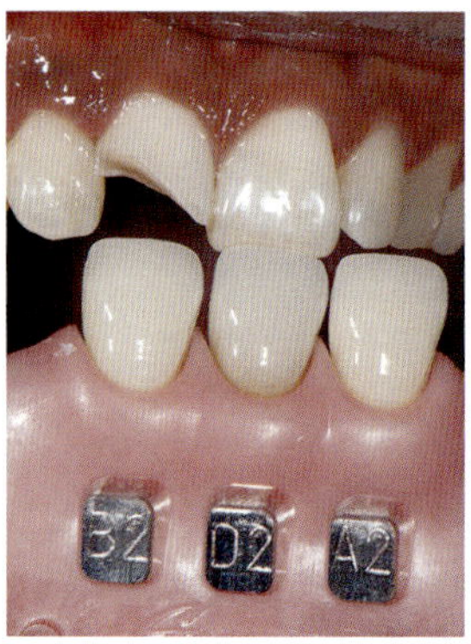

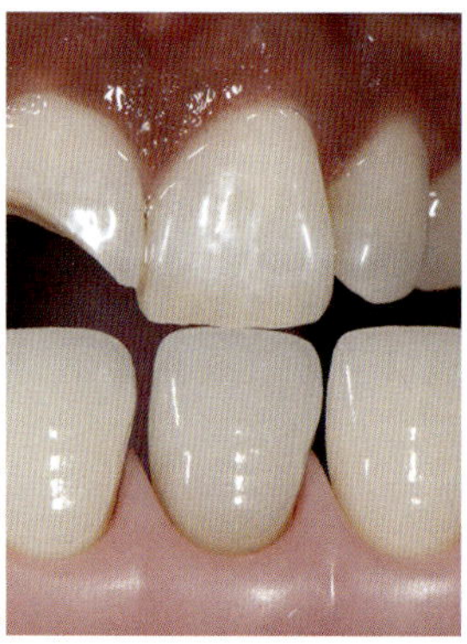

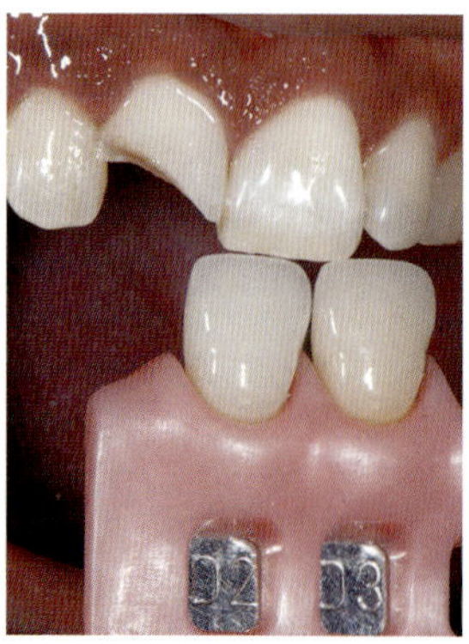

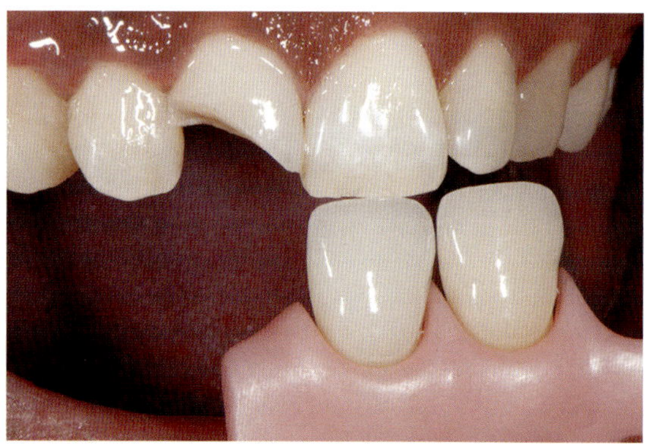

Color interpretation

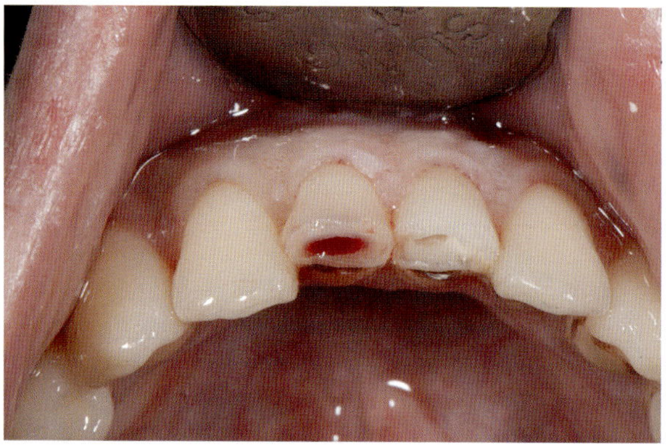

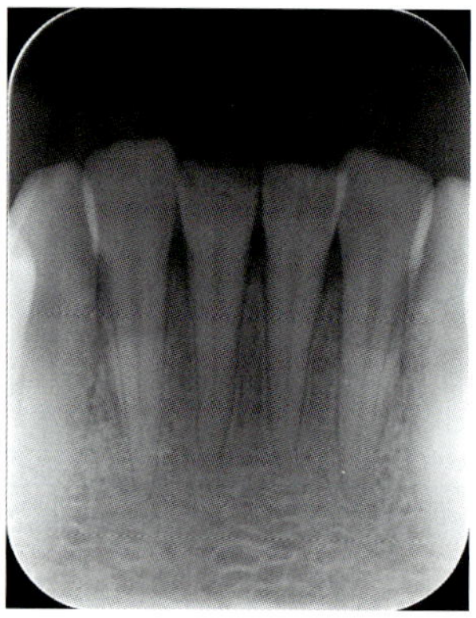

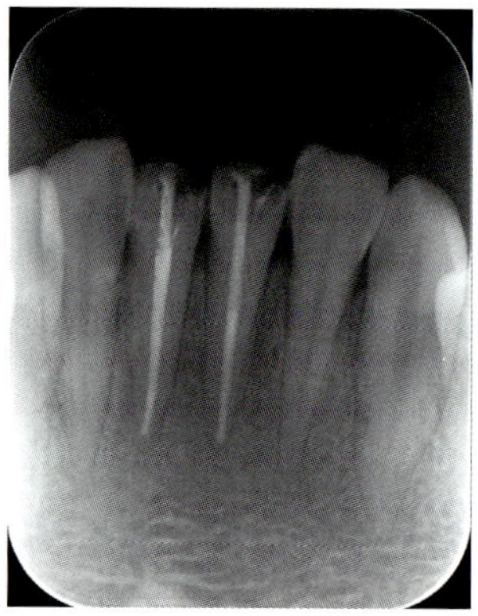

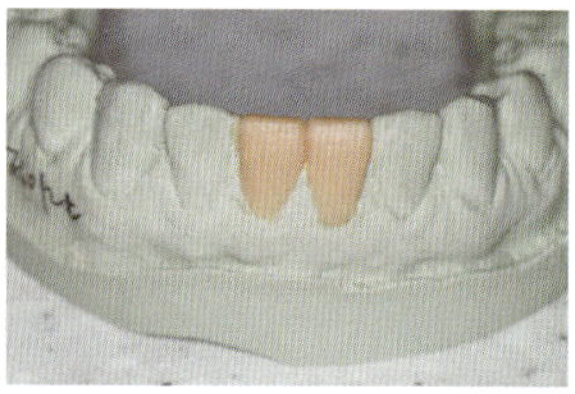

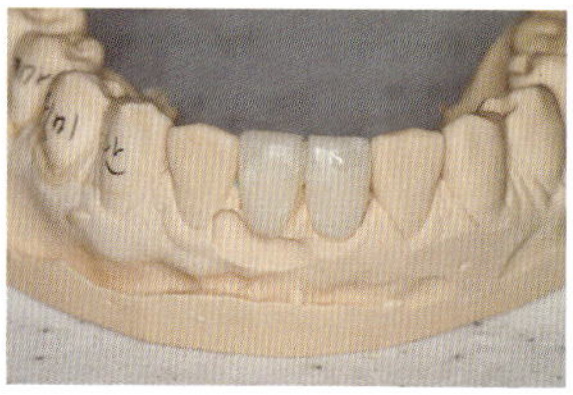

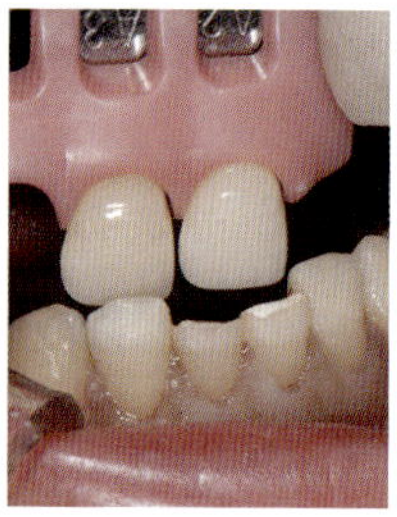

#31, #41 zirconia restoration

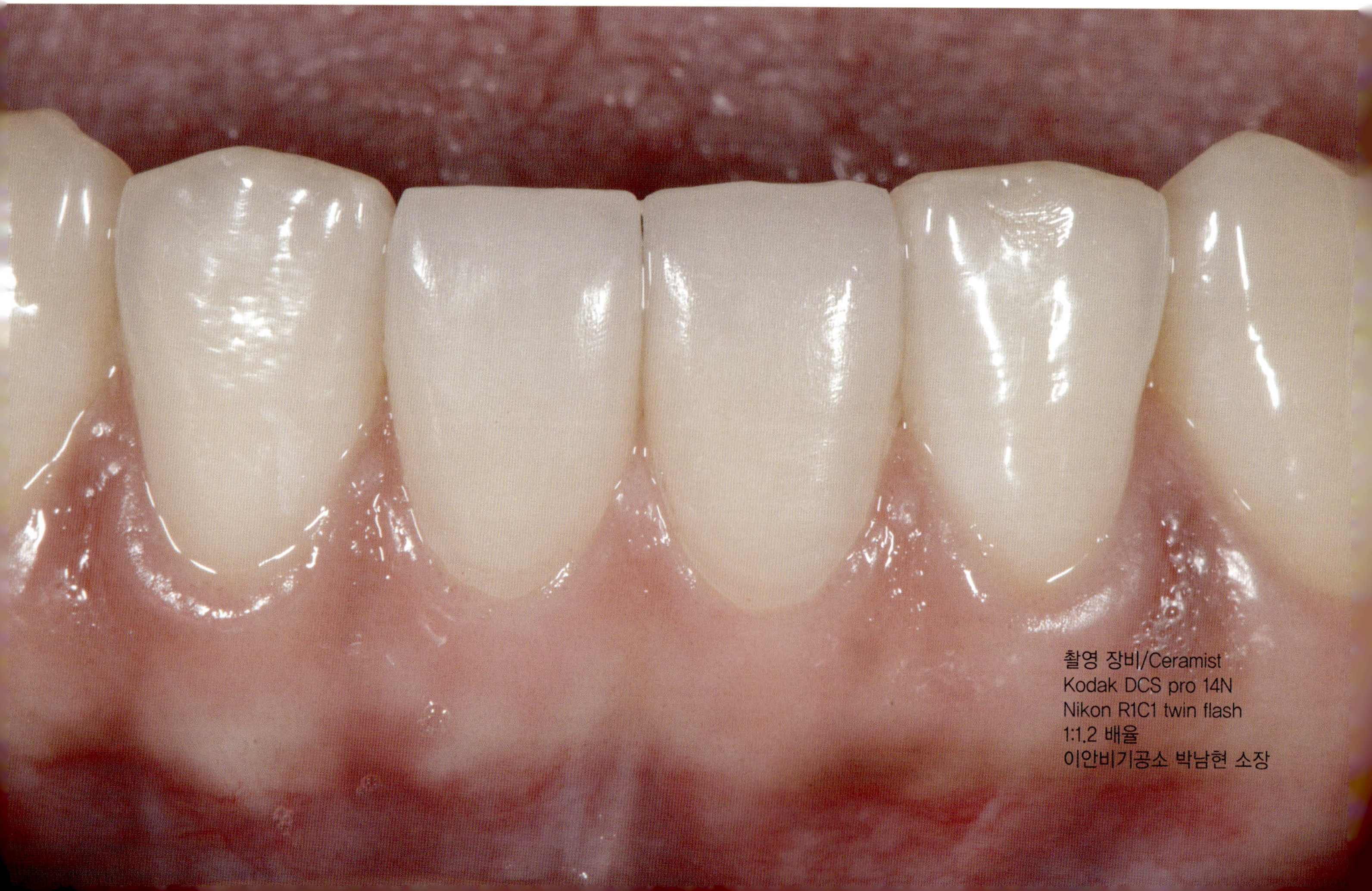

촬영 장비/Ceramist
Kodak DCS pro 14N
Nikon R1C1 twin flash
1:1.2 배율
이안비기공소 박남현 소장

Collaboration!

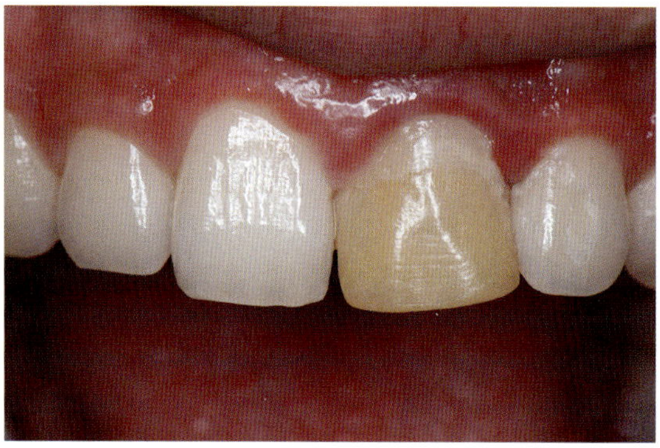

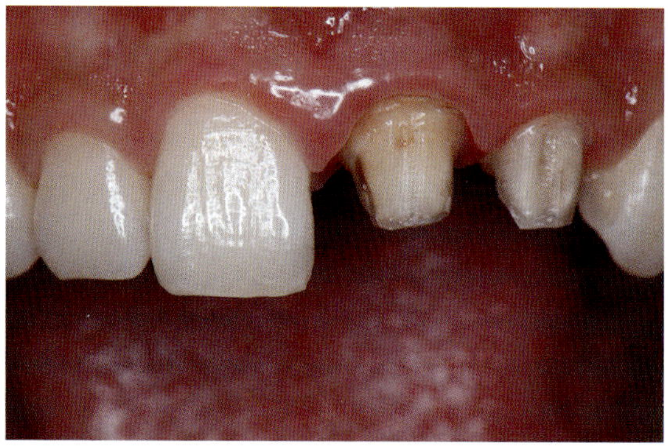

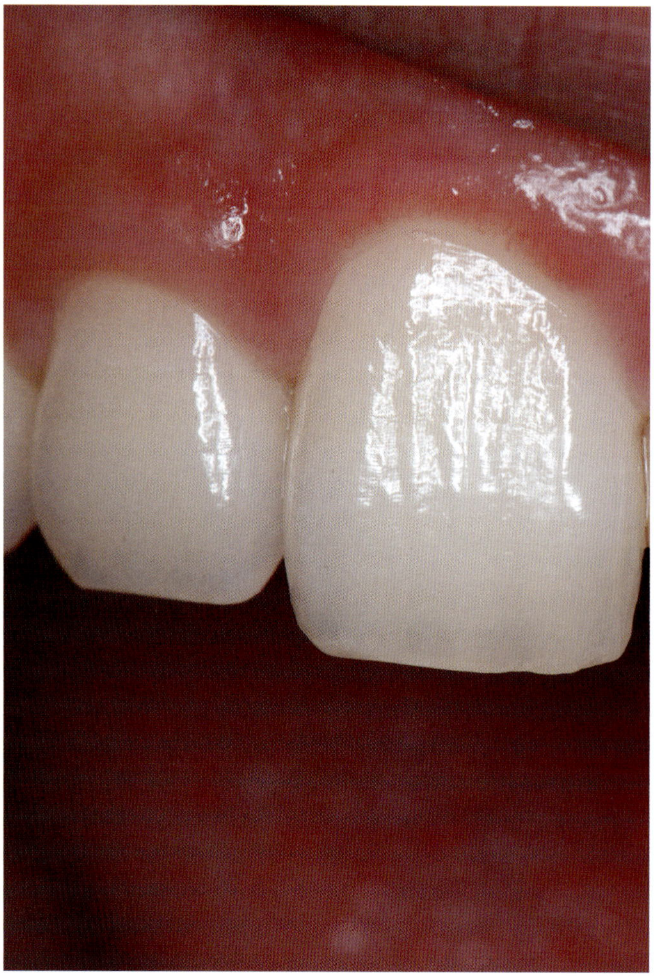

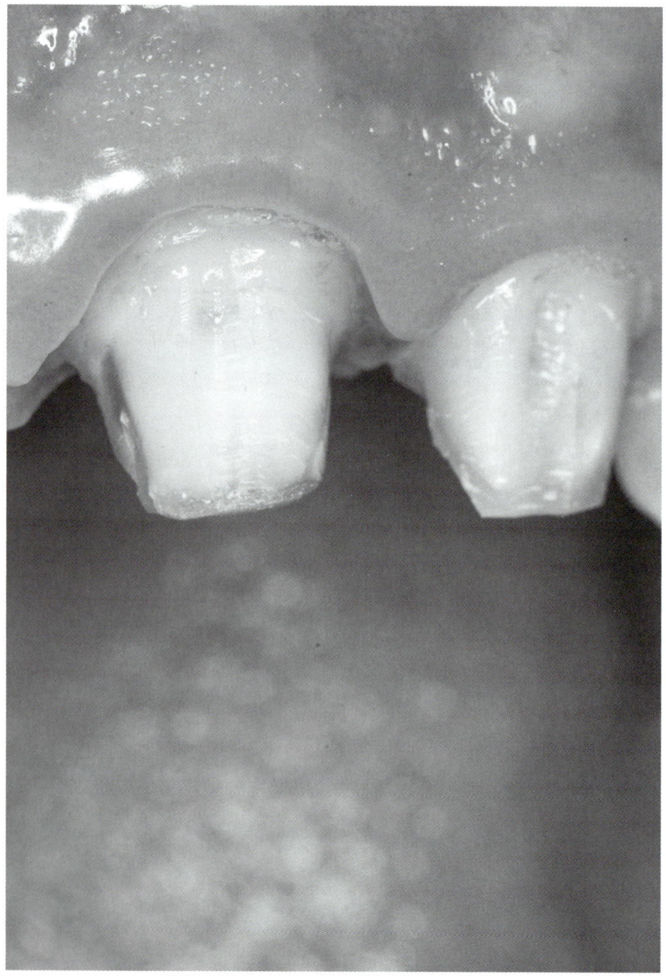

Mission and feedback

- iPhone 6
- Nikon D200/105 macro lens/R1C1 twin flash

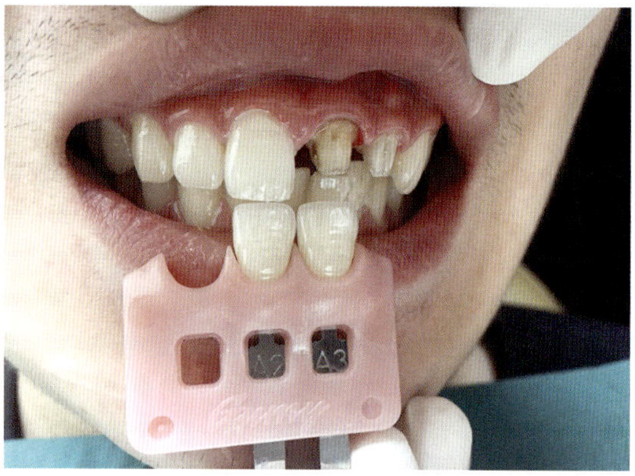

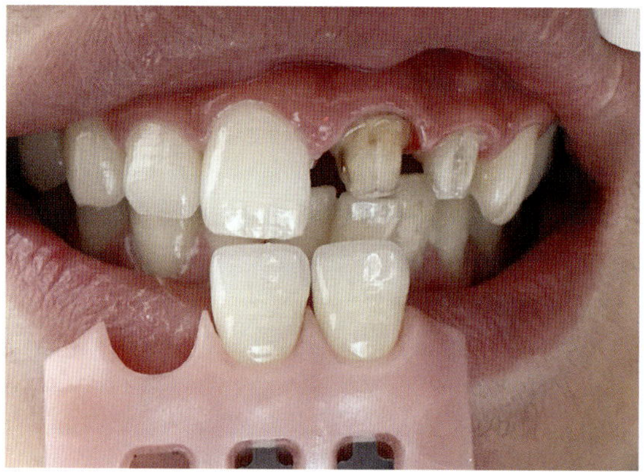

동영상

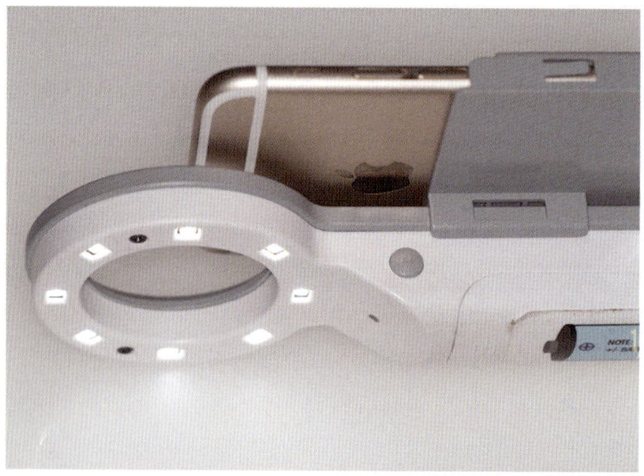

iPhone 6로 색상 촬영

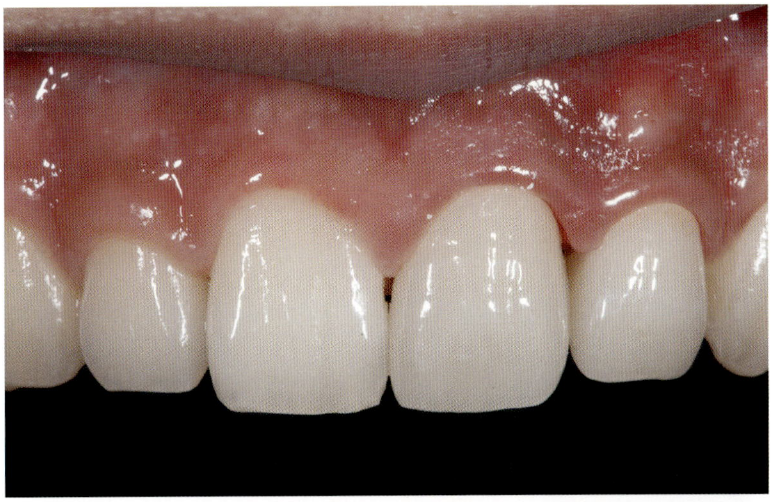

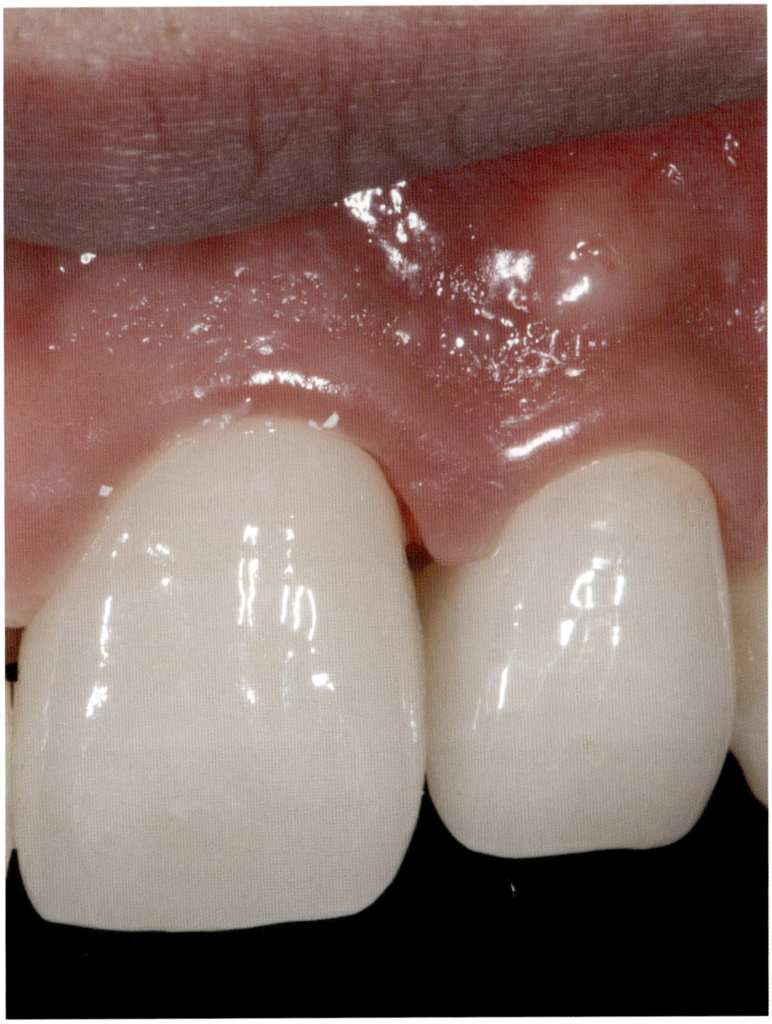

촬영 장비/Ceramist
Nikon D200
Nikon R1C1 twin flash
1:1.2 배율
이안비기공소 박남현 소장

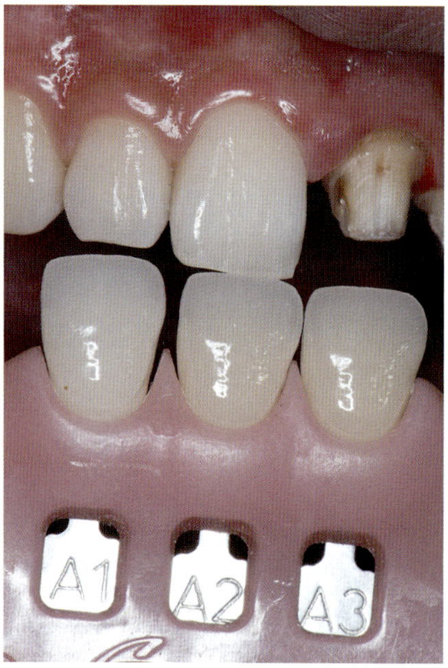

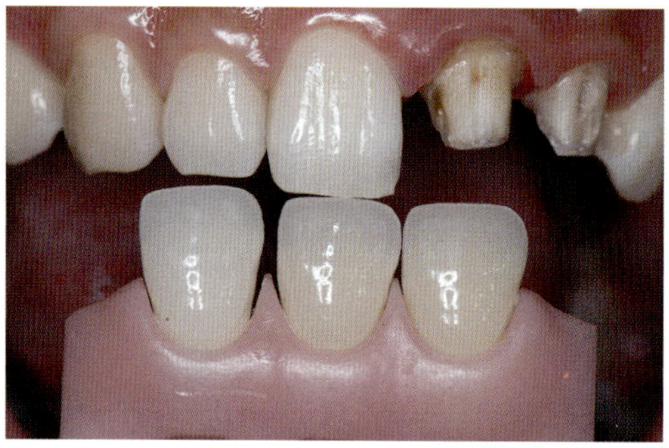

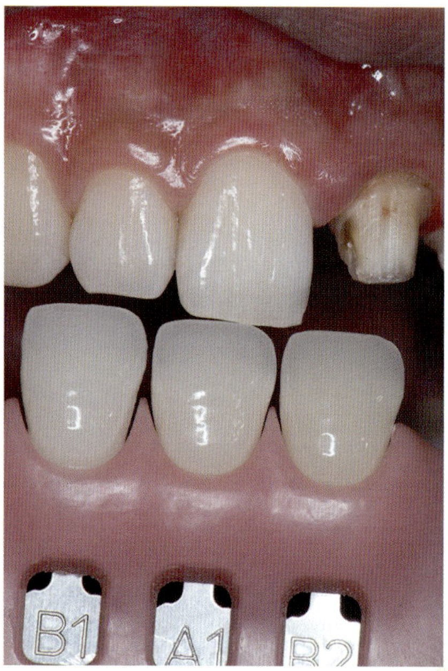

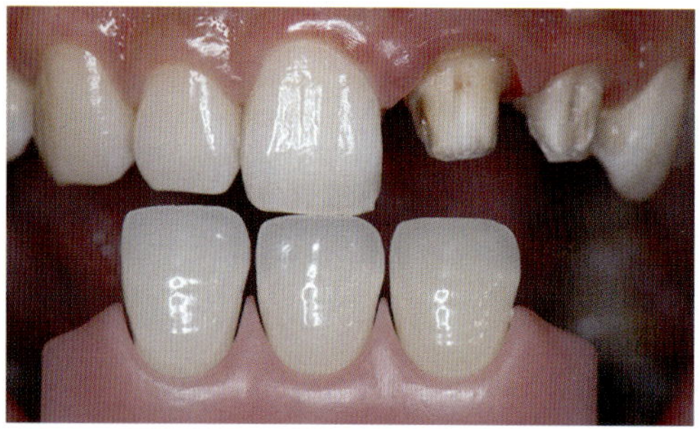

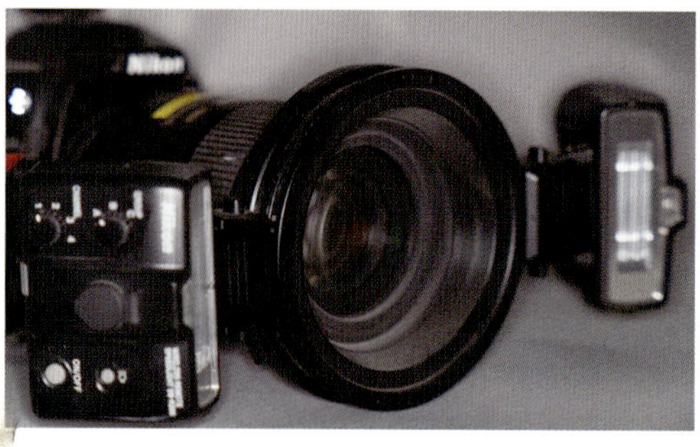

Nikon D200
105 macro lens
R1C1 twin flash로 색상 촬영

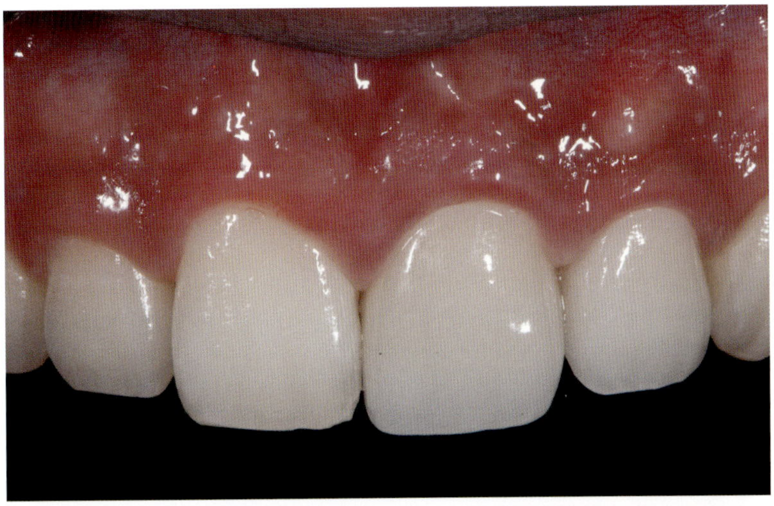

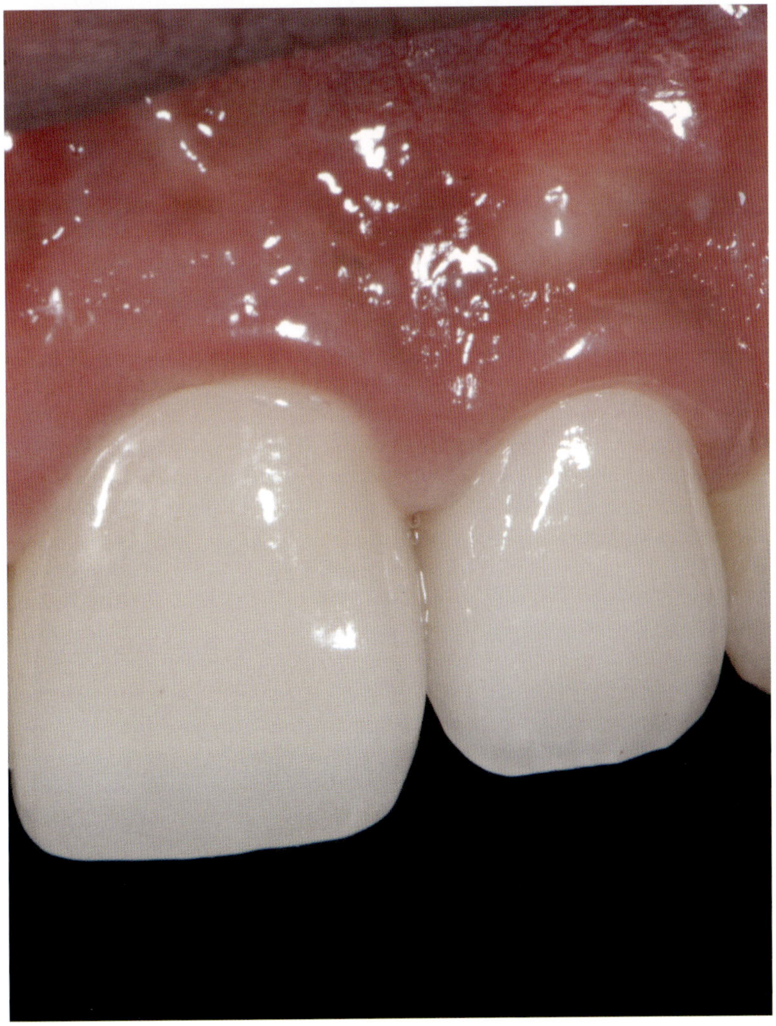

촬영 장비/Ceramist
NIkon D200
Nikon R1C1 twin flash
1:1.2 배율
박치민 소장

박남현 ceramist

'완전틀니 1악을 제작할래?'

'전치부 1개를 제작할래?'

심미보철 전공자가 아니라도 대부분 후자를 선택하리라 추측된다. 하지만 많은 경험, 노력, 지구력, 약간의 타고난 예술적 감각 없이는 만족할 만한 결과물을 얻기가 어렵다. 이번 증례처럼 편측으로 중절치와 측절치를 만드는 경우에는 특히 난이도가 높다. 이번 증례를 제안받고 모처럼 ceramist로서 열정을 모을 수 있었다. A1과 A2를 기본 색상으로 젊은 남자에게 어울리는 형태와 texture를 구성하는 데 중점을 두었다.

전치부 심미보철 제작은 dental clinic에서 lab으로 보내주는 치아의 색상과 형태에 관한 매우 디테일한 정보가 필요하다. 현실적으로는 간단하게 수기로 작성한 기공의뢰서 또는 스마트폰으로 촬영했지만 노출과 구도가 정확하지 않은 사진 1장이 전부인 경우가 많다.

치과 임상 사진은 슬라이드 필름부터 디지털 카메라, 지금은 스마트폰으로 진화를 거듭해 왔다. 최근에 우리 lab에서 제공받는 스마트폰 영상은 그 중 단연 색상과 형태 정보 전달이 탁월하다. 특히 비디오 모드로 촬영한 치아 사진이 기공작업에 효과적이다. 진료실에서 누구나 쉽게 촬영이 가능하고, 사진 하나로 많은 색상과 형태 정보를 얻을 수 있기 때문이다.

지난 30여 년간 시대의 진화를 따른 저자의 진료철학과 열정, 콜라보에 함께 동참할 수 있음에 감사드린다.

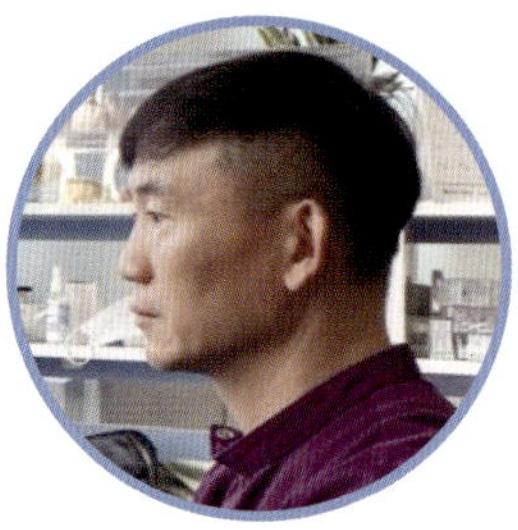

박치민 ceramist

편측 중·측절치 모델과 함께 usb에 담긴 LAW 파일을 받고 조금 당황스러웠다. 모처럼 받은 임상 사진 자료이기 때문에 잘할 수 있을까 하는 두려움과 부담감이 느껴졌다. (요즘은 대부분 휴대폰 카메라로 간단히 촬영한 사진을 보내기 때문인 것을 독자들도 익히 알 것이라 생각한다.)

먼저 제작 레시피를 간단히 설명하면

Base: a2, opal enamel

Middle: we

Incisal: opal sl, blue, am

Powder: Shofu vintage ZR

내부 스테인은 생략하고 깨끗한 이미지를 추구하여 build up 완성하였다.

항상 결과를 보면 아쉬움이 많이 남는다.

최종 보철 사진을 검토해 보니 명도 조절에 실패하였다. 전반적으로 whitish하면서도 정작 명도를 올릴 부분은 살짝 어두운 부분이 포착된다. 흔히 all ceramic의 단점인 명도 컨트롤의 어려움을 단적으로 보이는 증례라 생각한다. 다만 한 가지 위로가 되는 점은 환자 분이 만족하고 결과를 받아 준 것이었다.

모처럼 받아 본 RAW 파일 임상 사진을 포토샵에서 열어 보면서 그동안 느껴 보지 못했던 흥분을 느낄 수 있었다.

끝으로 증례 제작을 의뢰해 주신 예가치과 김경헌 원장님께 감사드린다.

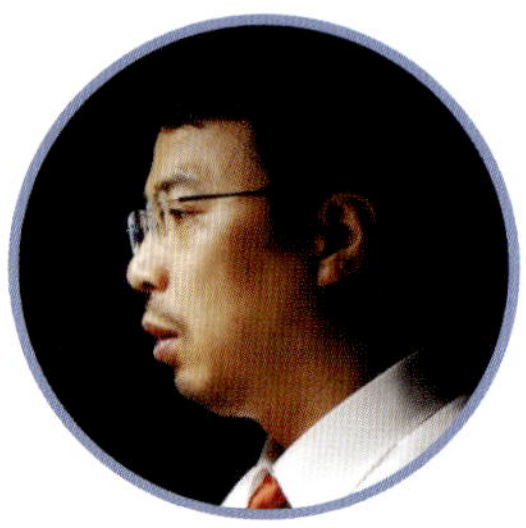

저자의 진료 후기

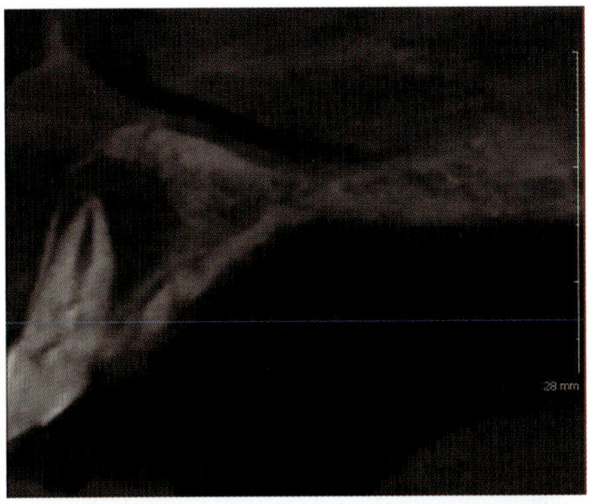

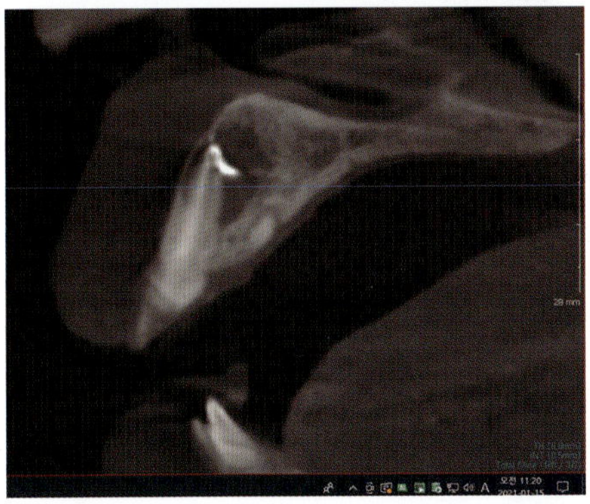

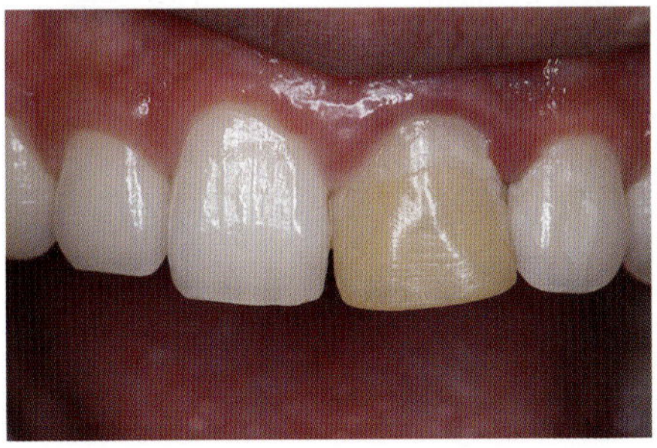

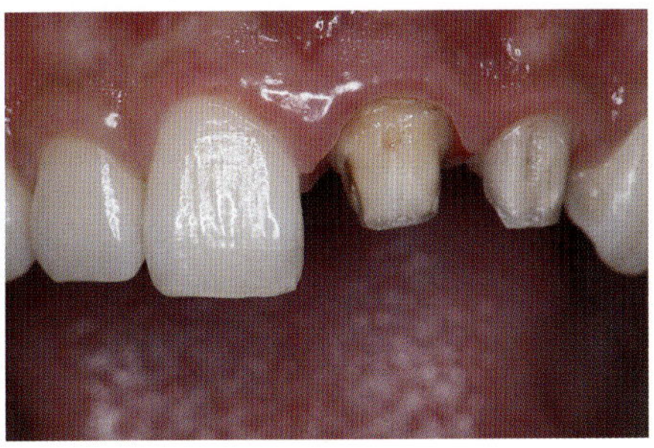

진료실에서 환자를 대하는 원장 입장에서는 일차적으로 근관치료 결과가 가장 중요한 기준이다. 20대 청년의 좌측 중절치와 측절치에 발생한 치근낭종을 치유하기 위해 1년의 시간이 필요했다.

이제 남은 관문은 우측 중절치와 측절치에 어울리는 도재 작업이다. 근관치료는 보이지 않는 영역이다. 보철은 환자가 눈으로 평가할 수 있고 결과를 계량화할 수 있는 피할 수 없는 관문이다. 치과 보철은 2각 경기와 닮았다. 치과기공사와 치과의사가 함께 공동의 목표를 향해 호흡을 맞추지 않으면 심미적인 보철을 완성할 수 없다.

이 과정에서 color communication과 collaboration이 중요하다.

한국 치과기공계를 대표하는 두 분 소장님에게 특별한 미션을 제안하였다.

스마트폰으로 촬영한 임상 사진과 디지털카메라로 촬영한 임상 사진을 두 ceramist에게 각각 제공해서 도재 작업을 시도하였다. 일상적인 기공 작업시간을 넘어선 과도한 시간 투자를 하지 않도록 두 ceramist에게는 평범한 증례처럼 기공 의뢰를 하였다.

스마트폰으로 촬영한 사진은 박남현 ceramist에게 의뢰하였다.

디지털카메라로 촬영한 사진은 박치민 ceramist에게 의뢰하였다.

최종결과물의 판단은 독자들에게 맡기기로 하겠다.

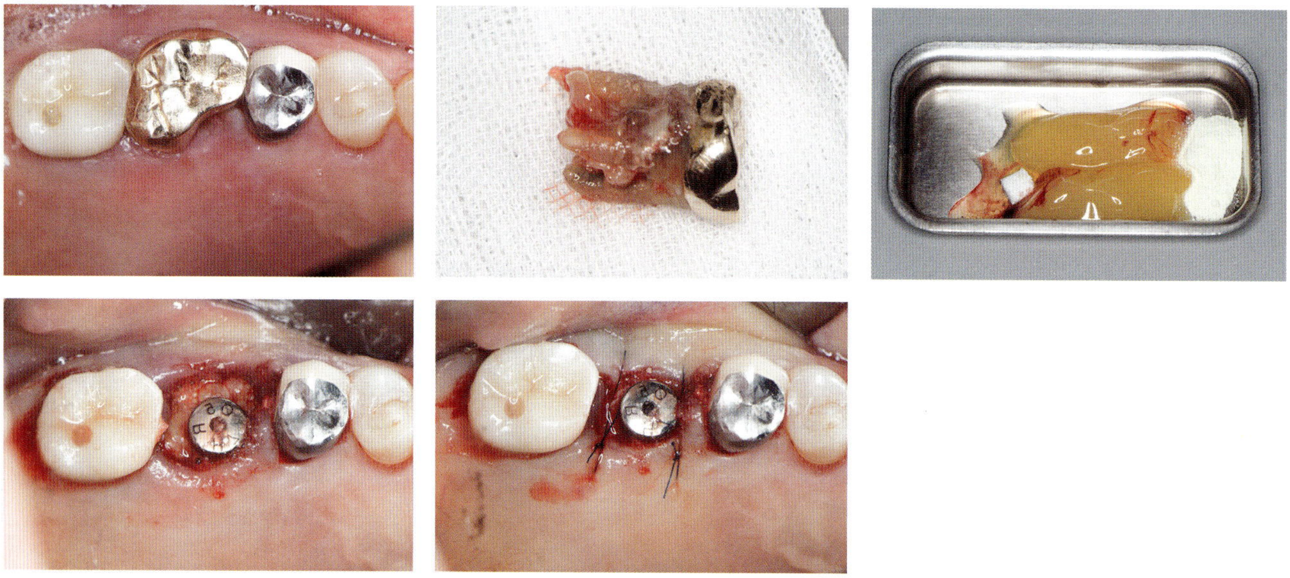

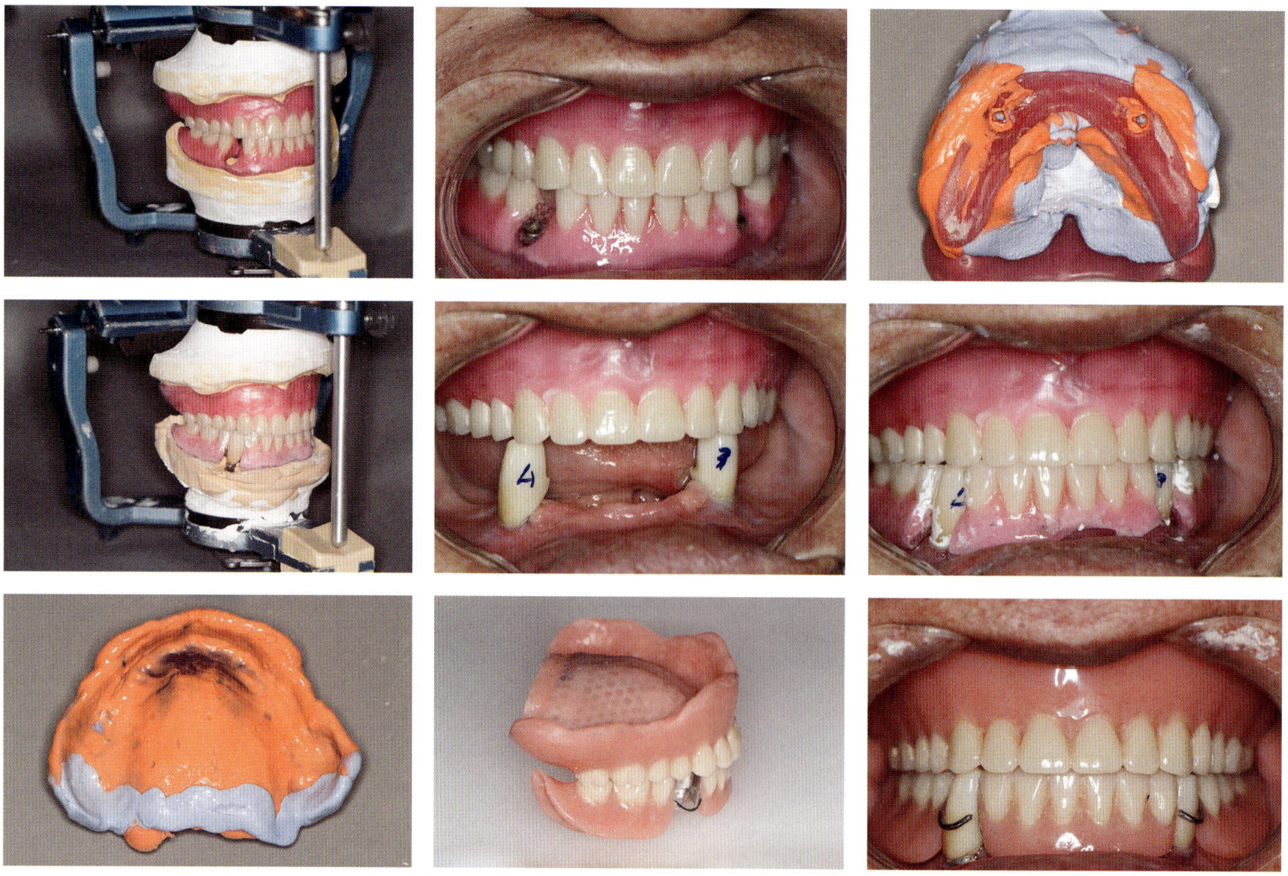

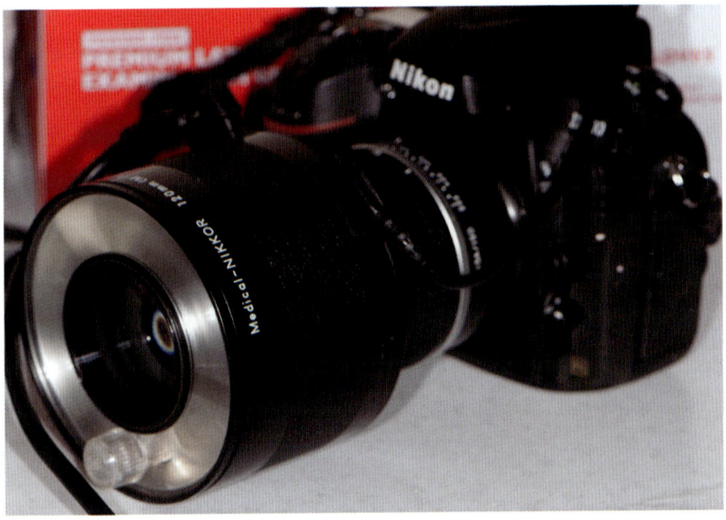

Nikon D800
Medical nikkor
120mm lens

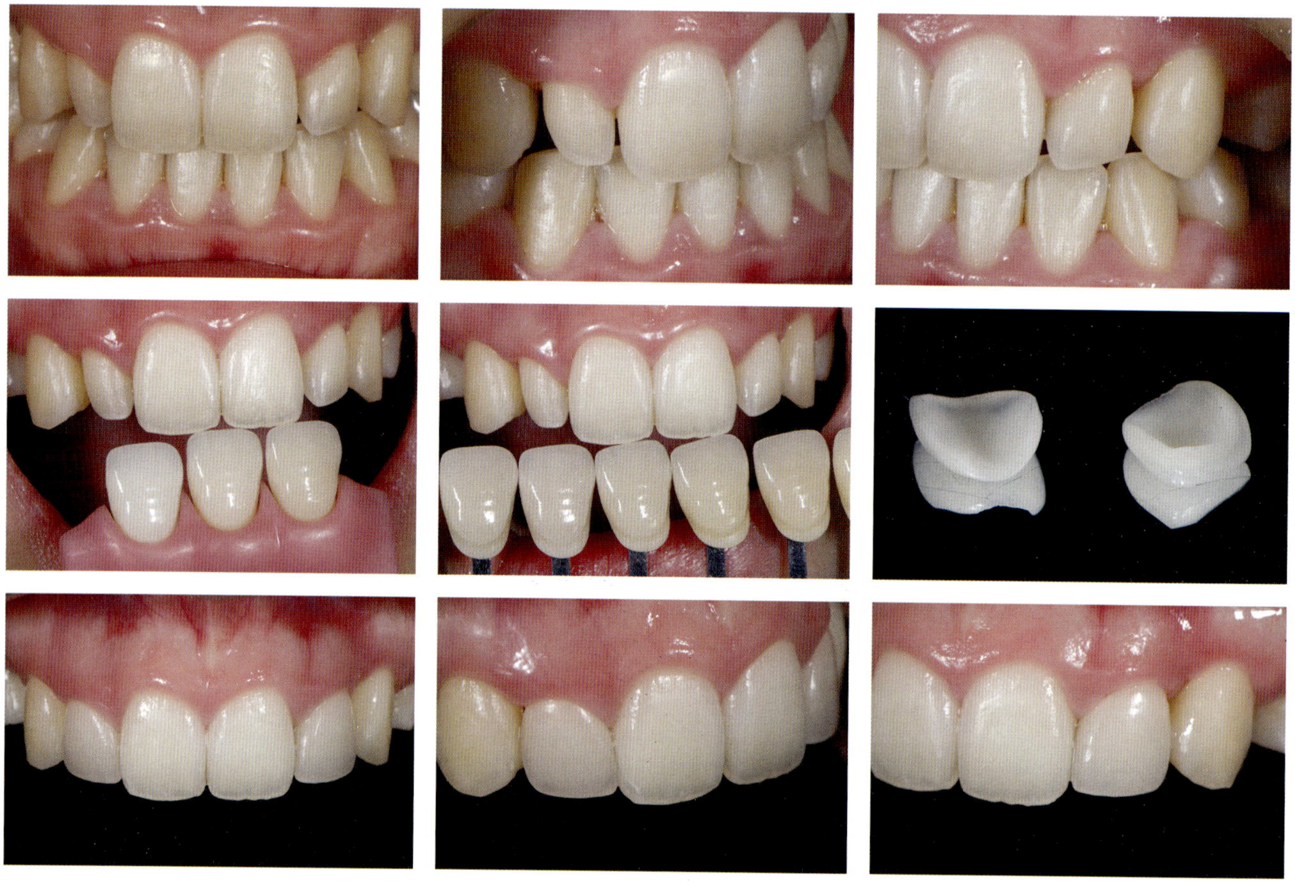

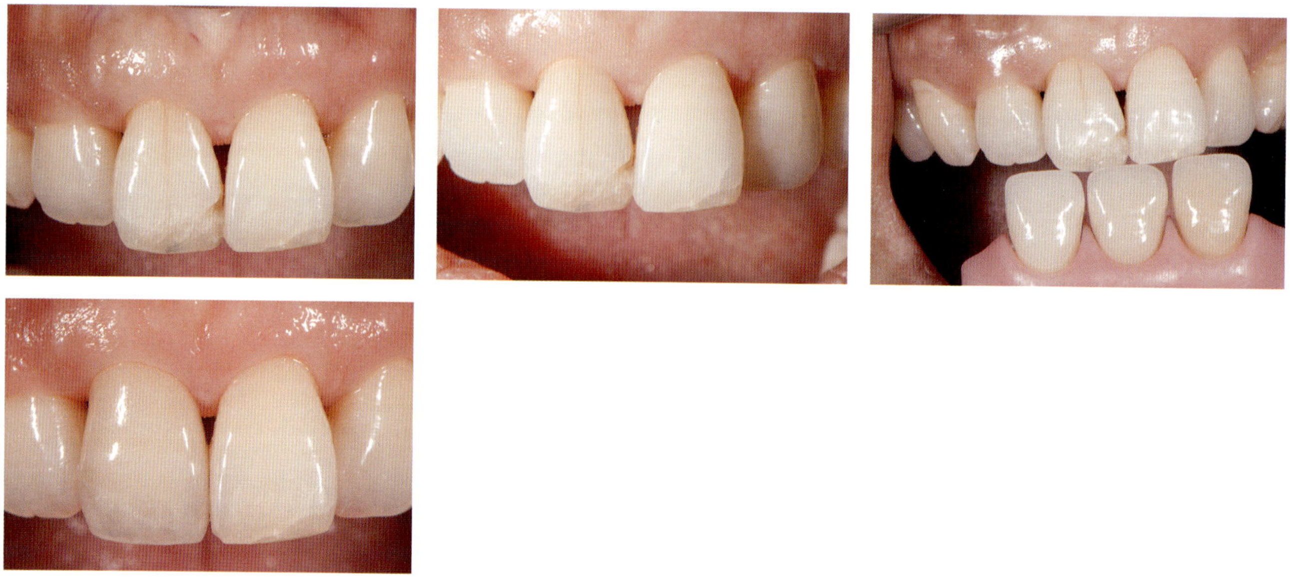

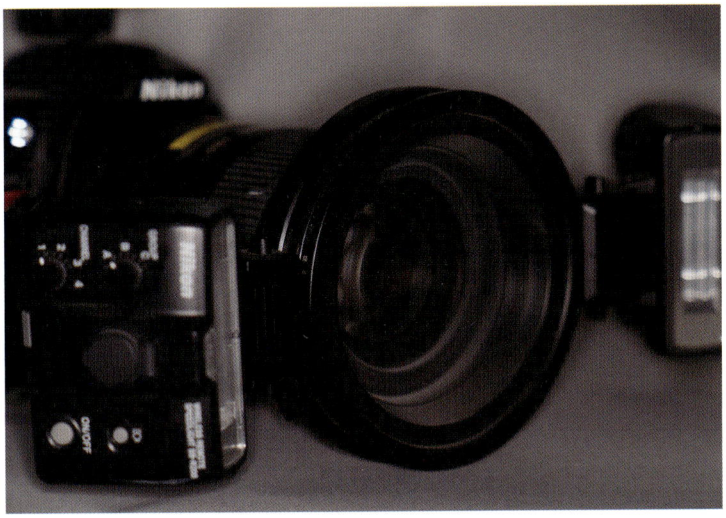

Nikon D200
Macro 105mm lens
R1C1 twin flash

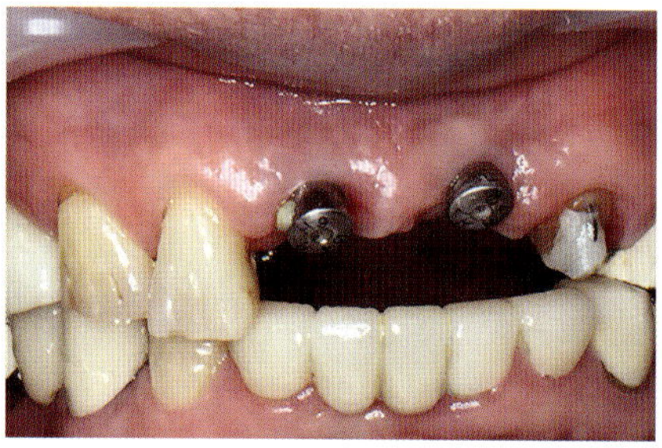

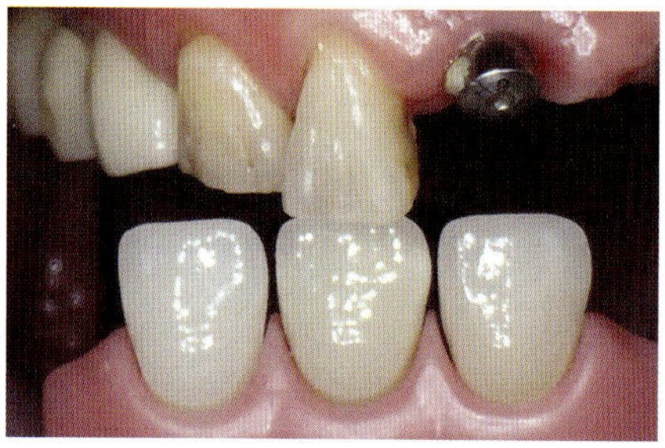

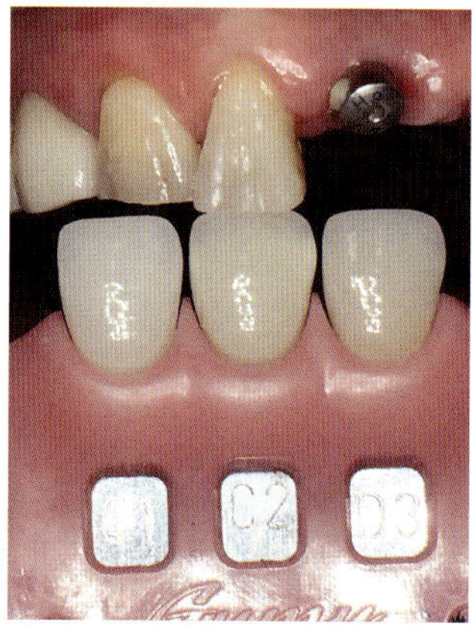
C2
D3

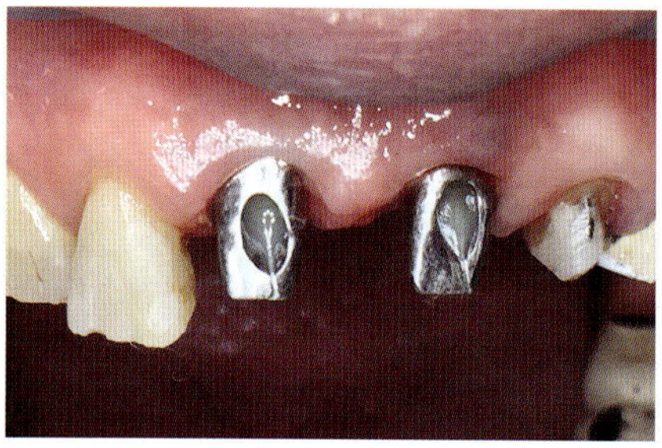

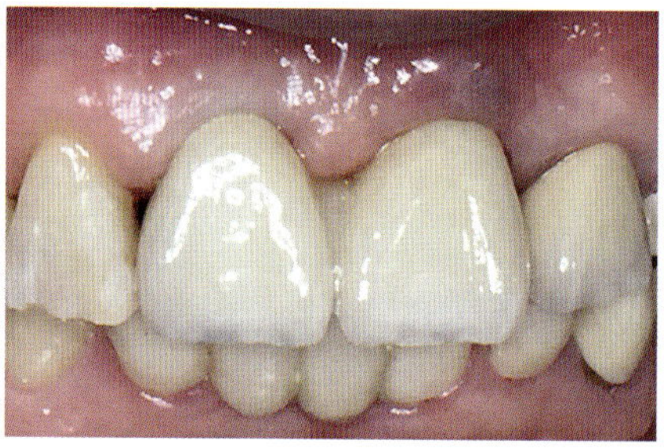

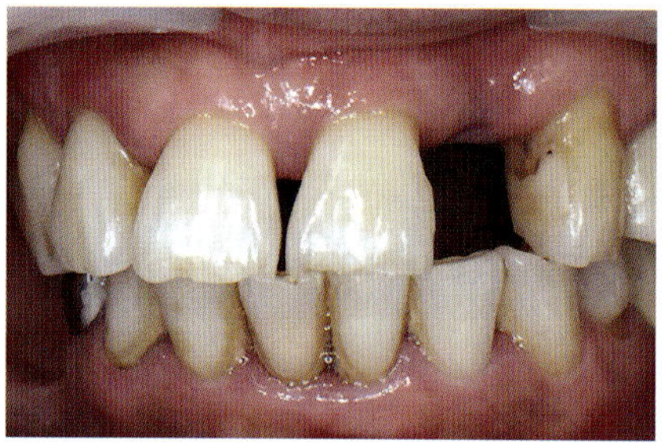

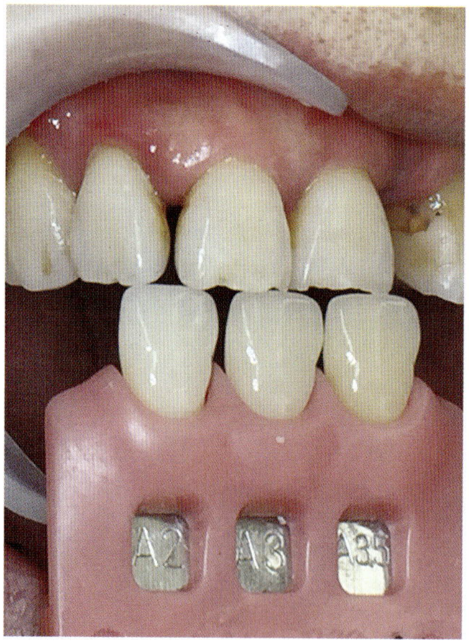
A2
A3

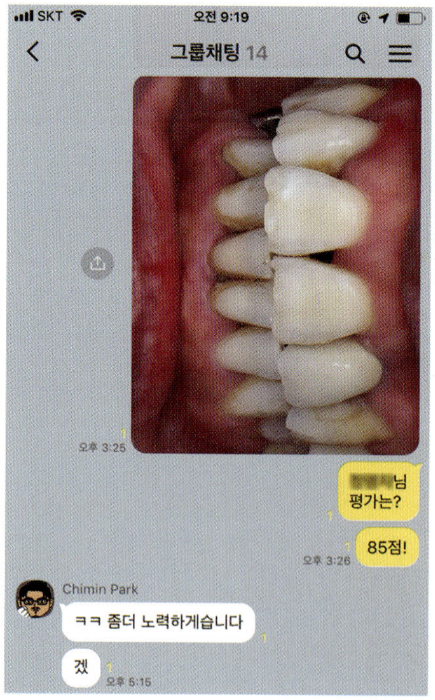
SKT
오전 9:19
그룹채팅 14
오후 3:25
님
평가는?
85점!
오후 3:26
Chimin Park
ㅋㅋ 좀더 노력하게습니다
겠
오후 5:15

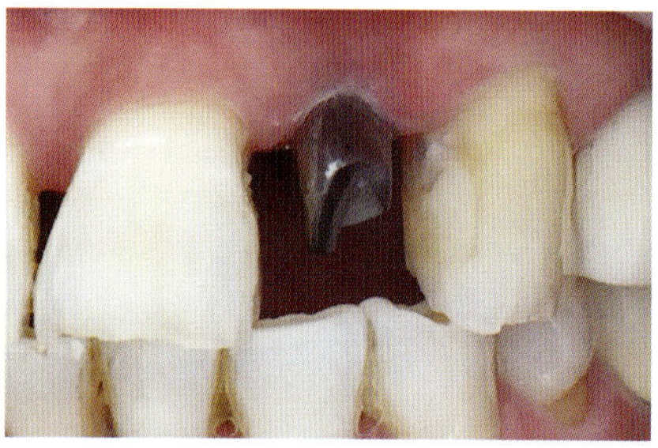

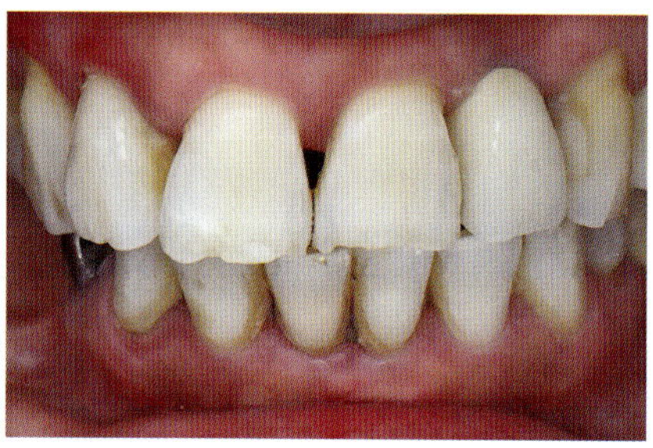

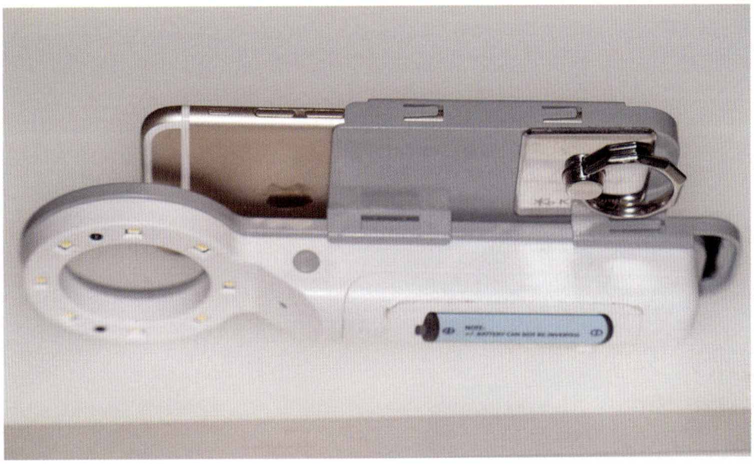

아이폰 6
MD plus led ring flash

저자 후기

자신에게 제일 좋은 취미는 직업이다.
직업을 취미로 삼으려면 합당한 노력과 시간을 투자해야 한다.

치과 보철 진료는 the art of work이다.
전치부 심미보철은 수준 높은 ceramic art이다.
까다롭고 어려운 도재 작업을 치과기공사가 전담해 주고 있다.
실패한 영화의 책임은 감독에게 묻는다. 배우에게 묻지 않는다.
실패한 보철에 대해서도 치과기공사에게 책임을 묻지 않는다.
치과의사가 실패를 감당한다.

진료실을 재미있는 놀이터로 삼자는 목표를 가지고 30년을 지내왔다.
30년을 지탱하게 해 준 버팀목은 카메라였다.
숨기고 싶은 사실이지만 이 책에 소개된 임상 증례처럼 결과물이 잘 나온 것들보다는 그렇지 못한 임상 증례가 훨씬 더 많다.
카메라와 함께한 덕분에 그나마 이런 몇 개의 우수한 보철 결과물도 얻을 수 있었다.
카메라는 진료실에서 나를 채근하는 트레이너이며 스승이다.
치과의사의 길에서 카메라를 접한 것이 내게는 큰 행운이었다. 이런 멋진 행운을 다른 치과의사들과 공유하고 싶은 마음에서 이 글을 정리하였다.

필자에게 치과 임상 사진 촬영법을 알려 주신 유영준 박사님께 감사드린다.
기공작업에 심혈을 기울여 준 박남현 소장님, 임영빈 소장님, 박치민 소장님께 감사드린다.

진정으로 행복한 치과의사가 되는 길은 어디에 있을까?
모든 치과의사와 치과기공사가 함께 행복해지는 그 날을 기대하면서 이 글을 마감한다.

저자 약력

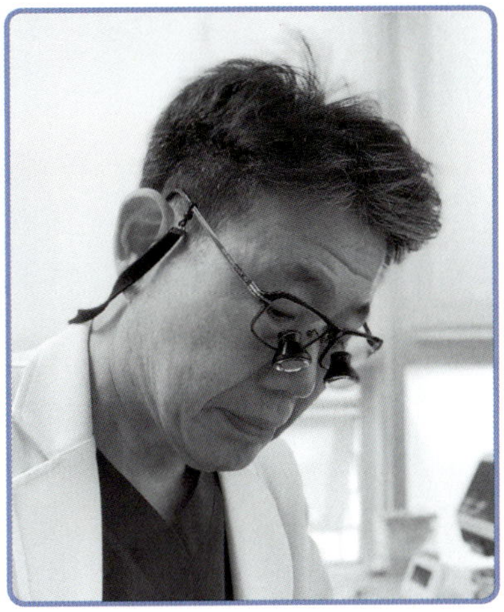

김 경 헌 원장

경기도 안양에서 예가치과의원을 운영하고 있는 31년차 개원의이다.
치과 임상에 관한 여러 책을 저술하였다.
2021년에 “틀니임상, 감에서 과학으로! Active Functional Impression”(대한나래출판사)을 저술하였다.